博览羣书千家萃精读灵兰九卷书流水年华休空过回春少年在功夫

鸿琦同志由晋来京进修临别以赠 癸亥仲冬鲁兆麟

北京中医药大学鲁兆麟教授题词

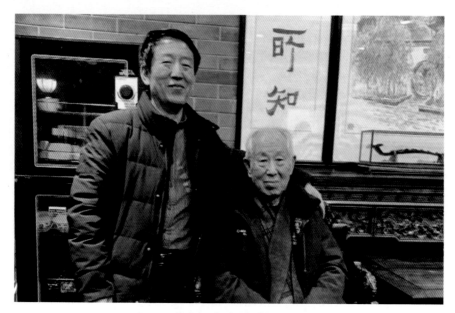

2021 年与恩师鲁兆麟教授合影

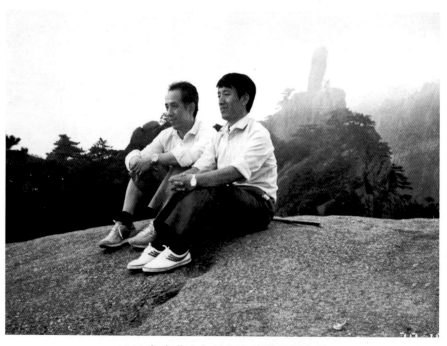

1991 年在黄山与恩师鲁兆麟教授合影

山西名医名派经验传承资源库

中医名家临证实录丛书（第二辑）

李鸿琦　李子澎　李文昭　编著

名方源流与临证发挥

山西出版传媒集团

山西科学技术出版社

·太原·

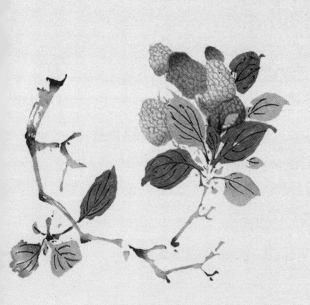

图书在版编目（CIP）数据

名方源流与临证发挥/李鸿琦，李子澎，李文昭编著．—太原：山西科学技术出版社，2024.3
ISBN 978-7-5377-6331-8

Ⅰ.①名… Ⅱ.①李… ②李… ③李… Ⅲ.①验方—研究—中国 Ⅳ.①R289.5

中国版本图书馆 CIP 数据核字（2023）第 200567 号

名方源流与临证发挥

出　版　人	阎文凯	
编　　　著	李鸿琦　李子澎　李文昭	
策 划 编 辑	杨兴华	
责 任 编 辑	翟　昕	
助 理 编 辑	赵　鑫	
封 面 设 计	杨宇光	

出 版 发 行　山西出版传媒集团·山西科学技术出版社
　　　　　　　地址　太原市建设南路 21 号　邮编　030012
编辑部电话　0351-4922078
发 行 电 话　0351-4922121
经　　　销　各地新华书店
印　　　刷　山西基因包装印刷科技股份有限公司

开　　　本　890mm×1240mm　　1/32
印　　　张　17
字　　　数　354 千字
版　　　次　2024 年 3 月第 1 版
印　　　次　2024 年 3 月山西第 1 次印刷

书　　　号　ISBN 978-7-5377-6331-8
定　　　价　68.00 元

前　言

　　这是我筹划历久、耗费时间最长的"论文集"。书中第一部分收集了《伤寒论》和《金匮要略》中我常用的方证共23篇，将之视为"经方临证探究"。第二部分是我多年来对历代名家名方的探究、应用与发挥，将之视为"各家学说探究"。从写成的内容来看，可以说是读书笔记，也可以理解为医话医案，我的学生说是医学讲座。其实，这是我多年来从理论到实践研究方证的心得体会。

　　对于"方证"如何理解？仁者见仁，智者见智。我是个临床医生，所以我研究方证的目的是：探究方证从何而来，其主症都是什么，其组方原理为何，临床如何应用？仅此而已。历练日久，实践多了，在理解原有方证的基础上有所心得，应用范围有所拓展，也有新的发现，顺便也就收入书中，所以说是读书笔记。在文中将自己的心得体会和对文义的理解进行了详细的阐述，因此我的同事和学生将之理解为医学讲座。为了表述方证于临床是如何应用的，在多数篇章里收载了我的部分医案以作佐证，以至于有同道认为是"医话医案"。其中亦有专事理论探讨的，如《再说〈温疫论〉》《再说〈伤寒瘟疫条辨〉》《中国历史上气候变迁与中医热病》等，但是绝大多数选自《我们常用的所谓"经方""时方"》。讲述我们如何探究这些方证，在临床上是如何应用、拓展和发挥的。因此本书适宜于广大中医工作者、中西医结合工作者及中医爱好者。真诚期待与专事于中医临床的同仁进行交流，共同探究"方证"在临床上的具体应用。

书中引用经方原文剂量后括号内剂量为笔者临床经验用量，非原文换算剂量。请读者注意甄别。

"论文集"，其实是平时日积月累的笔记。真要归结成书，还有大量的编辑工作要做。所幸儿子、儿媳现已学成回国，他们都是医学博士。儿子从小耳濡目染，喜欢中医，学习中医，在家的时候经常随我出诊。多亏了他们从医理、文理、编辑方面做了大量的工作，才使拙作得以成书。由此也为他们今后深入学习、研究中医学打下了坚实的基础。

李鸿琦

壬寅年戊申月于药香斋

目 录

第二部分　各家学说探究

第一部分

经方临证探究

论百合病

概述 百合病，是以神志恍惚、精神不定为主要表现的情志病，因其治疗以百合为主药，故名百合病；或谓百脉一宗，其病举身皆痛，无复经络传次，而名百合病。本病起于伤寒大病之后，余热未解，或平素情志不遂，而遇外界精神刺激所致。笔者认同第一种解释。因为百合病的临床表现并没有"举身皆痛"之症。

原文解析 我们先读《金匮要略·百合狐惑阴阳毒病脉证并治第三》篇："百合病者，百脉一宗，悉致其病也。意欲食，复不能食，常默默，欲卧不能卧，欲行不能行；饮食或有美时，或有不用闻食臭时；如寒无寒，如热无热；口苦，小便赤。诸药不能治，得药则剧吐利，如有神灵者。而身形如和，其脉微数。

"每尿时头痛者，六十日乃愈；若尿时头不痛，淅然者，四十日愈；若尿快然，但头眩者，二十日愈。其证或未病而预见，或病四五日而出，或病二十日或一月微见者，各随证治之。"

我们以白话形式解读尤在泾对本条的注释：百合病之百

脉一宗者，细说是千百条经脉都不舒服，合之则是"一宗"，因为肺朝百脉，即肺主百脉。"悉致其病"即所有的经脉都受病，没有传经之说。然而详细观察百合病患者的症状表现：想要吃东西，但是端起碗来又不想吃；好像很喜欢安静，但随即又烦躁不能入睡；一会儿能闻见食物的香味，而一会儿又不能闻到食物的味道；一会儿感觉寒冷，一会儿又感觉发热，但是寒冷不愿加衣，发热不想减被。医者用了多种方药但均不能取效，而且服药即吐（其实是辨证不确，药不对症）。而在患者安静时，好像是个正常人。所述的这些症状都来去无常，捉摸不定，仲景将之描述为"如有神灵者"。唯有口苦、小便赤、脉微数是比较固定的症状。为什么会有这种病证表现？尤氏答曰：因为热邪散漫，没有归于一经，邪热游走无定，所以患者也无固定的症状。那我们为什么判断其有热？因为有脉证可据（口苦，小便赤，其脉微数）。膀胱为太阳之腑，而太阳经上行至巅顶，外行于皮肤。排尿时头痛，是因为太阳经脉突然空虚，邪热乘虚扰动经脉而痛。然而很快又不疼了，是由于突然而短暂的经脉空虚在尿完后很快就得以复原，而热邪得已复之阴而平息之故。从小便时伴随的症状推测：如果小便时头痛，此病六十天可愈；如果小便时头不痛，但身惕然打战者，四十天可愈；如果尿时痛快，只有些许头昏感觉者，二十日可愈。这个病或者未发病即可预见（口苦，小便赤，其脉微数）；或者发病四五天后出现；甚或二十天，或一月后方见（口苦，小便赤，其脉微数）者，根据发病时间、症状表现给予相应的治疗（《金匮要略心典·卷上·百合狐惑阴阳毒病证治第三》）。

其病邪少虚多，属阴虚内热之证，治以补虚清热、养血凉血，用百合地黄汤，亦可选用百合知母汤、百合鸡子黄汤、百合滑石散等方（《金匮要略释义》）。对于本条原文的解释，历代医家都有各自的心得，而笔者认为唯尤在泾的解读最为贴切。

近日读到笔名为"三和行者"的作者发布的《现代科学语言解读"百合地黄汤"》一文，其内容使人耳目一新，其用现代人的科学思维解读仲景，绝对是一种有益的尝试。

这位学者如是解读百合病：人体的肺在"地理位置"上位于人体五脏六腑最高的位置，主管人体的"宣发"和"肃降"功能。其"宣发"的功能主要依靠肺气、肺阳的鼓舞而向上，从体内向体外宣发，保持人体形成"正压"状态，并管理人体毛孔的开阖平衡，实现人体正常的散热和防御功能。"肃降"的功能主要依靠"肺阴"的滋润下降，从而实现人体由阳转阴的功能。肺阴和肺阳相互支持又相互制约，肺阴是肺阳的来源，肺阳的运动宣发又会带动肺阴输布到全身。肺阴对肺阳的抑制作用体现在防止肺阳宣发过于亢奋而化热、化燥。

慢性的虚损型疾病常见于人体津血长期亏损，如此则身体很容易形成内热，化风化燥。按照"热升冷降"的自然规律，身体内多余的热量上浮到心肺的位置，就会消耗心血和肺阴。若心血和肺阴被过度消耗，则会出现六个典型的症状：

（1）由于肺主管人体的呼吸，外界的空气进入肺泡后会经过肺的宣发输布到全身的皮肤毛孔，如果肺阴亏虚导致肺热，多余的热量经过呼吸输布到人体的皮肤毛孔，就会导致异常出汗，表现为多汗。

（2）肺的位置在心脏的两侧，肺呼吸到外界的空气后直接供给心脏，肺热也会把多余的热量传递给心脏，心脏过热即会产生心烦并消耗心血。

（3）心在情志上主管人体的喜悦和平静，心阴、心血是"心神"的来源，心血长期消耗则会影响心神，在情志上体现为无法喜悦并时常难以平静。

（4）肺处于五脏六腑的最高点，肺阴的肃降功能是人体"由阴化阳"的"起点"。如果肺阴长期不足，就如同自然界到了秋天依旧不够凉爽，则人体"由阴转阳"（由阳转阴）的机制在起点上就会遇到障碍。通常表现为入睡困难，这种入睡困难在临床主要表现为：心肺热容易导致出汗、心烦。常表现为胡思乱想、翻来覆去难以入睡，如果临睡前有激动的事，更会导致心肺燥热而失眠。只有到了后半夜变冷，身体机能整体属"阴"时才能入睡。

（5）人脸上的七窍开阖自如，得益于肾精上承的滋养和肺气的宣发。长期的肺热会消耗肺阴，最终会导致肺气的宣发无力。长期的肺气宣发无力很容易导致人体的七窍开阖失调。其中，耳朵和鼻子受肺气的宣发开阖影响最显著，很容易出现慢性耳鸣和嗅觉不灵敏。

（6）人体"咽喉要道"的濡润是肾精上承和肺阴滋润的结果，如果肾精不能上承并肺阴亏虚，很容易出现长期的嗓子干哑，严重时会导致说不出来话。

仲景在《金匮要略》中提到的百合病，属于上述的病机导致，通常会出现上述六种情况之一，或者几种症状同时出现。

《金匮要略·百合狐惑阴阳毒病脉证并治第三》第一段原文中提到的是百合病比较严重的情况，"肺朝百脉"，人体的气血运行是在肺气呼吸升降的作用下作为源动力而推动运行的。如果肺气虚弱，则人体整体的气血运动就会偏弱，鼻窍就很容易被堵塞，生命运动也就会缺乏活力。由于肺朝百脉、司呼吸，很容易通过呼吸把致病因子传递到全身。百合病通常有两个典型的症状：一是由于心肺阴亏出现了内热，表现为口苦、小便黄；二是人体津血长期亏虚导致了精神上的空虚，出现了神志恍惚，以及语言、行动、饮食和睡眠与身体各方面相违背的情况。患者主诉在外在表现上基本正常，但心理表现为抑郁和不高兴。由于这种情况在临床上表现的症状通常不是非常典型，所以医生经常不能抓住要害，常常误治，所以又有"诸药不能治，得药则剧吐利"之说。

从上述分析和笔者经验、观察来看，百合病在现代社会的发病率是非常高的。由于现代生活节奏过快，熬夜、紧张和思虑过多，人体的阴血、阴津很容易被过分消耗，过分消耗肺阴、心血则会出现上述的百合病。症状严重者常表现为痛不欲生、抑郁、烦躁，症状较轻者常表现为紧张、易出汗、失眠和轻度抑郁。

仲景在《金匮要略》中指出百合病的治疗原则是："百合病，见于阴者，以阳法救之；见于阳者，以阴法救之。见阳攻阴，复发其汗，此为逆；见阴攻阳，乃复下之，此亦为逆。"

上段话的意思是百合病的表现如果以阴寒为典型特征，则需要用温阳的方法来治疗。如果以燥热为特征，则应该以滋阴的方法来治疗。如果是阳热的病损伤了阴液，又错误地使用了发汗的方法（发汗也会导致阴血损伤）；或者是阴寒的症状又损伤了阳气，又错误地使用下法，都属于错误的治疗方法。

从经验来看，百合病常见于慢性病。从阴阳互根的角度来看，长期阴虚也会导致阳虚。当人体过度劳累、思虑过多，导致阴血、阴津亏虚时，阴对阳的支持和制约作用就会降低，按照"热浮冷降"的原则，处于人体上焦的心肺和头面会愈加发热，处于下焦的小腹和脚会愈加发冷。临床常表现为"上热下寒"，或者"寒热交杂"，阴阳之间正常的转化机制和互为支撑的机制就会被破坏，常表现为人体的上部口渴干燥，下焦寒冷，伴随失眠和焦虑。

仲景治疗百合病的总体思路以"降肺润肺"和"填补肺精"为鲜明特点，原文提到的三个典型的百合组方，分别是百合地黄汤、百合知母汤和百合鸡子黄汤，而对于"上热下寒"的情况通常采用"暖下润上"的方式。对于精气损伤已经影响到神志的情况，通常采用慢性补虚、填补肺肾精气的方式，但是本篇经文中并没有提出相应的处方，据此推测，百合病有待我们从仲景他处经文及后世方书中寻求方治。按照仲景的经验，该病以"百日"为一个治疗疗程。

方证解析　我们先从《金匮要略》原文提到的，以烦热、虚热为治的"降肺润肺"典型的百合组方进行讨论，文中分别记载有：百合地黄汤、百合知母汤、百合鸡子黄汤、滑石代赭汤、百合滑石散，以及瓜蒌牡蛎散。先将百合剂中八味主药的功能主治进行整理。

主药百合　《神农本草经》中曰："（百合）味甘，平。主邪气腹胀心痛，利大小便，补中益气。"《本草纲目》中曰："……百邪鬼魅，涕泣不止，除心下急满痛，治脚气热咳逆。"《日华子本草》中曰："安心，定胆，益志，养五脏，治癫邪，啼泣，狂叫，惊悸，杀蛊毒气，胁痛乳痈发背及诸疮痈，并治产后血狂运。"百合的性质清凉，味道略苦，按照"苦入心"的原则，百合有润肺宁心、安神的效果。同其他七味药相比，百合润肺的效果并不典型，但百合有很好的宁神清心的效果。对现代社会所谓的抑郁症、焦虑症、失眠多梦、心烦心悸有较好的作用。这也是仲景把神志类的疾病称作百合病的由来，亦是在治疗百合病时把百合作为君药的含义。

百合的煎法 "先以水洗百合，渍一宿，当白沫出，去其水，更以泉水二升，煎取一升，去滓。"意思是，把百合洗干净后泡一晚上，沥出来的白沫要去掉，然后用泉水煎煮。这个方法体现了仲景用药极其出神入化和"纯净"的思想，因为百合是用来宁神和"净心"的，百合泡出来的泡沫是其中的杂质，因此要去除，而且需要用更干净清冷的泉水来煎煮药物，以加强其轻灵肃降、清益心神的作用。百合颜色白，性平或微寒，性质轻灵肃降，犹如从云端肃降的雨露一般，秉承大自然西方肃降冷峻之气，因此甘肃产的百合乃百合中的上品。（《现代科学语言解读"百合地黄汤"》）。

鲜地黄 甘苦，寒，《药性论》言其甘平无毒。入心、肝、肾经。其功效为滋阴润燥，凉血生津。治温病伤津，大热烦渴，神昏斑疹，虚劳骨蒸，消渴，便秘，咳血，血崩。《药性论》言其能"解诸热，破血，通利月水，亦利水道。患者虚而多热，加而用之"。《本草从新》言鲜地黄"泻小肠火，清燥金……诸大热、大渴引饮，折跌绝筋，利大小便"。由于鲜地黄运储不便，现在于临床上都用干地黄代替。

知母 苦寒、性平。入肺、胃、肾经。其功效滋阴降火，润燥滑肠。治烦热消渴，骨蒸劳热，肺热咳嗽，大便燥结，小便不利。《神农本草经》言其"主消渴热中，除邪气，肢体浮肿，下水，补不足，益气"。《药性论》言其主治"心烦躁闷，骨蒸劳热，产后虚劳，肾气劳，憎寒虚损，患人虚而口干"。

滑石 甘淡，微寒。入足阳明、手少阴、太阳、阳明经。功效：清热，渗湿，利窍。《本草通玄》言其"利窍除热，清三焦，凉六腑，化暑气"。《本草再新》言滑石可清火化痰，止泻利、呕吐，消水肿、火毒。

鸡子黄 甘，平。入心、肺、肾经。功能：滋阴润燥，养血息风。治心烦不得眠，热病痉厥，虚劳吐血，热疮。《本草纲目》言其"补阴血，解热毒，治下利"。《本草再新》言鸡子黄可补中益气，养肾益阴，润肺止咳。治虚劳吐血。

代赭石 苦甘，平。入肝、胃、心包经。功能：平肝降逆，凉血止血。治噫气呕逆，噎膈反胃，哮喘，惊痫……《名医别录》言"主五脏血脉中热"。《本草正论》言其"下气降痰，清火"。

瓜蒌根 甘苦酸，凉。入肺、胃经。功能：生津止渴，降火润燥，排脓消肿。《神农本草经》言其"主消渴，身热，烦满，大热，补虚安中，续绝伤……"

牡蛎 咸涩，凉。入肝、肾经。功能：敛阴，潜阳，止汗，涩精，化痰，软坚。《神农本草经》言其"主伤寒寒热，温疟洒洒，惊恚怒气"。《名医别录》言其"除留热在关节荣卫，虚热去来不定，止汗，烦满，心痛气结，止渴"。

百合地黄汤（第5条）。在经文的后面才被提出来，那么我们为什么要把它列为首方？这是因为"百合病，不经吐、下、发汗，病形如初者"，是百合地黄汤主之，其他处方都是由百合病变症加减化裁而来的。本方由百合和鲜地黄汁两味药组成，通常用于急性发热消耗津液导致的百合病。生地黄偏于补"下"，补充人体的血液和肾精，百合偏于补"上"，偏于补充肺津和心神。现在临床上常用于长时间发热后心血消耗导致的精神抑郁、失眠等症状。

百合知母汤（第2条）。这个组方由百合和知母两味药组成，通常用于过多出汗，导致身体的水液损伤引起的"百合病"。其中知母可有效补充和固持人体的水液，也偏于"补下"。百合用来补肺宁神。

百合鸡子黄汤（第4条）。原文中说："百合病，吐之后者，用后方主之。"用百合鸡子黄汤。呕吐会导致人体上焦的津液流失，呕吐也通常伴随着心烦焦躁。鸡蛋黄可快速补充心阴，起到安神定心的作用。

滑石代赭汤（第3条）。"百合病，下之后者，滑石代赭汤主之。"由于患者有"意欲食复不能进食"，医者以为是内有积滞而误用下法，致津液重伤，内热加重，胃气上逆，为呕为哕。方以百合清润心肺；滑石、泉水利小便兼以清热；代赭石降逆和胃。使心肺得以清养，胃气得以和降，则小便清，大便利，呕哕除。

百合滑石散（第8条）。"百合病，变发热者（或发寒热者），百合滑石散主之。"百合病本为"如寒无寒，如热无热"，现在变生发热，是经久不愈，热盛于里而外达肌表的征象（这种热是虚热）。方以百合滋养肺阴以清其上源，使之不燥；取滑石清里热而利小便，使热从小便排出，小便得利，里热得除，则肌肤之热自解。

瓜蒌牡蛎散（第7条）。用治"百合病，渴不瘥者"。因为百合病热盛，以常法治疗不效，"渴不瘥"。方用瓜蒌根清解肺胃之热，生津止渴，牡蛎咸寒，引热下行，使邪热不致上炎而消烁津液，如此，则津液得生，虚热得清，口干、口渴自解。

很显然，上述的六个组方常用于急性的水液、血液、体液在短时间大量流失造成的心神失养、内热烦躁等疾病，组方偏于苦寒，对于慢性的百合病并不适合。慢性的百合病多是由于生活节奏快、压力大、熬夜、生活不规律造成人体津血的长期亏损，长期阴虚后内热兼有严重的阳虚，常表现为"上热下寒"，用药多需要寒热并用或者"暖下润上"。仲景明确指出："百合病，见于阴者，以阳法救之；见于阳者，以阴法救之。"以上六方则都是"以阴法救之"。至于"以阳法救之"的方药还有待探究。

仲景对于百合病的有关描述和用药理念为我们治疗精神情志类疾病提供了广阔的指导思路。实际上，现代社会的各种不同程度的情志类疾病发病率很高，而且症状多不典型，常表现为不同程度的焦虑、烦躁、紧张、失眠、缺乏生活乐趣等。中、西医在治疗上常抓不住要点，治疗起来难度很大。我们再次探究百合病，对于临证调治精神情志类疾病大有裨益。

病案讨论

冯×，男，38岁，教师，2018年6月13日初诊。

主诉：多愁善感，情绪低落1年。

患者一贯"消化不良"，纳谷不匀，食量稍多就担心胃口不适应，致身体消瘦，身高168cm，体重51kg。经常失眠多梦，时有梦惊。去年清明时节移葬祖坟，因家族纠纷，又见乱坟残棺，心生疑惑，致整夜不眠，寐则噩梦连连，白天因此昏昏沉沉，思绪纷繁，周身不适，自觉怕凉、发热，但多次测试体温正常。患者一贯为优秀教师，但是近1年来给学生上课感觉吃力，批改作业时对于对错拿捏不定，无从下笔，又不敢与同事、领导交流，怕别人笑话自己无能。不论遇到私事还是公事，皆不知所措，因而极度紧张，生怕事情做不好。自责自怨，时或苦恼至极，自觉生不如死。患者一贯食欲不振，近来更加厌食。口干咽燥，饮水不多。胃脘不舒，大便一两日一行，便滞后重。尿频尿黄，惊悸心慌，精神困乏，时或腰酸，近两年来很少过夫妻生活。体瘦，面容黄黑憔悴，神凝言低，自觉没力气说话。舌质绛红，尖赤，苔薄白少津，脉细弦微数（82次/分）。

多次外出诊治，曾行头部核磁共振，经颅多普勒超声、脑电图等检查均未发现异常。心电图示：窦性心动过速。

诊断：郁证（郁火闭阻经络，蕴滞不通），抑郁症？

诊治：宣泄郁火，润肺清心，益气安神。

方药：百合地黄汤合升降散。百合（另泡）30g、生地黄50g、知母15g、代赭石15g、僵蚕12g、蝉蜕8g、姜黄10g、大黄6g、生龙牡各15g。5剂，水煎，日1剂。

2018年6月19日二诊：心情似有好转，晚上能睡三四个小时，倦困、乏力稍减，仍不想吃饭。口干、口苦，大便一两日一行，仍便干不畅。尿仍黄，脉弦数（82次/分）。初诊方改大黄为8g，加白豆蔻8g。10剂，水煎，日1剂。

2018年7月4日三诊：近日情绪稳定，自觉"头脑清醒了许多"，困倦乏力减轻，言语明显有力，睡眠安稳，偶有噩梦，每晚能睡6小时许，早醒。惊悸少发，但不敢独居。纳谷明显增加，食前知饥。仍有口干、口苦，尿利仍黄，大便日解两三次，稀臭难闻。舌暗红，尖赤，苔薄白少津，脉弦细数（84次/分）。方药：生地黄50g、百合（另泡）30g、代赭石15g、僵蚕12g、蝉蜕8g、姜黄10g、大黄8g、生龙牡各15g、知母15g、炒酸枣仁25g、远志15g、白豆蔻10g。10剂，水煎，日1剂。

2018年7月18日四诊：病休半年，已上班两天，校领导知情后为其安排的教研室环境也安静，正常上课后不感觉吃力，心悸、心慌极少发，每晚睡6小时以上，饭量有增，食前知饥，大便日解一二次，尿利。怕凉、发热再未发生，仍有遇事犹豫、坐卧不安感觉，偶有惊悸。舌暗红，苔薄白少津，脉细弦（72 次/分）。方药：生地黄 30g、百合（另泡）20g、鸡子黄（冲入）1 枚、代赭石 15g、炒酸枣仁 30g、生龙牡各 15g、大黄 6g、知母 18g、川芎 12g、炙甘草 10g、茯神 12g、小麦 30g、大枣 10 枚、干姜 6g、白豆蔻 6g。10 剂，水煎，日 1 剂。

按

患者一贯工作认真，历年来多次被评为优秀教师。因课程太多，工作操劳，失眠多梦，早已耗伤津血，心肺因之受损。加之家族纠纷伤神，乱坟残棺扰神，忧思气结，郁火内生，致心血、肺阴更伤，而发"百合病"。治当"宣泄郁火，润肺清心，益气安神"，方以百合地黄汤合升降散。调治两周，结气、郁火得散，后以润肺养心、清心安神，方以百合地黄汤合酸枣甘麦大枣汤从本论治。

再论《金匮要略》竹叶汤

概述 竹叶汤,首载于《金匮要略·妇人产后病脉证治第二十一》。细查各种资料,研究竹叶汤方证者寥寥无几,多版《方剂学》教材中亦未曾收载,竟使笔者不得其解。因为妇人产后中风是个常见病、多发病,所用处方就是竹叶汤,所以我们在临床上经常会用到这个经方。《金匮要略》原文是这样说的:"产后中风,发热,面正赤,喘而头痛,竹叶汤主之。"

原文解析 尤在泾解说:"此产后表有邪而里适虚之证,若攻其表,则气浮易脱,若补其里,则表多不服。竹叶汤用竹叶、葛根、桂枝、防风、桔梗解外之风热,人参、附子固里之脱,甘草、姜、枣以调阴阳之气,而使其平,乃表里兼济之法,凡风热外淫,而里气不固者,宜于此取则焉。"(《金匮要略心典·卷下》)沈目南于《沈注金匮要略》中是这样阐述的:"产后中风发热,面正赤,喘而头痛,竹叶汤主之……前谓太阳表邪未解,此兼阳明证也。发热头痛,乃风伤太阳表证,兼传阳明,热邪上逆,所以面正赤而喘。然治之不离桂枝汤调和营卫,芍药酸收,则当去之。"(《沈注金匮要略·卷二十二》）查历代《金匮要略》注家所出之诠译基本相同。《金匮要略讲义》解曰：本条论述产后中风兼阳虚的证治。本证中风是风从外受，病邪在表，故有发热、头痛；但面正赤、气喘，则为虚阳上越之象。病因产后正气大虚，风邪乘虚侵袭，以致形成正虚邪实之候。此证若但解表祛邪，则虚阳易脱；若因正虚而补正，则表邪不解，故用竹叶汤扶正祛邪，标本兼顾。方中以竹叶、葛根、桂枝、防风、桔梗解外邪，用人参、附子以扶正固脱，甘草、生姜、大枣调和营卫。本方佐使得法，邪正兼顾，为后世扶正祛邪法之祖。（《金匮要略讲义》上海科学技术出版社，1985 年10 月第 1 版）李克光教授集历代《金匮要略》注家之言并加以诠释，其文义基本相同，俱为风邪外侵，阳气内虚。

　　但是，笔者通过多年的临床观察、应用，发现这种产后中风是由寒湿所侵，阳气内虚而发，风邪只是个诱因。何以见得？一个健康孕妇，一旦分娩，立即紧闭门户，厚帘遮窗，加衣戴帽，不论春夏，俱以厚衣棉被。稀饭、片汤交替予之，把产妇折腾得满头大汗，也不许松衣解带，致内衣被汗水湿透，还不让替换。更有甚者，不过"满月"，不能替换内衣，不能梳洗冲澡，生怕受凉。这在城乡间是很普遍的现象，有的人虽然是大学生，但经两个妈妈一要求、劝诫，便也是如此。为什么这样说呢？因为在那个年代，这些当妈妈的她们自己生孩子时并没有条件这样做。将湿透的帽子、内衣裹在身上，是不是寒湿？衣里冷湿，寒湿久侵；汗出不休，伤气伤阳，这和桂枝加附子汤证的"漏汗"何其相似？但是病因还不尽相同，产后失血耗气，"高温"多汗伤阳即壮火食气，还裹着一身湿衣服，多了寒湿之邪。治疗这个群体时笔者用的就是竹叶汤：补气助阳以扶正，散寒化湿以祛邪，同时执行科学的产褥期调护即可。

方证解析

【组成】竹叶一把（10g），葛根三两（30g），防风、桔梗、桂枝、人参、炙甘草各一两（各10g），生姜五两（25g），制附子（先煎）一枚（15~20g），大枣十五枚（其处方用量是笔者的常用量）。颈项强，用大附子一枚……呕者加半夏15g。温覆使汗出。

产后血虚多汗出，汗多极易中风，故令病痉。本方证中虽未出现背反张的症状，但发热面赤头痛，亦风痉之渐也。方中附子、人参并用，佐以大枣、甘草，温阳益气，养津生津，滋其化源。用桂枝、生姜、葛根温通经脉，祛风散邪，以预防痉病的发生，体现"治未病"之意。诸药合用，共奏补正散邪之功。正如尤在泾所言："此产后表有邪而里适虚之证，若攻其表，则气浮易脱；若补其里，则表多不服。竹叶汤用竹叶、葛根、桂枝、防风、桔梗解外之风热，人参、附子固里之脱，甘草、姜、枣以调阴阳之气，而使其平，乃表里兼济之法。凡风热外淫，而里气不固者，宜于此取则焉。"

笔者用来记诵的方歌：

竹叶一把葛根三，防桔桂参草一参，

姜五附一（枚）枣十五，产后汗家风湿寒。

病案讨论

1. 产后身疼

邢×，女，32 岁，教师，2017 年 7 月 27 日初诊。

主诉： 周身骨节疼痛、强直 70 天。

第二胎产后 3 个月，产后两周时先有头痛，逐渐遍及全身，骨节酸痛、强直，畏寒怕风，时时出汗，后来，甚至有人从其面前走动，都觉有风。于 2017 年 5 月 20 日去柳林县人民医院就诊，化验血常规系列：白细胞计数 $5.6 \times 10^9/L$，红细胞计数 $3.0 \times 10^{12}/L$，血红蛋白计数 $95g/L$，平均红细胞血红蛋白浓度 $240g/L$，血小板 $100 \times 10^9/L$。风湿系列均在正常范围。尿常规系列：白细胞 6/UI，余（-），大便常规（-）。排除风湿、类风湿后患者回家，怕影响喂奶，故不敢吃药。近一月来周身困痛更增，无奈来门诊欲服中药调治。时值盛夏，就诊时头戴夹帽，身着保暖内衣，还外穿套装。患者面白胖虚浮，自呼怕风，头闷、头痛，周身关节酸痛，肢体活动自觉强直，但行走自如。就诊时仍肤湿有汗，乳汁多，纳谷好，产后体重 71kg，大便日解二三次，尿频，睡眠不实。舌暗红，边有齿痕，苔薄白腻。脉弦大。

诊断：痹证（阳损气虚，寒湿侵体）。

诊治：补气助阳，散寒化湿。

方药：竹叶汤。竹叶 10g、葛根 30g、防风 10g、桂枝 10g、桔梗 10g、炙甘草 10g、生晒参 10g、制附子（先煎）20g、通草 6g、王不留行 15g、生姜 20g、大枣 6 枚。7 剂，水煎，日 1 剂，饭后 1 小时服。

2017 年 8 月 5 日二诊：回家服中药 1 剂后，遵医嘱坚决换为应时的单衣薄裤，反而"怕风"消失，服中药 5 剂后身疼、强直均减。乳汁量无明显减少。仍依上法：黄芪 32g、当归 12g、竹叶 10g、葛根 30g、防风 10g、桂枝 10g、桔梗 10g、炙甘草 10g、生晒参10g、制附子（先煎）20g、通草 6g、王不留行15g、生姜 20g、大枣 6 枚。10 剂，水煎，日 1 剂。

按

产后过暖过汗，气耗阳浮，长期出汗，衣里冷湿，致寒湿久侵，经络因之闭阻则身疼，经脉失养亦可致身痛。用竹叶汤补气助阳，散寒化湿。恐湿气久留缠绵，重加生姜，首先发散水饮，再则制约附子之毒性。加通草、王不留行，助利水化湿之力，并可通经下乳，避免姜、附影响乳汁。复诊时已效，首先是产妇领悟利害，积极配合。方证合拍，取得显效。该患者两月前化验血红蛋白95g/L，有轻度贫血，亦由气虚及血，故于复诊方中加当归补血汤以补气生血。从这个产妇的征象也可以看出，贫血多表现的是气虚阳虚，一般不是血虚干涩之象。

2. 产后自汗

贾×，女，37 岁，工人，2018 年 10 月 7 日初诊。

主诉： 自汗不休 3 个月。

产后第二天因着厚衣棉裤而出汗，遵医嘱减少到正常人的穿着，仍然汗出不止，历 3 个月而不休，且夜间亦有盗汗。纳差，乳汁少，产后体重 46kg。怕凉，手足亦汗，体温正常。头昏偶疼，周身酸困，活动稍多则汗出更甚，大便日解 1 次，尿利。3 周前化验"风湿系列"，均在正常范围。血常规系列：白细胞计数 6.4×10^9/L，红细胞计数 3.0×10^{12}/L，血红蛋白计数 85g/L，血小板计数 120×10^9/L，血沉 20mm/h。面黄明润，手及前臂皮肤湿，舌淡红润，苔薄白，边有齿痕，脉滑，双寸无力。

诊断： 自汗（阳虚气弱，寒湿侵体）。

诊治： 补气助阳敛汗，祛寒化湿开胃。

方药： 当归补血合竹叶汤。生黄芪 32g、当归 12g、生晒参 10g、制附子（先煎）15g、竹叶 10g、葛根 15g、防风 5g、桂枝 5g、桔梗 5g、炙甘草 6g、生姜 20g、砂仁 6g、白豆蔻 6g、大枣 7 枚。5 剂，水煎，日 1 剂，分 4 次空腹服。

医嘱： 穿应时衣服，不要多加衣保暖。患者系高龄产妇，产后 3 个月乳汁量一直不多，体质又差，建议停母乳改人工喂养。加复方肝浸膏片 5 粒，每日两次；多糖铁 1 粒，每日 1 次，均在饭后服，帮助改善贫血。

2018 年 10 月 15 日二诊：近 5 天来出汗明显减少，盗汗停止。纳谷增，食前知饥。仍有头昏，但不疼。遵上法：炙甘草改为5g，其余药物与剂量均同一诊方。10剂，水煎，日1剂。

按

这个产妇一直应用这张处方，共服15剂，纳谷正常，精神好，自汗、盗汗临床痊愈，化验血常规：白细胞计数6.0×10^9/L，红细胞计数4.0×10^{12}/L，血红蛋白计数110g/L，血小板计数120×10^9/L，血沉12mm/h。之后患者体重增至49kg，身体恢复正常。也是因为平时脾胃气虚，产后过暖多汗，致气血更虚，阳气斫伤，虽改变了穿衣习惯，但仍汗出不休，自汗、盗汗。过多出汗致衣里冷湿，所以我们的治疗原则还是补气助阳，祛寒化湿，开胃敛汗。明显的贫血，实由中虚气馁，脾不生血；自汗、盗汗系表虚失固；纳呆脘闷还缘脾失健运。方中当归补血汤合生晒参补气生血；制附子温经助阳；葛根、竹叶、防风、桂枝、桔梗、炙甘草、生姜轻清通络，祛寒化湿；入砂仁、白豆蔻理气开胃，温脾化湿，白豆蔻还可镇静宁神，解患者久病之焦虑。方中并没有使用固涩敛汗之味，但自汗、盗汗得愈，是遵循审证求因之法。

3. 感冒

陈×，女，38岁，教师，2001年9月17日初诊。

主诉：发热，身疼，怕冷 18 天。

患者从 26 岁开始，每到秋后即发感冒，时轻时重，缠绵不休，直到次年立夏后渐愈。秋冬又发，病历 12 年，致使患者常年穿衣戴帽，小心谨慎，曾多次赴省、市、县医院检查，均未见异常。到秋天则提前着棉衣厚帽，致使经常出汗，但稍有风冷则又发热怕冷，周身困痛，头昏项困，倦困喜睡，手足不冷，体温一般在 37～38℃，鼻常干或打喷嚏、面热、面赤，咽不痛，偶有咳嗽，纳差食少，大便不干，一两日一行，小便利。舌淡红，尖鲜红，苔薄白微腻，脉浮数，寸关无力。当日体温 37.8℃。

诊断：感冒（气虚阳伤，风湿寒侵）。

诊治：补气助阳，散寒化湿。

方药：竹叶汤。竹叶 10g、葛根 30g、制附子（先煎）20g、生晒参 10g、防风 10g、桂枝 10g、桔梗 15g、炙甘草 10g、生姜 25g、白豆蔻 10g、大枣 6 枚。10 剂，水煎，日 1 剂，分 4 次空腹服。

2001 年 9 月 26 日二诊：周身困痛、头昏项困减，发热怕风不明显，体温 36.8℃。鼻干、喷嚏减，咳嗽两天未发，饮食知味，胃脘不闷，仍有面热、面赤，精神、情绪明显好转。乘机劝诫：合理衣着，不要过暖出汗！咳嗽止，减桔梗量，二诊方药：竹叶 10g、葛根 30g、制附子（先煎）12g、生姜 15g、生晒参 10g、防风 10g、桂枝 10g、桔梗 10g、炙甘草 10g、砂仁（后下）10g、白豆蔻 10g、大枣 7 枚。10 剂，水煎，日1剂，服5剂，余5剂共研细末，日3次，每服5g。除为了巩固疗效外，也为了预防来年再发。

讨论：感冒证型有阴虚、血虚、气虚、阳虚之分，"汗家"感冒当归属于哪一类型？是年因教学之需整理《金匮要略》，读到产后篇竹叶汤证，产妇因过暖汗多伤人元气，多汗则内衣湿冷，久久客体而致中风。平时易汗之体，其人也不可能每日频繁地更换内衣，致衣里冷湿，与竹叶汤证病因、病机相同，所以用竹叶汤治之，竟获佳效，医者意也，用心细也。有趣的是这位患者因此而成为我"终身服务"的对象。该患者病愈后连续4个冬天没有明显感冒。于2005年10月又发周身困痛，头昏、头痛，倦困喜睡，鼻干、喷嚏，面热、咳嗽，纳差食少，大小便利。当日体温37.8℃。已服小柴胡颗粒4天，病状稍减，身易汗，但不是"漏汗"。舌红，舌体微胖，苔薄白，脉弦大无力。笔者仍以阳气虚馁，风湿寒侵而感，方药以竹叶汤，共5剂即愈。受这位患者的启发，以后但凡遇到"汗家"感冒及风湿性关节炎、类风湿性关节炎，以及各种类型的神经、肌肉疼痛，属于"汗家"者，处方竹叶汤多获良效。

什么样的人最宜用经方调治？就笔者多年应用经方的经验，给所谓"亚健康人"看病，首先应该从《伤寒论》《金匮要略》中辨证选方。

这里想讨论与产后中风相关的问题，为什么从古流传至今，产后就一定要闭门遮窗，过分穿衣戴帽？这样做其实是有历史原因的。语出医者，是我们医生嘱咐产妇的。医生则是从典籍而来，不是信口雌黄。我们中医奉为妇科经典的《妇人大全良方》一书中要求新产后的环境是："遮围四壁，使无孔隙，免被贼风……若未满月，不宜多语、嬉笑、惊恐、忧惶、哭泣、思虑、恚怒……及不避风寒，脱衣洗浴，或冷水洗濯……大都产妇将息，须是满百日方可平复。"我们归纳总结就是：产后不能受风受冷，需心平气和，情绪保持安静，不久坐，不劳作，不吃生冷，不露身沐浴，不用冷水等。这里的关键是保暖、休息、忌生冷。

为什么要强调避风保暖？现代人绝对想象不到古代的居住环境，请诸位"穿越历史"，我们一起去考察考察："建安二十二年（东汉末年），疠气流行。家家有僵尸之痛，室室有号泣之哀……人罹此者，悉被褐茹藿之子，荆室蓬户之人耳！"最后这两句译成现在的话是这样的：当时的人穿着的都是粗简不能遮体的破旧衣服，以橡树果实为主食，以豆叶为蔬菜，还不能填饱肚子。所住之处多是用荆条、树枝搭建的房子，较好一点的房子才是茅草搭建的。不仅仅是穷苦的百姓，即使是士大夫阶层的人也没有很好的居住条件，生活也是极其艰辛。我们都读过杜甫的诗，从杜甫的诗文中可以得知他的生活水平。他在乾元中寓居同谷县作诗七首，其中讲述"岁拾橡栗随狙公，天寒日暮山谷里"，结果是"此时与子空归来，男呻女吟四壁静"。其因为无粮充饥，随跑山的猎户到山谷里捡橡树的果实准备充饥，结果还是两手空空而归，无奈地听着儿女们饥饿的呻吟声。其甚至在《自京赴奉先县咏怀五百字》一文中记载："入门闻号啕，幼子饥已卒。"由于无米充饥，幼小的儿子活活饿死。还记得杜甫的《石壕吏》吗？诗中老妪哭诉："室中更无人，惟有乳下孙，有孙母未去，出入无完裙。"（《石壕吏》）一个少妇要出门，连条裙子都没有！杜甫居住的房屋，在当时还是比一般百姓要好得多，但到下雨天还是"布衾多年冷似铁，娇儿恶卧踏里裂。床头屋漏无干处，雨脚如麻未断绝"。盖的被子破烂不堪，也不敢拆洗更换。所住的草屋是外边下大雨，屋里下小雨。所以其感慨地期盼"安得广厦千万间，大庇天下寒士俱欢颜"。这也进一步阐明当时读书人的生活状况，大都是这个样子。这位"诗圣"，能言千古绝唱之才，尚且还是这样的生活水平，更何况平民百姓？就连生活于盛唐时期，"文起八代之衰"的大文豪韩愈还是"冬暖而儿号寒，年丰而妻啼饥"（《韩愈文选·进学解》）。历史上的大唐盛世都是这样的生活状况，更何况是社会动荡的战乱时期。正如元曲中叹曰："（国家）兴，百姓苦；亡，百姓苦。"在中国五千年的历史中大多数时候都没有解决温饱问题，何况住房？而且到了冬天又没有足够的柴禾取暖，我们可以想象一下家里的室温有多少度？特别是在北方，我们小时候冬天家里的温度，就是冷到孩子们不敢脱衣睡觉，室内地面的水盆深夜都会结冰。大家想一想，一处四面有风的房屋，室内的温度可以降到零下几度？所以，让这位生活于南宋的医家只能根据当时的居住环境来强调："遮围四壁，使无孔隙，免被贼风。"饥寒交加之下，位于社会底层的妇女更是可怜，所以嘱咐新产妇休养将息"须是满百日方可平复"，客观上保护了妇女之权益。自新中国成立以来，人们的居住环境有了改善，医学界有句名言：脱离了剂量谈毒性是不负责任的。同样，脱离了时代谈医学措施同样不负责任！我们在初学中医基础理论时，老师就讲因人因时因地制宜。若牢记、理解此言，则阅读中医典籍时就不会偏颇误解，也不会把这些不切合现状的"医嘱"传播到社会上。其实，作为一个中医人，除学好古汉语外，文史哲也尽量要多学点，多加了解，有了这方面的修养后，研究中医典籍就容易多了。这就是流传于民间的产后保暖习俗的由来。

桂枝芍药知母汤方证探究

原文解析　桂枝芍药知母汤，方出《金匮要略·中风历节病脉证并治第五》："诸肢节疼痛，身体尪羸，脚肿如脱，头眩短气，温温欲吐，桂枝芍药知母汤主之。"

按

条文中首先阐明患这种病的体质是"身体尪羸"。我们先考究"尪羸"这个词，《康熙字典》《新华大字典》这样解释：①亦作"尫羸"。②指瘦弱，亦指瘦弱之人。在疾病中也用于描叙病情的状况，常用于形容较重的病。就是说桂枝芍药知母汤方证的体质是瘦弱之体。《素问·痹论》云："风、寒、湿三气杂至，合而为痹也。其风气胜者为行痹；寒气胜者为痛痹；湿气胜者为着痹。"明确指出三邪合而成痹，非一邪可成也。一般以痛位游走不定，行速善变像风者为行痹；疼痛剧烈，痛位固定，喜热畏寒者为痛痹；肢体、关节沉重疼痛，肌肤麻木不仁，属重浊黏滞之湿邪所致者为着痹。本方所治之痹，为风寒湿邪，久羁不愈，蕴郁化热，即

《类证治裁》所言"初因风、寒、湿邪郁痹阴分，久则化热攻痛"之证也。临床表现为虚怯瘦弱，身体尪羸，头眩短气，诸肢节疼痛，指、腕关节肿痛变形，或肘膝关节如梭状，肿痛处发红、发热者也。

条文之"身体尪羸，脚肿如脱"，似今之类风湿性关节炎。初期多痛于指趾关节，渐发展至腕、踝、肘、膝等关节，以晨强 1 小时左右为特点。因病久不愈，骨质受损，弯曲变形，屈伸不利，呻吟于床褥，痛苦不堪。之后，筋骨挛缩，肢体变小、致残。病至于此，治愈无望，唯能缓解其痛，不再发展，便可谓良效了。临床观察，多数患者夙有痹证，小产、产后、大病后，气血亏损，邪气乘虚而发，既表现有风寒湿痹之象，亦可有痛处发热微红、肿胀拒按之状。因其病在肝肾，邪伏筋骨、络脉，非一汗可解、旦夕可效之肌腠病也。以其筋骨挛缩，还由风、寒、湿三气杂至，夹七情忧郁之气伤筋郁络而成。邪留关节，痹阻阳气，气血不畅，故肢节肿大疼痛；湿阻中阳，故泛恶欲吐不吐，即温温欲吐；流注下焦，故脚肿如脱；湿热上蒸而耗气伤阴，故头目眩晕。至于身体尪羸，短气怕劳，乃为耗气伤阴正虚之候。治以桂枝芍药知母汤，温阳行痹，驱除风、寒、湿三邪。

尤怡于《金匮玉函经二注》如是说："此风寒湿痹，其荣卫、筋骨、三焦之病。头眩短气，上焦痹也；温温欲吐，中焦痹也；脚肿如脱，下焦痹也；诸肢节疼痛，身体尪羸，筋骨痹也……"

方证解析

【组成】桂枝四两（12g）、防风四两（12g）、知母四两（12g）、生姜五两（15g）、白术五两（15g）、芍药三两（9g）、甘草二两（6g）、麻黄二两（6g）、附子二枚（炮）（30g）。

（上）九味，以水七升，煮取二升，温服七合，日三服。

笔者用于记诵的方歌：

> 桂枝芍药知母汤，桂防知四五术姜，
>
> 芍三附二（枚）麻草二，肢节肿痛肝肾伤。

方中麻黄开发腠理，透邪风，散寒湿；桂枝祛风散寒，通阳气，行血脉；防风辛甘微温，祛风胜湿，止骨节疼痛，缓筋脉挛急；炮附子温经散寒，除湿解痛，用五六十克之量；白术健运脾土，运化肌腠水湿；芍药养血和血，缓急止痛；知母养阴清热，并能防辛温药燥化太过；生姜、甘草和胃降逆止呕。另外，芍药与白术又可制约麻黄、桂枝发汗太过，使其方成微汗除湿之剂。本方将汗、温、清、利、补之法融为一体，相辅相成，可达祛风除湿不伤阴、温经散寒不助热、滋阴养血不恋邪之效，共奏祛风除湿、温经散寒、滋阴清热之功。

尤怡解方最为贴切："然湿多则肿，寒多则痛，风多则动，故用桂枝治风，麻黄治寒，白术治湿，防风佐桂枝，附子佐麻黄、白术；其芍药、生姜、甘草亦和发其荣卫，如桂枝汤例也；知母治脚肿，引诸药祛邪益气力；附子行药势，为开痹大剂。"（《金匮玉函经二注》）诸药共奏温阳清热、祛风除湿之效，为治历节痛风之要方。因为指趾、腕踝、肘膝关节已有变形，经文才会描述为"肢节疼痛，脚肿如脱"，已属顽痹。因此后人在具体应用中常加忍冬藤清热通络，穿山甲、皂角刺、全蝎、蜈蚣祛风搜络，制乳香、制没药活血止痛。方虽慎思，贵在早期！取效后依方修治为丸，必须久服。

总结其临床使用指征为关节肿痛，遇冷则甚，或痛处灼热，体弱消瘦。善后处理为见效后制丸久服。

病案讨论

1. 痹证（类风湿性关节炎）

杜×，男，43 岁，农民，2017 年 9 月 3 日初诊。

主诉：四肢关节强直肿大两年。

患者于 2015 年春节替换衣服后，即觉双手关节困痛，活动不便，早上明显，未在意。约两个月后双脚趾跖关节亦强疼，去当地人民医院查出"类风湿因子阳性"。诊断：类风湿性关节炎早期。予对症治疗，困痛消失，但仍有"晨强"。到同年深秋后手足关节强直不适但困痛不明显，渐发指掌关节、趾跖关节肿胀，双膝及踝关节微肿疼，历两年而肿胀没有消退，但关节无明显变形，曾多次赴并、京多家医院诊治，病历相同但症状均无改善。易汗，喜暖，每逢寒冷、秋冬变节变天则关节困疼。头闷偶疼，纳差，口干不喜饮，心口痞闷不饥，大便一两日一行，尿利，睡眠好，早上起床后四肢强直，活动不便，勉强活动一两小时后强直方可缓解。平时胃口不好，体瘦（身高174cm，体重56kg）。面微黄，双手指掌关节微肿大，双脚趾跖关节微肿，左踝关节肿大。舌暗红，边有齿痕，苔薄白，脉缓，双关弦（64次/分）。

诊断：痹证（风寒湿闭阻经络，蕴滞不通），类风湿性关节炎早中期。

诊治：祛风除湿，通阳散寒，佐以清热。

方药：桂枝芍药知母汤。桂枝15g、防风15g、知母15g、白术12g、苍术12g、生姜30g、制附子（先煎）30g、当归12g、白芍10g、赤芍10g、甘草节10g、炙麻黄10g、生黄芪12g、炮甲珠（研冲，注意使用替代品，下同）4g、皂角刺12g、川芎15g。10剂，水煎3次，每次20分钟。混合分4次服，每日两次，两日1剂。

2017年9月26日二诊：晨强缓解，强直时间较前短，纳仍差，食前知饥，二便利。手脚肿大处无明显变化。舌暗红，少有齿痕，苔薄白，脉缓。令停服西药，方遵上法，制丸：桂枝60g、防风60g、知母60g、白术50g、苍术50g、生黄芪60g、制附子150g、生姜150g、当归60g、白芍50g、赤芍50g、甘草节50g、炙麻黄50g、炮甲珠50g、皂角刺60g、川芎75g、土鳖虫30g、地龙30g。共研制蜜丸，每丸重9g，

日 3 次，每服两丸。关节肿大处消减后减为日 3 次，每次
1 丸。

按

关于类风湿性关节炎的发病原因，西医认为与自身
免疫、遗传、感染有关。中医认为与寒冷、潮湿关系密
切，是风、寒、湿三气杂至，挟七情忧郁之气伤筋郁络
而成。邪留关节，痹阻阳气，气血不畅，郁久化热，而
致顽痹。处方桂枝芍药知母汤以祛风除湿、通阳散寒为
大法。虽仍以原方组合但须注意剂量的变化，生姜等量
附子，第一以制其毒性，第二可助附子温阳散寒祛湿之
能；赤白芍合甘草节为芍药甘草汤，可增缓急舒筋之
功，甘草节又具透过关节之力。病属顽疾，故入透脓散
以增加活血祛瘀、通络开痹之能，此前笔者已经多次论
证透脓散对顽痹痼疾的殊功。服药 3 周后晨强有减，方
证合宜，患者又无剧烈的疼痛，加之因病致贫，宜制丸
缓图，服药量先重后轻，须坚持 1 年以上。

2. 痹证（退行性关节炎、骨关节炎）

屈×，女，57 岁，教师，2017 年 10 月 7 日初诊。

主诉：双膝关节困痛、肿大近两年。

患者 3 年前间发关节炎，双膝关节不固定疼痛。逐渐感
觉经常困痛，上下楼梯、行走劳作则更甚，伴发双膝关节肿
大，曾因为关节腔积液而抽出引流，并多次注射玻璃酸钠。

喜暖，少汗，口干不喜饮水，纳少，脘闷。大便干燥，一两日一行，尿时黄，但可以自制。体瘦（体重46kg），精神好。手足不温，双胫常冷。舌暗红，苔薄白，脉缓（65次/分）。多次X线拍片及两次CT片示：颈椎、腰椎骨质增生，双膝关节退行性病变，关节腔积液。

诊断：痹证（肾气早衰，风寒湿侵，经络痹阻），骨关节炎。

诊治：温肾助阳，宣痹通络。

方药：桂枝芍药知母汤加味。鹿茸（研入）4g、红蚂蚁12g、桂枝12g、防风12g、赤白芍各10g、甘草节12g、知母12g、制附子（先煎）30g、生姜30g、白术15g、炙麻黄10g、木瓜15g、防己15g。10剂，水煎，日1剂。

2017年10月20日二诊：双膝关节肿轻痛减，行走较前轻松，上下楼梯仍困难，纳可，大便利，日解1次。初诊方继服10剂后制丸久服。

> **按**
>
> 　　患者身体素弱，一贯怕冷，可能由于职业为教师，久立伤骨，又遭风寒湿气久侵而成痹。处方桂枝芍药知母汤祛风除湿，通阳散寒，佐以清热。后入木瓜舒筋活血，和胃化湿。宜于筋骨关节，风湿顽痹，亦治疗"温温欲吐"。防己祛风除湿，利水消肿，清热通络。木瓜、防己二味祛风湿顽痹，清热通络，助主方祛邪之功。加鹿茸壮肾阳，益精血，强筋骨，调冲任，《名医别录》载

其活血行瘀。红蚂蚁壮元阳，强筋骨，祛风湿顽痹。该病之根源是肾气早衰，故入鹿茸、红蚂蚁扶正祛邪，从本论治。

3. 痹证（骨关节炎）

于×，女，60岁，工人，2018年3月7日初诊。

主诉：双膝关节困痛、肿大，行走不便两年。

患者退休前常有腿疼，劳作或者行走多则发，未予注意。近两年来困痛加重，双膝肿大，行走超过10分钟即困痛难支，上下楼梯困难。曾几次X线拍片，并行CT检查，被诊断为骨关节炎、关节腔积液。关节腔多次注射玻璃酸钠，抽液、予泼尼松龙封闭后复发，骨科主张做膝关节置换术未果。喜暖怕冷，下肢为甚，少汗，常有头昏，纳佳，口干，不喜饮水，大便利，小便常有不禁。青年时曾在纺织厂工作21年，上班就是整日小跑，双膝早已过度磨损。体微胖，体重67kg，双膝关节微肿，右膝明显肿大，屈曲、伸直时困痛无明显变化。下肢静脉曲张，双下肢水肿（＋）。舌暗红，边少齿痕，苔薄白润，脉细滑（82次/分）。

诊断：痹证（风寒湿侵，经络痹阻），骨关节炎。

诊治：助阳散寒，祛湿宣痹。

方药：桂枝芍药知母汤合鸡鸣散。桂枝12g、赤白芍各10g、甘草节12g、知母15g、防风12g、白术15g、生姜皮

12g、制附子（先煎）30g、炙麻黄6g、槟榔10g、陈皮10g、木瓜10g、桔梗6g、紫苏叶6g、吴茱萸10g。5剂，水煎，日1剂，分3次空腹服。

2018年3月14日二诊：服5剂后，双膝困痛似有减轻，上方继服10剂。

2018年3月28日三诊：双膝肿胀明显消退，下肢水肿（±），行走半小时许尚可坚持。近日易汗，易疲劳，纳佳，大小便利。劝其放弃手术，汤药改丸，增补肾壮元之味，坚持服用1年以上。

鹿茸30g、红蚂蚁150g、桂枝120g、炒白芍100g、赤芍100g、炙甘草100g、知母120g、防风120g、生姜皮100g、炒白术150g、制附子60g、炙麻黄60g、炒槟榔60g、陈皮80g、木瓜80g、吴茱萸60g、桔梗60g、紫苏叶30g。共制蜜丸，每丸重9g，日3~4次，每次1丸。

按

> 同样是风湿顽痹、骨关节炎，但是本案患者形体偏胖，下肢肿，湿气偏胜。处方桂枝芍药知母汤通阳散寒祛风，加重祛湿行水之力，所以选鸡鸣散行气降浊，宣化寒湿，鸡鸣散原主寒湿脚气：足胫肿胀，剧痛不忍，或麻木不仁，足重无力。两方相合，祛风寒湿痹，利湿消肿止痛。制丸缓图，亦入补肾元、强筋骨的鹿茸及红蚂蚁扶正祛邪。

　　骨关节炎又称"退行性关节炎""老年性关节炎""肥大性关节炎"。引起本病的原因有很多，如增龄、肥胖、劳损、创伤，或者关节畸形。过度负重及关节过度运动都可能导致退行性变化的发生。根据该病的临床表现，中医认为是由于肾气早衰，肝肾亏虚，风、寒、湿三气杂至，经络痹阻不通，气血壅滞，而出现疼痛、肿胀。治疗原则为温肾助阳、宣痹通络，或加清热通络之品，或增祛湿通络之力。"抓主症"处方有二：首先是桂枝芍药知母汤，如上病案所述。如果是健康体质，平时没有什么疾病，偏热的人，处方加味二妙散（笔者遵印会河老师方药：黄柏15g、苍术15g、薏苡仁20g、怀牛膝15g、忍冬藤20g、桑枝15g、木瓜15g、防己15g）。两方案中均多入鹿茸、红蚂蚁，因为肾气早衰是本证的根本原因。笔者通过多年的临床研究，认识到骨关节病是个可治可控之疾，在发展到明显畸形、不可恢复的情况之前，提倡用中药治疗，笔者遵循上述两大治法，先汤后丸，远期疗效理想。

　　我们讨论桂枝芍药知母汤的适应证时，用类风湿性关节炎的中后期临床症状来譬喻最为贴切，也许先贤就是针对这个病而立法处方的。但是，证之于临床，本方治疗类风湿性关节炎，以及笔者用之治疗骨关节炎，都是取效于早期、中期，若病到晚期，关节明显变形，则只能达到止痛消肿的目的。黄煌教授还主张用桂枝芍药知母汤治内耳性眩晕（温温欲吐）、肩周炎、坐骨神经痛、痛风、下肢静脉血栓等，有待我们进一步验证。

射干麻黄汤方证探究

概述

1. 本篇对哮喘患者的哮鸣音进行了形神兼顾的描述，对仲景记载的"水鸡声"进行了探究。

2. 注意仲景的方药修治，每剂药只煎一次，这不同于我们现在的煎药习惯（煎两三次）。提醒我们要对处方剂量进行认真的考量。

3. 射干麻黄汤是寒热平调剂，不论六因、七情、杂气，何种原因引起的哮喘，用之都可取效，因此对引起哮喘发作的病因以"邪气"理解为宜，不独是寒邪。

原文解析 射干麻黄汤出自《金匮要略·肺痿肺痈咳嗽上气病脉证并治第七》篇："咳而上气，喉中水鸡声，射干麻黄汤主之。"

> **按**
>
> "咳而上气，喉中水鸡声"是关于射干麻黄汤的主证，条文就是这九个字。我们依方测症：咳嗽气急，喘鸣，呼吸困难，是由外邪束表，郁遏肺卫，毛窍因之闭塞，肺气因之失于宣发而致；素有内饮，一旦感受外

邪而引动内饮，饮由中焦而发，上逆心肺，肺气因之失降。肺失宣发肃降之能则咳逆气急喘鸣。仲景描述喘鸣音时，借以取类比象手法，说其声如"水鸡声"。对于"水鸡声"，笔者在开始读《金匮要略》时翻了大量的资料，也请教过当时讲《金匮要略》的吕梁名医刘泽候老先生，终是不得其解。最后还是贾德新先生一句话点清，他说："你费那劲干嘛？咱门诊每天都有哮喘患者，你拿听诊器听听不就明白了。"经贾老一提醒，才终于把"水鸡声"（哮鸣音）分辨清楚了。但是如何用语言描述这种声音呢？笔者还是不得要领。后来到了北京中医药大学，遵照老师的安排又重新学习《金匮要略》，读了好多注本，看到射干麻黄汤证，不由得勾起了好奇心，遂予以归纳。《金匮要略校注》《金匮要略诠释》《金匮心释》都解释为："水鸡就是田鸡，俗称'蛙'。水鸡声，是形容喉间痰鸣声连连不绝，好像田鸡的叫声。"（《金匮要略三步释》）而《金匮玉函要略辑义》《金匮要略指难》《金匮要略语译》则解为水鸡是一种鸟："水鸡，一名田鸡，川北称'秧鸡'，形容喉间痰鸣声喝喝不绝。"（《金匮要略指难》）这"秧鸡"所发出的声音笔者没听过，而田间青蛙的叫声是从小听到大的，但不像那个哮鸣音。出于好奇，笔者还在《北京中医学院学报》（现名《北京中医药大学学报》）

1983年第2期写了个短文——《〈金匮要略〉"水鸡"考》。直至年前，因为写作的需要而在网上查找资料，偶然读到河南南阳籍一位学者多方考证之后写下的文章，其认为仲景笔下的水鸡是河南南阳地区民间从古流传至今的一种简单乐器——水哨（《中国中医药报》2018年7月28日）。这种水哨由陶瓷制成，形状像鸡，头尾开孔，腹中空，装水后方可吹奏，所以人们多不叫其"水哨"而称之为"水鸡"。这种乐器，会吹的人其声婉转悠扬，刚学的人只能发出单调的呜呜声，这种不熟练的"呜呜"哨声就最像哮鸣音。这种"水鸡"（水哨）我们当地也有，我们小时候就玩过，后来还见过塑料制品，但塑料水哨的发音不如陶瓷的声音浑厚，也不如陶瓷的声音那样近似于哮鸣音，所以，仲景笔下的"水鸡"就是一种乐器。那么，到底该如何理解这哮鸣音呢？笔者学着师傅的话详细告诉你：找个哮喘患者听听就明白了，但其实并不全明白。可以把哮鸣音分为轻、中、重三度：中度的，稍离患者近点就能听到，但是轻度和重度的不用听诊器是听不到的。特别是重度哮鸣声，由于气管痉挛几近闭阻，有时用听诊器都很难听清楚，所以还需要医生有听诊的功夫。

顺便再说说痰鸣音和喘鸣音，现在形体肥胖的人较多，多听几个不同体质的人的打鼾声后，不用别人指点，自然就能分辨清痰鸣和喘鸣的声音。哮鸣音、痰鸣音、喘鸣音，是三种截然不同的声音，而且于辨证治疗是有区别的。我们先说小青龙汤证，如果听诊，则多是喘鸣音；痰鸣音则不是一个代表症状，如麻杏甘石汤证、千金苇茎汤证、定喘汤证、涤痰汤证等，听诊肺部都能听到痰鸣音；但是射干麻黄汤的主症就是哮鸣音。

从呼吸系统的病证进行判断，不论是哪种类型的哮喘，都是大病，主方就是射干麻黄汤。笔者在记诵的过程中不由得发出质疑：这么大的一个病证，九个字就概括了？后来通过多年的临床应用才彻底明白，临床上大部分哮喘患者在症状发作时，就是气喘、闷咳、喉中鸣，并没有恶寒发热、头疼身疼等所谓的表证。直到哮喘平息，临床治愈，也不会有什么表证出现。所以，仲景叙证就是这么精炼。言多，反而影响辨证。

方证解析

【组成】射干三两（9g）、麻黄四两（12g）、生姜四两（12g）、款冬花三两（9g）、紫菀三两（9g）、细辛三两（9g）、半夏半升（15g）、五味子半升（10g）、大枣七枚（其处方用量是笔者的常用量）。

上九味，以水一斗二升，先煮麻黄两沸，去上沫，纳诸药，煮取三升，分温三服。

功用：宣肺降气，止咳平喘。

　　射干麻黄汤的用药比例已如上述。于药物的修治有两点要注意：第一，麻黄煎煮之后，一定要撇去上面的细沫！不然会令人泛恶心烦，甚则晕眩不能自持。关于这一点，笔者在以前的讲座中已经多次讲过，但是于临床上还是会经常遇到。也有的学者提出，这种不良反应的出现是因为方中有五味子，是五味子引起的，但其实与五味子无关。因为其他有麻黄而没有五味子的处方在煎煮麻黄时，如果不撇去上沫的话，都可引起泛恶心烦，甚则晕眩。但是，如果用炙麻黄的话，这种不良反应就极少发生，所以笔者在临床上多用炙麻黄。如何去上沫呢？其实方法很简单，于武火煮沸后立即去除上面的细沫，这时一定会连药渣一并带出，用清水冲洗一下药渣后放回锅内即可。第二，"上九味，以水一斗二升，先煮麻黄两沸，去上沫，纳诸药，煮取三升，分温三服。"就是讲这些药只是煎一次，一日内分三次服完。这种煎煮法和现在的煎药方式不一样，现在一般是煎煮两次，还有煎三次的，去渣后合一块，也是于一日内分两三次服完。煎两三次和煎一次，所煎出的药力肯定不一样！这就提示我们要考究处方的用量！因为古人对服药量的多少早有明训，"中病即止"，不可过量。

　　射干麻黄汤中首用射干以消瘀散结，化痰利咽。麻黄宣肺利水，平喘效优；生姜、细辛温散水气；半夏辛散祛痰，化饮和胃；款冬花、紫菀温肺止咳润肺；五味子酸敛肺气，以防麻、辛、姜过散而耗伤肺气；大枣补中，调和诸药，此方是治疗外邪引动内饮而发哮喘的常用方剂。麻黄、生姜发汗解太阳之表，半夏、细辛、大枣降逆逐饮，故与小青龙汤相类，亦可治疗外邪内饮，侧重于上气喘鸣而上热明显者。（《经方方论》）

胡希恕先生概括为：麻黄、生姜发汗解太阳之表。半夏、细辛、大枣降逆逐饮，"射干、紫菀、款冬花、五味子均主咳逆上气，而射干尤长于清痰泄火，以利咽喉。与小青龙汤所主大致相同，而侧重于上气痰鸣者"。（《经方传真》）

笔者读过诸多注解，唯有这两家比较符合经方原旨。由此可以推断，引起射干麻黄汤证的病因当理解为外邪引动内饮。这个"邪"可以是寒，但也可以是风、湿、热、气郁、烟、酒、生冷以及自然界和生活中的各种异味，如汽油、油漆、各种杀虫剂所发出的气味等，都可引起哮喘的发作。但是，笔者查阅了十几家注本，均解为外感寒邪，处方借喻小青龙汤，非要说成是辛温剂。那么仲景重用"清热解毒，消痰利咽"的射干，并以其命名为"射干麻黄汤"，应做何解释？而实践于临证，一个哮喘患者，因风、寒、暑、火、郁怒，汽油、油漆、农药及家用杀虫剂都可以引起哮喘发作或加重，我们于临床就是一张处方统治之——射干麻黄汤。从实践中验证之后，再读仲景，即可知道本方其实是在小青龙汤的基础上加"清热解毒，消痰利咽"的射干为君药，制射干麻黄汤为寒热平调之剂，不论寒热杂气引起的哮喘，用之都可以取效！

　　射干麻黄汤、小青龙汤和厚朴麻黄汤，是仲景治疗咳喘病的常用方，这三张方中都有麻黄、半夏、干姜、细辛、五味子，按照经方医学的思路，这五味药应该是这三张方的方根，或者我们也可以将这五味药理解为这三张方子的基础方，是三张处方共有的。

　　小青龙汤是由基础方加桂枝、白芍、甘草，即桂枝汤合麻黄汤去杏仁而成，治外感风寒而内夹寒饮者，表现为"干呕，发热而咳，或渴，或利，或噎，或小便不利，或少腹满，或喘"，以及"咳而微喘，发热不渴"。

　　射干麻黄汤是基础方中干姜换成生姜，再加射干、紫菀、款冬花、大枣而成，主治"咳而上气，喉中水鸡声"。此方中射干、紫菀、款冬花、五味子，均主咳逆上气，而射干则尤长于清痰泄火以利咽喉。哮鸣虽由肺气郁闭而致，然其结果还是喉窍"闭锁"。从仲景于方中应用射干和甘露消毒丹对射干的重视，我们悟到射干开喉利咽的特殊功能，也充分理解了射干麻黄汤中以射干为君，专主哮喘的殊功。其病机亦为外邪内饮而致"喉中水鸡声"。所以将基础方中的干姜改为生姜，一则温中利水，二则助宣发开闭之功。从上述小青龙汤证之或然证较多来看，其病因、病机是以水饮蕴肺而又为外寒束之为主，波及胃肠等处，故其见症多端。而射干麻黄证则局限于呼吸道，重点是咽喉部位，其内饮的程度没有小青龙汤证那么严重，是以外邪郁闭为甚。

　　厚朴麻黄汤则是基础方加厚朴、杏仁、石膏、小麦而成，主治"咳而脉浮者"，去桂、芍之偏于走表，加善治喘满之朴、杏而偏于走里。从另一个角度来说，应该是此时的病变趋势渐由表而偏重于里的缘故，更辅以大量的小麦以养心气而扶正气，和前两方一样，本方同样适用于外邪内饮所致之咳喘逆满。与前两方的不同之处是：本方所治更偏重于喘满者。另外本方中有石膏，故可推测当有烦躁等热象的存在。

我们在临床上的用方习惯是，以咳嗽或喘为主者用小青龙汤，以哮喘喉鸣为主者用射干麻黄汤，根据夹热或胃脘满闷程度，两法中常加杏仁、厚朴、石膏或小麦，"肢解"了厚朴麻黄汤。

笔者用于记诵的方歌：

射三冬花紫菀辛，半夏五味各半升，

麻姜各四枣七枚，功主喘咳喉中鸣。

小青龙汤、射干麻黄汤是笔者治疗咳喘病的"看家方"。

病案讨论

1. 哮喘（家族性过敏性哮喘）

马×，男，3岁，2019年11月17日初诊。

主诉（代）：呼吸急促，喉鸣作响12小时。

患儿先有感冒，咳嗽，流涕，打喷嚏两天。于昨晚9时许忽然呼吸急促，喉中鸣响，急予小儿咳喘灵、氯雷他定口服液、小儿氨酚磺那敏颗粒，哮鸣减轻，症状缓解，但仍频咳、呼吸急促。于今日早上4时许忽然加重，持续哮吼，呼吸急促，上午8时送至急诊：体温37.5℃。患儿头面时汗，鼻翼扇动，清涕连连，唇周轻度发绀，频频咳嗽，咳声低沉。今晨6时大便1次，尿黄。舌红，苔薄润，指纹微青。听诊：心率124次/分。呼吸急促，双肺布满低沉的哮鸣音，未闻及干、湿啰音。

家长追忆，患儿的爷爷一生患哮喘，57岁时因肺源性心脏病去世。患儿的爸爸在10岁前经常气喘、咳嗽，直到现在（29岁）不能闻灭害灵、敌敌畏的气味，一触即发哮喘、咳嗽。

诊断：哮喘（外寒内湿，肺卫郁闭），家族性过敏性支气管哮喘。

诊治：宣肺化饮，利咽降气。

方药：射干麻黄汤。射干5g、炙麻黄6g、款冬花5g、紫菀5g、细辛5g、姜半夏7g、五味子4g、生姜6g、制附子（先煎）3g、杏仁5g、厚朴7g。水煎两次，去渣过滤，经直肠给药1剂，不适随诊。

2019年11月18日二诊：到昨天下午7时已经灌药2/3许，喉鸣音响，呼吸明显平稳，患儿有了精神，下午开始要东西吃。查：体温36.4℃，患儿有精神，口周轻度发绀。听诊：心率94次/分。双肺听诊：双肺哮鸣声更明显。予初诊方3剂，直肠给药。

2019 年 11 月 22 日三诊：患儿活泼嬉闹，口周发绀消失，其母代诉：这两天不喘，有时咳嗽，流涕，吃饭挺好，大便利，尿仍黄。听诊：心率 84 次/分。双肺听诊：呼吸 30 次/分，偶闻及哮鸣音。方药：射干 5g、炙麻黄 6g、款冬花 5g、紫菀 5g、细辛 5g、姜半夏 7g、五味子 4g、生姜 7g、制附子（先煎）3g、杏仁 5g、厚朴 7g、桎柳 5g。水煎，两日 1 剂，嘱咐最少服 5 剂，若再发作时立即来诊。

按

　　患儿系家族遗传性过敏性支气管哮喘，首次发作，治疗容易取效，关键是要防止复发。根据多年的临床经验，每次发作停止，双肺听诊哮鸣音完全消失后，原方原量改为两日 1 剂巩固，最少服 10 天以上。如此方案，只要发作就执行，一般患儿间断调治 1 年以上，实际执行治疗方案五六次，哮喘就可以长期不复发。特别是有家族史的儿童，从小及时正确治疗，配合医嘱就能"长治久安"，哮喘不是"终身性疾病"！该患儿哮喘依仲景宣肺化饮、利咽降气法，处方射干麻黄汤，患儿因寒而发，故于方中加制附子增温阳散寒之力；杏仁止咳平喘，润肠通便，助肺肃降之能；厚朴燥湿消痰，降逆平喘，消中焦之积滞。复诊时喘停，仍咳嗽、流清涕，入桎柳疏风解表，能通窍使涕止。需要注意的是儿科用药问题，因为多数患儿在发病期间不能配合服药。多年来我们都是将导尿管套到去了针头的注射器上，从直肠给药，一般据患儿体重每次推注20～30ml，半小时1次，这样方能保证足量用药。这几年有了直肠给药管，使用就更方便些。

2. 哮喘（过敏性哮喘）

渠×，女，5岁，2019年8月20日初诊。

主诉（代）： 气急喘鸣复发4天。

患儿自2017年国庆节外出受凉而发咳嗽喘促，不能平卧，即日去某人民医院呼吸科诊断为支气管哮喘，住院治疗1周，临床痊愈。之后稍有受凉饮冷则发气急喘鸣，为此就诊于中、西医多家医院，不论中、西药均可控制临床症状，随之又发。自2018年入秋后，凡遇风冷和油烟味等异味，一触即发，最多间隔两至三周必发。4天前因路过正值营业的烧烤店，闻到烧烤气味，不及回家即发。鼻翼扇动，唇周发绀，气急喘促，吸气困难，端坐呼吸，头汗不止，间发低咳，稍近患儿即可听到喉中水鸡声。体温36.7℃。呼吸急促，双肺满布低沉的哮鸣音，心率124次/分，律齐，肺动脉听诊区心音亢进。近两日稍热的食物入口则更喘，致很少进食，大便两日不解，尿黄、尿少。咽部不红，舌暗红，苔薄白，舌下静脉瘀滞，指纹暗青，脉数。两次做支气管激发试验，均为（＋＋）。

诊断： 哮喘（内有水饮，因邪而发），过敏性支气管哮喘。

诊治：宣肺平喘，利咽止咳。

方药：射干麻黄汤。射干 5g、炙款冬花 5g、紫菀 5g、细辛 5g、姜半夏 7g、炙麻黄 6g、五味子 3g、生姜皮 4g、海马（研入）2g、鹿茸（研入）2g、大黄 5g、大枣 4 枚。3 剂，水煎频服，日 1 剂，不适随诊。

2019 年 8 月 23 日二诊：服药第一天晚上大便 1 次，哮喘平息，呼吸基本自如，患儿开始嬉耍，头汗止。吃饭接近平时的量。3 剂药已服完，哮喘、咳嗽停止。唇周青紫消失，呼吸均匀，日解一两次软便。听诊：双肺呼吸音微粗，未闻及哮鸣声和干、湿啰音。药到喘停，还防复发。方药：鹿茸（研入）2g、海马（研入）2g、射干 5g、炙款冬花 5g、紫菀 5g、细辛 5g、姜半夏 7g、炙麻黄 6g、五味子 3g、生姜皮 4g、杏仁 5g、厚朴 7g、大枣 4 枚。10 剂，水煎，两日 1 剂。随访到 2022 年 1 月，患儿哮喘未发。

3. 哮喘（过敏性哮喘）

刘×，男，25 岁，2019 年 8 月 26 日初诊。

主诉：气急喘鸣两天。

患者昨天上午浇花杀虫后觉咽部不适，呼吸不畅，至晚上 11 时许忽然气短、气喘，不能平卧，今晨起喘鸣加重来诊。行走困难，呼吸急促，喉鸣声如箭鸣，张口抬肩呼吸，面暗黄，唇周发绀，胸、锁、肋间轻度"三凹征"。双肺布极低沉哮鸣音，心率 128 次/分。怕冷，体温 36.7℃。头汗如珠，喘鸣不能进食，平时饮食正常，嗜酒，常喜冷饮。大便日解一两次，平时尿利。舌暗红，苔薄白润，脉疾（124 次/分）。

诊断：哮喘（素有寒饮，外邪引发），农药致过敏性哮喘。

诊治：宣肺平喘，温化痰饮。

方药：射干麻黄汤。射干 12g、炙麻黄 12g、炙款冬花 12g、紫菀 12g、细辛 10g、半夏 18g、五味子 6g、制附子（先煎）30g、生姜 30g、杏仁 15g、厚朴 18g、葶苈子 15g、大枣 7 枚。3 剂，水煎频服，两日 3 剂。急予气喘气雾剂缓解哮喘。

2019 年 8 月 28 日二诊：服药当天晚上哮喘平息，能正常平卧。今日复诊，自觉平稳。稍有咳嗽，快走仍气沉，纳正常，二便利。听诊：双肺呼吸音粗糙，仍闻及哮鸣音，心率 82 次/分。方药：鹿茸（研冲）4g、射干 10g、炙麻黄 12g、炙款冬花 10g、紫菀 10g、细辛 10g、半夏 18g、五味子 6g、制附子（先煎）15g、生姜 15g、葶苈子 15g、大枣 7 枚。7 剂，水煎，日 1 剂。戒烟、酒，少生冷，预防复发。

4. 哮喘（过敏性哮喘）

张×，女，52 岁，2019 年 11 月 20 日就诊。

主诉：气喘、气沉时轻时重 22 年。

患者于 1997 年 10 月因料理新家装修，多次闻到油漆味，渐感气沉，后喉鸣咳嗽，曾服沙丁胺醇片，吸入沙丁胺醇气雾剂，症状逐渐消失。于 1998 年 9 月底，因花盆杀虫自购敌敌畏，喷洒未完毕即发气喘哮鸣、呼吸困难（端坐呼吸），经住院治疗临床痊愈。此后凡是闻到异味，如灭害灵、油炸辣椒味、汽油味，哮喘即发，近年来闻及浓香烟味亦可发作。曾多次去西安三甲医院门诊、住院治疗，赴京住院诊治，两次行支气管激发试验（高渗盐水、蒸馏水，运动试验）均为阳性，均诊为过敏性支气管哮喘。此次就诊时由人扶来诊室，体胖虚浮，气喘喉鸣，呼吸急促，不能平卧，头颈汗出，面黑明润，唇紫伴唇周发绀，三凹征不明显，双肺布响亮哮鸣音，双肺下布湿啰音，呼吸 32 次/分。心率 126 次/分，律齐，肺动脉听诊区心音亢进。动则汗多，喜暖怕凉，头昏神困，下肢沉重、肿胀、水肿（＋＋）。口干，饮少纳少，上腹饱胀不舒，大便不畅，三四日一解，尿少。舌胖暗红，舌下静脉瘀滞，脉数疾，时滑时散（125 次/分）。

诊断：哮喘（外邪内饮，痰血水瘀），过敏性支气管哮喘。

诊治：宣肺平喘，助阳益气，活血逐饮。

方药：射干麻黄汤合透脓散。制附子（先煎）20g、干姜 20g、生黄芪 50g、炮甲珠（研入）5g、当归 15g、川芎 12g、皂角刺 15g、射干 12g、炙麻黄 12g、紫菀 12g、款冬花 12g、细辛 10g、姜半夏 18g、五味子 10g、葶苈子 15g、大黄 6g。水煎，日 1 剂，频服。因路途遥远，予 10 剂。

2019 年 11 月 26 日二诊（网诊）：已服中药 5 剂，喘咳、喉鸣稍轻，呼吸较前顺畅，喘、汗稍减。尿利，大便仍两三日一行，纳谷有增，脘腹较前松，原方改大黄为12g，继服方药。

2019年12月2日三诊：喉鸣咳喘明显减轻，平地可以步行百八十步，但行走后气短明显加重。可以半躺仰睡，浮肿消，下肢水肿（＋）。面黑明润稍浅，唇周发绀减淡，怕冷减，汗出少，头闷不疼，困倦，近日知饥纳增，渴能饮水，脘闷少发。服后5剂药以来每天大便1次，尿利，尿量和病前差不多。舌胖暗红，舌下静脉瘀滞。脉滑数，双寸无力（90次/分）。双肺哮鸣音清晰，双肺下湿啰音不明显。呼吸26次/分。心率90次/分，律齐，肺动脉听诊区心音亢进。仍遵原法：制附子（先煎）20g、干姜20g、生黄芪30g、炮甲珠（研入）5g、当归15g、川芎12g、皂角刺15g、射干12g、炙麻黄12g、紫菀12g、款冬花12g、细辛10g、姜半夏18g、五味子10g、葶苈子15g、大黄10g。20剂，水煎，日1剂，频服。

按

哮喘20多年，从西医诊断可知，已经发展到肺气肿、肺心病，可疑有心功能不全。中医认为，哮喘日久，致痰饮、水浊遏阻血气而致气血瘀滞，因此表现为面黑明润，唇周发绀。肺失宣降之能则喘鸣气急。故方选透脓散益气活血，逐痰驱饮，方出《外科正宗》，原旨是"托毒溃脓"。印会河老师强调其"是气血、痰火、湿毒瘀滞的特效方"，不论何种病，以及何种郁、瘀不通，用之都有良效。遵老师的经验，笔者于临证中凡是辨证为瘀滞不通者，常入透脓散（汤）以助药力，请大家谨记，这是笔者于临床验证过的。主方射干麻黄汤宣肺化饮，下气祛痰。哮喘年深，心、阳肺气重伤，故加制附子温经回阳、消阴散寒。痰饮、水湿互为因果，凝结深痼，故入葶苈子、大黄通泻大肠、破饮逐瘀，兼能助肺肃降。诸药共奏宣肺平喘、助阳益气、活血逐饮之功，大凡咳喘、哮鸣日久，已经影响心肺功能者，此法最妥。

论奔豚

原文解析 奔豚病，载于《金匮要略·奔豚气病脉证治第八》篇："奔豚病，从少腹起，上冲咽喉，发作欲死，复还止，皆从惊恐得之。"具体描述了奔豚病的自觉症状是有一股逆气从少腹起向上冲到咽喉部，这个症状发作时患者感觉极为紧张、痛苦，但是发作过后又和平常一样。这种病都是从惊恐等精神刺激而来的。

我们先探究奔豚病：奔豚病，也称"奔豚气"，是患者自己感觉有一股气从腹部剧烈地上冲心下、胸部，上至咽喉，胸腹中就像有小猪狂奔一样的感觉，古贤形象比喻，取名为"奔豚病""奔豚气"（豚就是小猪）。《伤寒论》中对本病的证治多有论述，但是均从外感伤寒失治、误治而发。在第65条载：发汗后，脐下悸者，欲作奔豚，茯苓桂枝甘草大枣汤主之。

本条与第64条对比，都是见于汗后，由于过汗损伤了心阳而致。但是单纯损伤心阳，只可以见到如第64条的"心下悸"，并不会立即出现"脐下悸"。这里"脐下悸"的出现，一方面与素体心肺阳虚有关，另一方面是由汗后动水，水气上逆所致。心为五脏六腑之大主，阳中之阳，汗为心之液。汗后心阳受伤，更兼素体脾阳不足，不能运化水湿以制水，故下焦水寒之气不受其制，而见脐下悸。"欲作奔豚"，是补充阐述脐下悸的情形，描述脐下悸的程度较重。"欲作奔豚"，也就是即将要发生奔豚病了。这是水和气相互搏结于脐下，欲上冲而未冲之状。综合分析，本条是论述心阳不足而肾水欲上凌于心的奔豚证。所以创制苓桂甘枣汤温心阳，伐水邪为治。处方茯苓桂枝甘草大枣汤：茯苓半斤（25g）、桂枝四两（常用15g，遵桂枝加桂汤意）、炙甘草二两（6g）、大枣（擘）十五枚。

以甘澜水一斗，先煮茯苓，减二升，纳诸药，煮取三升，去滓，温服一升，日三服。

文中还记载了甘澜水的制作方法：将水放入锅或大盆内，用勺反复扬之，使水面上起泡（水珠）五六千颗相逐，取用之。

苓桂甘枣汤以茯苓为君，淡渗利湿以伐水邪，健脾以制水，用量至半斤，先煎意在增强健脾利水之力；辅以大枣健脾和土建中，桂枝、炙甘草意在温心阳以助君药茯苓之能，而能镇水。古贤用甘澜水，也称"潦水"煮药，是将水扬千遍后，认为其性下走而不助水邪。本方治疗脐下悸而见心悸气短者宜。

《伤寒论》第64条、第65条论述的是欲作奔豚的方证，第117条论述的是已发奔豚的证治："烧针令其汗，针处被寒，核起而赤者，必发奔豚。气从少腹上冲心者，灸其核上各一壮，与桂枝加桂汤，更加桂二两。"

本条论述烧针受寒引发奔豚病的证治。"烧针令其汗，针处被寒。"烧针是用一种粗针裹棉，蘸油烧之，候针红赤后去棉、油，立即将针刺入人体的一种针刺取汗的方法。运用烧针强汗，汗出过多，内动心阳，更因"针处被寒"，即寒邪乘虚从针孔入内（其实是受针者脱去衣服而使整个机体受寒），针孔亦被寒凝所侵，不能消散而见红肿起核。心阳虚而寒邪动水，阳虚阴乘，水邪之气逆而上冲于心，这也是一种水气凌心，故发奔豚。同时也不能排除使用烧针致患者惊怕恐惧而发奔豚，因为在《金匮要略·奔豚气病脉证治第八》，开宗明义道："师曰，病有奔豚，有吐脓，有惊怖，有火邪，此四部病皆从惊发得之。"这时所采取的治疗方法是：一方面艾灸针孔赤核之处，以温散寒凝。另用桂枝加桂汤温通心阳，平冲降逆。桂枝加桂汤：桂枝（去皮）五两（15g）、芍药三两（9g）、生姜三两（9g）、炙甘草二两（6g）、大枣（擘）十二枚……所以加桂者，以能泄奔豚气也。

我们看桂枝加桂汤，即桂枝汤加重了桂枝用量。桂枝汤本为调和营卫而设，但原方加重桂枝后，其用意有四：其一，温运心阳。它之中的桂枝比桂枝甘草汤中的桂枝还多了一两，较桂枝汤加强了温运心阳之力。其二，伐水邪。仲景书中对水气为患之证，多用桂枝，取其疏肝降逆之功。其三，散结气。如桃核承气汤用桂枝开结气以散瘀邪。其四，兼解外邪。促使外邪散而水气除。

历代医家对本方加桂枝还是加肉桂提出了不同看法。我们先从方中用桂枝来探究，《伤寒论》方中涉及桂枝者，都写去皮。桂枝入药，如果去了皮还留下什么？只有肉桂才可以去外边的粗皮，就是我们所说的企边桂。我们今天所用的桂枝就是桂树的连皮细枝，与肉桂明确为两种药品。笔者的实际用法是：若外感或由外感引发的就用桂枝，若是脾肾阳虚，阴寒内盛者则用肉桂，又以官桂最好，因为官桂善能调冷气。该患者是由于"针处被寒"引发的奔豚，是因外邪而发，这里应该用桂枝，加点企边桂、官桂可增加温肾助阳之力以化阴。"所以加桂者，以能泄奔豚气也。"本方与苓桂甘枣汤的"欲作奔豚"都是以"脐下悸"为主要矛盾，只是有轻重的不同。但是心肾阳虚，水气上逆的转机则是一致的。只是本证已发奔豚，而苓桂甘枣汤是欲作奔豚，两证轻重有别。

笔者用于记诵苓桂甘枣汤、桂枝加桂汤的方歌：

> 苓桂甘枣二炙草，苓八桂四十五枣，
> 阳伤寒凝水饮停，脐下悸动逆气消，
> 桂枝加桂治奔豚，痛不欲生胆子小。

奔豚病在《伤寒论》中因汗、因寒而发，我们已进行了初步的探究。在《金匮要略》中又有专篇论述，并且提出内因七情才是其真正的致病因素，明确指出："病有奔豚，有吐脓，有惊怖，有火邪，此四部病皆从惊发得之。"尤在泾解曰："后奔豚证治三条，亦不必定从惊恐而得，盖是证有杂病、伤寒之异。从惊恐得者，杂病也；从发汗及烧针被寒者，伤寒也。其吐脓、火邪二病，仲景必别有谓，姑缺之以俟知者。或云，东方肝木，其病发惊骇，四部病皆以肝为主。奔豚惊怖，皆肝自病，奔豚因惊而发病。惊怖即惊以为病也。吐脓者，肝移热于胃，胃受热而生痈脓也。火邪者，木中有火，因惊而发，发则不特自燔，且及他脏也。"（《金匮要略心典·卷中》）尤氏解释其发病原因，可由内伤惊恐而发，也可由伤寒外邪而发。篇中又收集了桂枝加桂汤、苓桂甘枣汤两方证。并且增加了气火郁闭，夹肝上逆的"热奔豚"。原文载："奔豚气上冲胸，腹痛，往来寒热，奔豚汤主之。"

尤在泾解曰："此奔豚气之发于肝邪者，往来寒热，肝脏有邪而气通于少阳也。肝欲散，以姜、夏、生葛散之；肝苦急，以甘草缓之；芎、归、芍药与理其血；黄芩、李根下其气。桂、苓为奔豚主药而不用者，病不由肾发也。"（《金匮要略心典·卷中》）依尤氏解释："桂、苓为奔豚主药而不用者，病不由肾发也。"就是说奔豚病可由肾水上逆而发，如前所述，也可由肝胃气逆而病，即奔豚汤证。

奔豚汤方：甘草、川芎、当归、黄芩、芍药各二两（6g），半夏、生姜各四两（12g），生葛五两（15g），甘李根皮一升。

本方以疏肝清热、降逆止痛为法，方中重用李根白皮，《名医别录》云："李根白皮，大寒无毒，治消渴，止心烦逆，奔豚气。""肝欲散"，故以生姜、半夏、生葛辛以散之；"肝苦急"，故以甘草甘以缓之；肝"体阴用阳"，故以当归、白芍、川芎入血以养之柔之。全方共奏疏肝清热、降逆止痛之功。本方不仅用治奔豚，凡肝郁化热，其气上逆之证，皆可使用。方中李根白皮，笔者从中医学徒起至今，药房少有备用品，笔者的几位老师都用桑白皮替代，多年来笔者已认同用桑白皮。因为桑白皮性寒无毒，归脾、肺、大肠经。泻肺行气，行水降气，孟诜言其"下一切风气、水气"（《食疗本草》）。甚合李根白皮功治。

笔者用于记诵的方歌：

奔豚汤主热奔豚，二两芩芍草归芎，

姜夏四两葛根五，一升李根降逆冲。

关于奔豚气，古人取类比象，为该病取名为"奔豚"。根据该病的临床症状，就笔者所见的书籍中再没有发现中医还有什么别的命名。那么这个奔豚病可以见于西医的什么病？大家公认的是"胃肠神经官能症""心脏神经官能症"。我们先看看神经官能症的临床表现：①头晕、头痛，神经疼痛，失眠，乏力，记忆力下降，大脑不清醒，注意力不集中。②心慌、心悸，胸闷，气短，胸痛，头皮发紧，不真实感，游走性疼痛，濒死感。③紧张胆小，恐惧压迫，眼干，多汗，胡思乱想，兴趣丧失，焦虑，抑郁，心烦易怒。④胃胀腹胀，胃痛腹痛，无饥饿感，无食欲等症状。若发作时，病痛表现变化无定，如果情绪安宁、心情舒爽时一切症状可以消失，无规律性发作。这就是"发作欲死（濒死感、恐惧压迫感），复还止"。其中以心脏、胃肠症状表现为主者治从奔豚。根据"发作欲死，复还止"的发病特点，凡神经官能症都可依奔豚论治，而且均可收到很好的疗效！但是这个病极易复发，因此，用药时间宜长。我们在临床上治疗神经官能症患者时，如果是在发作期，根据伴随症状辨寒热：选方奔豚汤、桂枝加桂汤、苓桂枣甘汤、苓桂术甘汤。如果是在发作过后的"安静期"，根据寒热，选十味温胆汤、桂枝加龙骨牡蛎救逆汤、柴胡加龙骨牡蛎汤。依此方案治疗则神经官能症远期疗效理想。

胃肠功能紊乱出现的症状如反酸，嗳气，厌食，恶心，呕吐，剑突下灼热感，食后饱胀，上腹不适或疼痛，每遇情绪变化则症状加重。以肠道症状为主者，患者常有腹痛、腹胀、肠鸣、腹泻和便秘，左下腹疼痛时可扪及条索状"肿物"（直肠痉挛），腹痛常因进食或冷饮而加重，在排便、排气、灌肠后减轻。腹痛常伴有腹胀、排便不畅感或排便次数增加，以及粪便干稀不调等症状。此类症状从奔豚论治多可收到很好的疗效。也有人提出癔症应从奔豚论治，但其实不妥，应多从百合病中寻求方证。

病案讨论

1. 奔豚病（胃肠神经官能症）

薛×，男，54 岁，乡村医生，2017 年 10 月 7 日初诊。

主诉：胃口闷胀、腹痛时发两年。

患者两年前常有心烦气躁，情绪不宁，夜寐多梦，失眠或早醒，知饥不能多食，稍食至平时正常饭量即胃口饱胀异常，嗳气呃逆，身体因之消瘦（体重 52kg）。近两年来间发腹痛，逆气上顶，随即欲泻，便后腹痛缓解或消失，移时又发，多服中、西药而不效。更加心烦气躁，情绪不安，症状因之频发，痛不欲生。手足烦热，双脚常冷，少汗，常有头昏、头痛，纳谷不匀，大便或利或稀，便时下坠，小便常黄。口苦，口渴，不喜饮水。医已多年，已乱方寸。两次住某人民医院，于消化内科、神经内科行系统检查，均诊为"神经官能症，胃肠神经官能症"。舌红体大，稍有齿痕，苔薄微黄。来诊时正遇发病，脉滑数（106 次/分），休息 20 分钟后症状消失，脉滑（82 次/分）。

诊断：奔豚病（外邪内饮，痰血水瘀），胃肠神经官能症。

诊治：疏肝清热，理气止痛，养血安神。

方药：奔豚汤合酸枣仁汤。半夏 15g、生姜 20g、炒酸枣仁 30g、茯神 18g、知母 12g、炙甘草 12g、川芎 10g、当归 10g、黄芩 10g、葛根 20g、炒白芍 15g、炒白术 10g、防风

12g、桑白皮 30g、薤白 30g。10 剂，水煎，日 1 剂。

2017 年 10 月 27 日二诊：服中药第二天开始腹痛上顶停止，下坠、后重至今未发，心烦气躁明显减少，神情安宁，觉方证合宜，又自行加服 5 剂，今日来诊。饭量有加，食后饱胀感有减，仍感脘闷，但腹痛再未发，大便利，尿时黄。偶觉精神紧张、心悸，独居时易发。和肝胃、安心神之大法不变：半夏 15g、茯神 15g、炒酸枣仁 30g、生姜 15g、知母 15g、炙甘草 12g、川芎 10g、当归 12g、黄芩 10g、葛根 20g、炒白芍 12g、炒白术 10g、防风 12g、桑白皮 30g、煅龙牡（先煎）各 15g。水煎，两日 1 剂，最少再服 20 剂以上。

按

胃肠神经官能症、心脏神经官能症的发病特点是：反复发作，缠绵难愈，发病时症状繁杂，患者神情紧张，自觉痛不欲生，发作过后亦如常人。这是很典型的"发作欲死，复还止"的奔豚病表现，无论有无"气上冲胸"，即可处方奔豚汤。用药合宜后守法守方坚持治疗百日以上，方可长效。本案患者先有神经官能症全身症状，后两年又胃肠症状明显。发作时逆气上攻，随即又腹痛坠泻，心情烦躁，情绪紧张，痛不欲生，故从奔豚论治。伴发手热足冷，躁烦异常，口干、口苦、便坠尿黄，舌红，脉滑，依"热奔脉"论治。方选奔豚汤疏肝清热、降逆止痛，合酸枣仁汤养血安神，后重下坠入薤白、痛泻要方权衡用之。二诊以柔肝和胃、养血安

神，从本论治，主方始终如一，病才得愈。如上所论，
此等顽疾必须守法守方坚持多服。

2. 奔豚气（胃肠功能紊乱）

董×，男，38岁，教师，2018年3月7日初诊。

主诉：脘腹困痛干呕恶心3年。

患者近3年来常有胃口灼痛，干呕恶心，不思饮食，稍食多则胃口胀痛，上顶气沉，嗳气、"打饱嗝"后方可缓解。伴发腹痛，便前更甚，排便或矢气后腹痛缓解或停止，腹中肠鸣不休，近两年大便日解4~6次不等，便稀，甚或如水。因此心烦气躁，情绪不宁，睡眠不实，多梦纷纭。稍食不慎或心情不好时诸症加重。手足烦热，口干时苦，头闷心烦，形体消瘦，体重54kg（病前体重67kg），尿少、尿黄。自幼"胃口不好"。舌暗红，苔薄黄，脉弦滑，按下无力（78次/分）。3年来多家医院检查诊断为"胃肠功能紊乱，肠易激综合征"。

诊断：奔豚气（肝胃气逆，郁热内扰），肠胃功能紊乱。

诊治：疏肝和胃，理气消痞。

方药：奔豚汤合甘草泻心汤。黄芩10g、白芍12g、炙甘草12g、当归12g、川芎10g、生姜10g、干姜10g、制半夏15g、生晒参10g、葛根20g、黄连10g、炒白术10g、防风10g、诃子15g、桑白皮25g、大枣7枚。5剂，水煎，日1

剂，分 3 次空腹服。

2018 年 3 月 16 日二诊：干呕恶心近日未发，上腹部饱胀上顶减轻，纳谷稍增，腹痛肠鸣有减，便前仍有腹痛，睡眠稍安，仍心烦神郁，口干、口苦，初诊方继服 10 剂。

2018 年 3 月 30 日三诊：纳谷增、知饥，脘腹不疼，干呕恶心上顶感未发，大便日解二三次，便前仍有左下腹不适但不疼，睡眠安稳，每天能睡 7 小时以上，精神好，困倦减，自述"思想负担没有了"，神情安宁。舌暗红，苔薄白润，脉弦滑。守法继服：炒黄芩 10g、生晒参 10g、炒白芍 12g、炙甘草 12g、生姜 20g、当归 12g、川芎 10g、制半夏 15g、葛根 20g、黄连 10g、官桂 10g、炒白术 10g、防风 10g、诃子 15g、桑白皮 25g、白豆蔻 6g、大枣 7 枚。水煎，两日 1 剂，坚持服 20 剂以上。

> **按**
>
> 患者几年来被疾病折磨，情绪低落，几经中、西药调治而不愈，求证于仲景。反复的腹痛上顶，病证因情绪变化而增减，肠鸣作响，腹泻、腹痛，"对号入座"，处方奔豚汤调和肝胃，甘草泻心汤平调寒热专为肠鸣作响，权入痛泻要方擅治"痛泻"，黄连、官桂助平调寒热之功，白豆蔻开胃消食以调神。如此寒热温凉平调，肠胃方得安宁。
>
> 奔豚病于临床上属于寒饮气逆者多见，笔者处方桂枝加桂汤时常合苓桂甘枣汤。本节这两个病案都是偏热

者，处方奔豚汤加味。该病于临床上并不少见，贵在医者详辨。

由大黄附子汤和薏苡附子败酱散说起

大黄附子汤

概述　大黄附子汤：大黄附子温下祖，黄三细二三枚附……这里附子的用量，在仲景方中也是最大剂量的了，所以，药虽三味，但是我们有必要认真探讨。本方出自《金匮要略·腹满寒疝宿食病脉证治第十》："胁下偏痛，发热，其脉紧弦，此寒也。以温药下之，宜大黄附子汤。"

原文解析　尤在泾解曰："胁下偏痛而脉紧弦，阴寒成聚，偏着一处，虽有发热，亦是阳气被郁所致。是以非温不能已其寒，非下不能去其结，故曰：宜以温药下之。程氏曰：大黄苦寒，走而不守，得附子、细辛之大热，则寒性散而走泄之性存是也。"（《金匮要略心典·卷中》）

周扬俊这样解说："此寒邪之在中、下二焦也。胁下属厥阴之部分，于此偏痛，必有所积。积而至于发热，其为实可知也。乃视其脉不滑数而紧弦，洵（确实）为阴脉，果是阴邪结于阴位矣。且紧属痛，固因寒而痛，弦为实，亦因寒而实。故非下则实不去，非温则寒不开。然肝、肾同一治

67

也，厥阴之实，系少阴之寒而实，苟不大用附子之热，可独用大黄之寒乎？入细辛者，通少阴之经气也。（发热是）以寒实于内而逼阳于外也，或里有寒，表有热，俱未可定也（这都是可能的）。仲景于附子泻心汤中，既用大黄，复用附子，以畏寒汗出，阳气之虚在外也。此大黄附子汤，阴气之结深于内也。然痞证用三黄，固正治之法，偏痛用大黄，岂非从治之法乎（也是正治之法）？合观之，知有至理存焉矣！"（《金匮玉函经二注·卷十》）

按

　　本条论述寒实内结的证治。"大黄附子温下祖"，一开始读方书、念金匮时，师傅、老师都说本方是后世温下剂的鼻祖。所以笔者在学到这条条文时特别留心，并多读诸贤之注释，细细品味，其中唯尤氏、周氏之注释引人入胜。尤氏注释简明扼要，笔者认为学经典就当以尤氏为典范。周氏解说细致入微，使人读后能进一步理解经文旨意。这里所说的"胁下"，是指两胁及少腹而言，就是周扬俊解叙的中、下二焦。"胁下偏痛"，是讲的胁下或左或右，不是两侧同时疼痛，所以说偏痛。症见发热，根据前后文义，是因为寒实内结，阳气闭郁，不能发越而致。杨氏解为"或里有寒表有热，俱未可定也"。有注家认为这种"偏痛"不会发热，其实证之于临床，胁下偏痛多有发热。关键是这种情况的发热，医者敢不敢从寒论治，而且方中用附子3枚之多！大家再回顾一下教科书《方剂学》收载的本方，书中载附子用量是10g，还不及仲景用量的三分之一，这个剂量明显少于原方用量。这就需要我们仔细地辨认脉象，因为在仲景书中只要有脉象记载的，这脉就成了主证的一部分。紧脉如何体会？"紧如索，是脉形，拘急弹指切如绳。"这样对紧脉的描述，比笔者背的《濒湖脉诀》更生动形象。"紧为诸痛主于寒"，弦脉主痛主郁闭。以脉测症，"此寒也"。因为寒实结滞，所以当"以温药下之"，方中附子的用量是不可减少的。有学者提出此条方证必有大便秘结一症，其实不然。证之于临床，大便可以闭结，也可以滞下。但是服药后一定要达到泻下畅通，方可祛寒破结，散寒止痛，体温随之而降，也就不发热了。

方证解析

【组成】大黄三两（9g）、细辛二两（6g）、制附子三枚（45～50g）。

上三味，以水五升，煮取二升，分温三服；若强人，煮取二升半，分温三服。服后如人行四五里，进一服（约半小时可以再服）。

方中大量附子温里助阳，散寒止痛；大黄通导大便，荡涤积滞。大黄性虽寒凉，但与大辛大热之附子相伍，其寒性

69

制而走泄之性存，为"去性存用"之制法，正如尤氏所言"寒性散而走泄之性存"（《金匮要略心典·卷中》）。大量的附子配大黄是因为"阴气之结深于内也"（《金匮要略心典·卷中》）。二者并用，附子散寒助阳，大黄通积导滞，是温下法的常用配伍，但是方中附子用到三枚，是我们最应注意的问题，量小则不达功效，量大则超出《中华人民共和国药典》的规定剂量。其实除非特殊体质，制附子临床使用四五十克是很安全的。还有细辛一味，最少用二两，后人则说"细辛不过钱"，仲景方中常用三两（如射干麻黄汤），辛温宣通，既散在经之寒，又助附子温里散寒而止疼，并可引附子入少阴肾经，这就是周扬俊所释的"肝、肾同一治也，厥阴之实，系少阴之寒而实"（《金匮玉函经二注·卷十》），实质上是从本论治。三味共奏温里散寒，攻下寒积之效。因此后人奉"本方为温下之祖，为后世温下法的基础方，是治疗寒积里实证之代表方"（《方剂学·第二章》第九版）。由于寒实结滞的程度不同，以及患病体质的强弱有别，所以仲景于方后注：煎药时间可长可短，服药时间可近可远。当然，单次的用药量也可大可小。细细考察方知，这煎药时间"以水五升，煮取二升，分温三服；若强人，煮取二升半"，同样煎药五升，取二升的药液，煎煮时间就长，取二升半则煎煮时间稍短，这是由大黄药理作用的特殊性而决定的。现在我们知道大黄的泻下功效是由其煎煮的时间决定的。煎煮时间五分钟、十分钟、十五分钟相比较，煎煮五分钟时泻下功能最强。在临床上为了救急，笔者干脆将大黄打为粗末，煮沸 3 分钟即去渣饮服，其泻下通便更捷。

笔者用于记诵的方歌：

> 大黄附子温下祖，黄三细二三枚附，
>
> 胁痛寒热及腹痛，脉紧弦因寒湿阻。

薏苡附子败酱散

概述　我们探讨大黄附子汤证时，就会想到《金匮要略》中另一张寒热并用的处方——薏苡附子败酱散。该方出自《金匮要略·疮痈肠痈浸淫病脉证并治第十八》篇："肠痈之为病，其身甲错，腹皮急，按之濡，如肿状，腹无积聚，身无热，脉数，此为肠内有痈脓，薏苡附子败酱散主之。"

原文解析　尤在泾释曰："甲错，肌皮干起，如鳞甲之交错。由荣滞于中，故血燥于外也。腹皮急，按之濡，气虽外鼓，而病不在皮间也。积聚为肿胀之根，脉数为身热之候。今腹如肿状而中无积聚，身不发热而脉反见数，非肠内有痈，荣郁成热而何？"（《金匮要略心典·卷下》）周扬俊是这样解说的："血积于内，然后错甲于外，《经》所言也。肠痈何故亦然耶？痈成于内，血泣而不流也，惟不流，气亦滞，遂使腹皮如肿，按之仍濡，虽其患在肠胃间，究非腹有积聚也。外无热而见数脉者，其为痈脓在里可知矣。然大肠与肺相表里，府病而或上移于脏，正可虞也。故以保肺而下走者，使不上乘。附子辛散以逐结。败酱苦寒以祛毒而排脓。务令脓化为水，仍从水道而出，将血病解而气亦开，抑何神乎！"（《金匮玉函经二注·卷十八》）

尤氏、周氏对经文的解读基本明了。对肠痈的形成及病理机制均有阐述。唯周氏"务令脓化为水，仍从水道而出"，甚为错谬。其误有二：第一，脓不可能化为水。第二，明明辨为肠痈，是"其患肠胃间"，不论为脓为水，都不能从"水道"而出，这水道就是尿道。但是，此谬误之所出有其因：其一，小肠是"受盛之官"。食物在小肠再经消化并由此分泌清浊，精华部分营养全身，糟粕归于大肠，水液归于膀胱。因为水液归于膀胱，所以周氏认为肠中之痈脓化为水后应该也当从"水道"排出。其二，肠痈的表现是"少腹肿痞，按之即痛如淋"（《金匮要略·疮痈肠痈浸淫病脉证并治第十八》），淋即小便不利。其实是肠痈放射性疼痛时的反映。再则，本方方后注"顿服，小便当下"，认为肠痈之脓可以化成水，是能从膀胱排出的。其实是因为肠痈痛减后不刺激膀胱了，所以小便也就通利了。这就是过度囿于"以经解经"的束缚。所以，我们在阅读各家注解时，一定要细心鉴别，取其精华，去其糟粕。

方证解析

【组成】薏苡仁十分（30g）、附子二分（6g）、败酱五分（15g）。

上三味，锉为末，取方寸匕，以水二升，煎减半，顿服，小便当下。

综归本条论述肠痈脓已成的辨证和治法。肠痈患者，多由寒湿、瘀血互结，或湿热郁蒸，日久成脓，结聚不消，损及阳气。营血久郁于里，全身肌肤缺乏气血滋养，故干燥、粗糙，尤其是痈肿周围明显干燥、粗糙，甚至脱皮。痈脓内结于肠，气血郁滞于里，致局部皮肤紧张隆起如肿状，但按之则濡软，与腹内积聚不同，应加鉴别。热毒虽已化脓，但局限于腹部，一般不会引起全身发热。营血、肠内虽有郁热，但因患者阳气不足，加之"壮火食气"，正不胜邪，故其脉当数而无力。我们通过归纳分析：肠痈成脓，日久不消，损及阳气是其病理特征。若痈脓不消，则热毒难以清解；阳气受损，则痈脓不得消散。假若纯用消解则阳气更伤，单用温阳则热毒愈甚，因此仲景立法：排脓消肿，温阳散结，两者兼顾。方中重用薏苡仁，味甘淡而性微寒，归脾、胃、肺经，清热利湿排脓，为"治肺痈、肠痈"之要药，故为本方之君药。败酱草味辛苦而性微寒，归胃、大肠、肝经，排脓破血，《神农本草经》谓其"主暴热火疮"，《名医别录》谓其"除痈肿"，是为臣药。君臣相配，排脓解毒，消痈之功极佳。尤妙在少佐辛甘大热之附子，辛热散结，振奋阳气，《神农本草经》谓其"温中、金疮，破癥坚积聚"，既能助薏苡仁温散寒湿，又制约薏苡仁、败酱草苦寒之性伤阳，并藉其辛散开郁之性，以利于气机的通调与痈疮的消散。魏念庭云："附子微用，意在直走肠中，屈曲之处可达。"（《金匮要略方论本义·卷中》）故附子又兼使药之用。三药组方，共奏排脓消痈、温阳散结之功。为肠痈脓成证治的有效方剂。

笔者用于记诵的方歌：

> 薏苡附子败酱散，薏十附二酱五参，
>
> 肠痈成脓脉洪数，腹痛肿痞在右边。

小　结

我们今天探究大黄附子汤，为什么又连带薏苡附子败酱散呢？但其实还有一个大黄牡丹汤。因为这三张处方都是笔者临床治疗"寒性炎症"的常用方，而且是"三方联用"。笔者习惯称之为"金匮三方"。临床上慢性阑尾炎、慢性胆囊炎、慢性胰腺炎、慢性盆腔炎、溃疡性结肠炎、阑尾脓肿、盆腔脓肿、腹壁下脓肿等，都有这三方的适应证。

病案讨论

1. 胁痛（慢性胆囊炎）

陈×，男，39岁，司机，2018年2月19日初诊。

主诉：上腹部及右肩胛下困痛又发5天。

患者从2017年中秋节后胆囊炎发作。当时上腹部剧痛，恶心呕吐，伴发高热，住院治疗1周后临床痊愈。遵医嘱注意清淡饮食，但时有上腹或右上腹不适、困痛。值春节期间，不由地多吃油、肉、蛋类，春节晚上即发上腹部疼痛，并及右背肩胛下，干呕、恶心但未吐，胃脘顶胀伴吞酸，不能进食，每次饭后则疼痛加重。昨日上午急诊去某县人民医院行B超检查：胆囊9cm×4cm，稍增大。胆囊壁粗糙增厚，无明显纤维化。B超诊断：慢性胆囊炎？急诊处方：黄体酮注射液40mg，日两次。多潘立酮片10mg，日3次。兰索拉唑15mg，日两次。至今痛不能止，遂来诊。患者喜暖怕凉，痛剧则汗，平时很少出汗。时觉恶寒身热，仍有干呕、恶心，右上腹剧痛时发，致不敢进食。大便两日未解，平时日解一二次。尿利。体温38.6℃，呈痛苦黄暗病容，巩膜不黄。舌暗红，体大，边有齿痕，苔中后部微腻，脉弦数，双关有力（82次/分）。

诊断：胁痛（寒湿积滞，脾肾阳伤），慢性胆囊炎急性发作。

诊治：温中散寒，通便止痛。

方药：大黄附子汤合薏苡附子败酱散。制附子（先煎）50g、生姜50g、大黄10g、薏苡仁30g、细辛10g、柴胡20g、苍术12g、白术12g、败酱草20g、桃仁15g。3剂，水煎，两日3剂，频服。

2018年2月21日二诊：前天解大便1次，昨天解大便两次，偏稀。仍有吞酸。体温37.4℃，干呕、恶心止，上腹疼痛可以忍受，右侧肩背部仍不适。脘腹部顶胀，可以进食，食后疼痛未加。口干不喜饮水。舌暗红，体大，边有齿痕，苔中后部微腻，脉弦滑不实（78 次/分）。遵上法：制附子（先煎）50g、生姜 50g、大黄 10g、柴胡 20g、薏苡仁 30g、细辛 10g、苍术 12g、白术 12g、败酱草 20g、桃仁 15g。5 剂，水煎，日 1 剂。

2018 年 2 月 26 日三诊：近 3 天上腹痛及背痛未发，体温 36.3℃，吞酸偶发，脘腹胀满减，正常饮食，仍宜清淡。方药：鹿茸（研入）4g、制附子（先煎）15g、生姜 15g、大黄 10g、柴胡 20g、薏苡仁 30g、细辛 10g、苍术 12g、白术 12g、败酱草 20g、桃仁 15g、红藤 20g。10 剂，水煎，两日 1 剂。

按

慢性胆囊炎是比较常见的疾病，大多由于急性胆囊炎的反复发作而致。当患者出现慢性胆囊炎时，其主要的症状是右肋部的疼痛不适。常发生于饱餐之后，部分患者的疼痛会放射到右肩及背部，同时还可伴有发热、恶心、呕吐、腹胀及食欲下降等症状，特别是进食蛋、肉等含油脂多的食物后症状会发作或加重。但是有部分患者的症状并不明显，一般只表现为消化不良及上腹部轻度不适。最好利用超声检查明确诊断，这样便于病例的收集，有益于同道交流！临床上常常需要和胃炎、肠炎等疾病同时进行治疗。案中就是以治脾胃为主。

至辨证用药时就不论其是胆囊还是胰腺，盖从胁痛论治。是由寒湿积滞，脾肾阳伤而成，就依温中散寒、通便止痛法论治。方中大黄通导大便，荡涤积滞；大量制附子温经助阳，散寒止痛；薏苡仁清热利湿，排脓消肿；细辛通经散寒止痛，柴胡疏肝和解止痛，寒湿凝滞本由脾肾阳虚而成，细辛当为少阴引经；部位在胁肋，方中有柴胡更宜。桃仁活血行瘀，通便行郁以消肿止疼。败酱草、红藤清热解毒，祛湿排脓。败酱草、红藤、大黄、薏苡仁、桃仁，现代人言其共具"消炎镇痛"之功。苍、白术利湿醒脾，健中护胃，尤长于止呕，对任何原因导致的呕吐都有良效。诸药共奏温中散寒、通便止痛之功。三诊减附子量加鹿茸，一则增温阳壮元之力，从本论治，二则代替附子常服，少"附子中毒"之虑。胁痛止，触痛消，还需巩固两周以上，能减少复发或不再发作。

2. 腹痛（慢性阑尾炎）

成×，男，47 岁，2018 年 2 月 22 日初诊。

主诉：右腹部困痛又发 7 天。

患者近 3 年来常有胃脘不适，或发胀痛，胀痛发作时即发右腹部困痛伴小便不适，平时大便正常，腹痛期间大便少解，两三日一行，偏干。尿利。春节以来可能饮食不节，又发胃脘胀痛、右下腹疼痛，至夜更疼。干呕、恶心偶发，自觉腹胀，纳可，口干、口淡，喜暖怕凉，平时稍进冷饮则腹痛即发。今上午急诊 CT 腹部平扫示：肝胆、脾、胰未见异常，结肠、小肠未见占位性病变。建议做结肠钡剂造影。查：体温 36.8℃，上腹部压痛、触痛（±），下脘穴压痛（+），右下腹触痛（±），麦氏点压痛（+），反跳痛（±）。舌胖暗红，苔薄微腻稍黄，脉弦，双关有力（75 次/分）。

诊断：腹痛（寒湿积滞，腑气不通），慢性阑尾炎急性发作。

诊治：温阳化积，祛寒通腑。

方药：薏苡附子败酱散合大黄附子汤。薏苡仁 30g、制附子（先煎）30g、大黄 12g、败酱草 20g、红藤 20g、细辛 6g、牡丹皮 5g、桃仁 15g、冬瓜子 20g、芒硝（化入）10g。3 剂，水煎两次，日 1 剂，分两次空腹服。

2018 年 2 月 25 日二诊：服药第二天解大便 3 次，腹痛、腹胀减，初诊方减芒硝为 6g，继服 5 剂。

2018 年 3 月 5 日三诊：脘腹胀满、腹痛近 4 天未发，纳正常，日解两三次稀软便。上腹部压痛（+），下脘穴压痛（-），麦氏点压痛（+）。舌暗红、大，苔薄微腻，脉弦（65 次/分）。方药：薏苡仁 30g、制附子（先煎）15g、鹿茸（研入）4g、大黄 10g、败酱草 20g、红藤 20g、桃仁 15g、冬瓜子 20g、细辛 6g、陈皮 15g、苍术 12g、厚朴 15g、炙甘草 10g。10 剂，水煎，两日 1 剂。医嘱：服药至"麦氏点"压痛完全消失后再服 5 剂。

按

　　慢性阑尾炎临床常表现为右下腹不明显或不规则的隐痛，偶有其他消化道症状，如排便次数增多和腹部饱胀感等。主要体征可表现为右下腹轻度的压痛，应该有急性阑尾炎发作史。间歇性的反复发作，发作时常有反射性的胃部不适、腹胀、便秘、右下腹疼痛和局部压痛。多次发作以后，右下腹可扪及索状质硬的阑尾，触之即痛。如果是阳虚、气虚体质，舌大或有齿痕，脉弦、紧、迟、缓者，我们就以寒湿积滞，腑气不通论治，处方即是"金匮三方"。腹痛与胁痛虽然病因、病机相同，处方大法一致，但于二诊加强行气通腑之力，照应到脾胃肠腑的畅通，才能使瘀滞、积脓很快排解，缩短疗程。

　　我们通过对仲景方证的探究和病案讨论，归纳出大黄附子汤和薏苡附子败酱散的用药指征：脾肾阳虚体质，"亚健康人"。胁痛或腹痛反复发作，喜暖怕冷，或发寒热。痛发时常伴干呕、恶心，食欲不振，胃脘疼痛，或脘闷腹胀，大便不解，或便滞不畅。痛处常有触痛、压痛，部位固定。舌质暗红，舌体大或有齿痕，常有腻苔或厚苔。脉紧弦，或迟紧，或弦滑。

甘姜苓术汤与腰椎病

概述 甘草干姜茯苓白术汤，方出《金匮要略·五脏风寒积聚病脉证并治第十一》。原文记载："肾着之病，其人身体重，腰中冷，如坐水中，形如水状，反不渴，小便自利，饮食如故，病属下焦。身劳汗出，衣里冷湿，久久得之。腰以下冷痛，腹重如带五千钱，甘姜苓术汤主之。"

原文解析 我们先解读"肾着"。"着"，依《说文解字》《康熙字典》解释："着"就是接触、挨上，使某一东西附在别的物体上，也表示感受的意思。仲景这里记述的是"身劳汗出，衣里冷湿，久久得之"，冷湿就是寒湿。是由于人体经常出汗至"衣里冷湿"，寒湿之气久浸不去，留着于腰部而发病。因为腰为肾之外府，所以叫"肾着"。"肾着"病的命名，源于《黄帝内经》："风、寒、湿三气杂至，合而为痹也。其风气胜者为行痹；寒气胜者为痛痹；湿气胜者为着痹也。"阅读本条文可知，是以湿气为胜，所以仲景命名为"肾着"而不是"肾痛"。其临床表现是：身体重，腰中冷，如坐水中。腰以下冷痛，是因为身劳汗出，衣里冷湿，寒湿久久不去，遏伤肾气，闭阻经脉，而致身体困重，犹如"腰重如带五千钱"。文中"腰重如带五千钱"，经历代古文专家考证和医家分析论证，应该是腰部重困，就像腰部缠带重物一样的感觉。腰痛，转侧不便；腰冷，如坐在冷水中的感觉，困重冷痛。都是湿气为甚，湿气重着的病机特点。"形如水状，反不渴，小便自利。"这是仲景提出的鉴别诊断：因为肾着之病是湿气为甚，但它还不是水气病，但是"形如水状"，就是说很像水气病。我们知道水气病的表现之一是：口渴、小便不利（如《伤寒论》第71条五苓散证："……脉浮，小便不利，微热、消渴者，五苓散主之。"）或"若渴、尿闭"，如《金匮要略·消渴小便不利淋病脉证并治第十三》篇瓜蒌瞿麦丸证："小便不利者，有水气，其人若渴，瓜蒌瞿麦丸主之。"都是由于水气内停，遏伤肾气，而致气化不利，水气不得布化而口渴，小便不利，与肾着的表现是不一样的。归纳仲景之论证，本条就是我们常说的肾着三大症：腰痛、腰重、腰冷。书中提出治疗的处方是甘姜苓术汤。

方证解析

【组成】甘草二两、白术二两、干姜四两、茯苓四两。

（上）四味，以水五升，煮取三升，分温三服，腰中即温。

方中甘草味甘，性平，《神农本草经》言其主五脏六腑之寒热邪气，坚筋骨，长肌肉，倍力。《名医别录》载："甘草主温中、下气，烦闷短气……通经脉，利血气，解百药毒……"干姜味辛，性热，《药性论》言干姜治腰肾中疼冷，破血，去风，通四肢关节，开五脏六腑。《医学启源》论干姜通心气，助阳，祛脏腑沉寒，发诸经之寒气。后人归纳干姜之功：温中逐寒，回阳通脉。茯苓味甘淡，性平，归心、脾、肺、肾、膀胱经。《名医别录》谓干姜止消渴，利胸中痰水，水肿淋结，开胸，调脏气，伐肾邪，益气力，长阴，保神守中。白术味苦甘，性温，归脾、胃经。《神农本草经》言白术主风寒湿痹。《名医别录》载白术主大风在身面，消痰水，逐皮间风水，利腰脐间血。四味共奏温暖脾肾，散寒利湿，通脉止痛之力。若方证合宜，服药后则"腰中即温"，腰痛、腰重、腰冷可愈。因为本方是专为肾着而设，故又名"肾着汤"。

我们再认真读尤怡对本方证的解析："肾受冷湿，着而不去，则为肾着，身重，腰中冷，如坐水中，腰下冷痛，腹重如带五千钱，皆冷湿着肾，而阳气不化之征也。不渴，上无热也。小便自利，寒在下也。饮食如故，胃无病也，故曰病属下焦。身劳汗出，衣里冷湿，久久得之，盖所谓清湿表虚，病起于下者也。然其病不在肾之中脏，而在肾之外府，故其治法，不在温肾以散寒，而在燠土以胜水。甘、姜、苓、术，辛温甘淡，本非肾药，名肾着者，原其病也。"（《金匮要略心典》）叹服古贤文字功底之深，治学之严谨，解读经文言简意赅，恰到好处，后人对本条经文的解读多遵尤氏。

甘姜苓术汤与苓桂术甘汤的比较：甘姜苓术汤由甘草、干姜、茯苓、白术组成，具有温暖脾肾、散寒利湿、通脉止痛之功。苓桂术甘汤由茯苓、桂枝、白术、甘草组成，具有温阳化饮、健脾利湿之功。两方均由四味药物组成，同具温中散寒之效，干姜以温中散寒为主，故与甘草、茯苓、白术相合，可以治疗寒湿停留的肾着证；而桂枝除了可温中之外，还有温化痰饮、温阳利水的作用，故可以与茯苓、白术、甘草相合以治疗痰饮证。二方仅干姜、桂枝一味之差，而性质即各有不同。甘姜苓术汤以白术为君，燥脾去湿，茯苓行水化气，干姜暖土，甘草和中，重在于湿，故虽全非治腰之品，却对阳虚湿滞而冷感甚之腰痛，卓有疗效，所以仲景恐后人不解，专门提出"病属下焦"。先师刘渡舟教授是这样讲解苓桂术甘汤的："药仅四味，配伍精当，大有千军万马之声势，临床疗效惊人。"当水湿遮蔽心阳的时候，会导致心、肺、脾胃等系统都出现问题，苓桂术甘汤将湿气化去，则身体自然恢复常态。而甘姜苓术汤同具祛寒化湿之功而治在腰肾，亦是有"四两拨千斤"之力，都是临床常用之名方。

我们多次提出甘姜苓术汤治疗腰椎病效佳，但是腰椎病涉及范围广泛，如常见的有腰椎间盘突出、椎间隙狭窄、腰椎椎体滑脱、关节不稳、腰椎周围软组织损伤、腰肌劳损、腰肌无菌性炎症等，必须手术者除外，都是本方的适应证。若是外伤导致的骨骼损伤、腰椎侧凸、中央型腰椎管狭窄、腰椎结核、腰椎肿瘤等，不在本方证的讨论范围。以上这类腰椎病引起的共同症状有：腰痛，腰部沉重，转侧不便，一侧或双侧胯、臀部疼痛。一般都是单侧下肢放射性疼痛，部位不定，因体位改变而发作或加重。很多表现为典型的坐骨神经痛、麻木、间歇性跛行，或有患侧下肢无力、肌肉萎缩。我们再看肾着的三大症：腰痛、腰重、腰冷，确与西医记述的腰椎病临床症状相似。但是由于引起本病的原因不一，中医记述的兼症不同，主方是甘姜苓术汤，而有以下三种类型。

1. 阳虚寒湿型

腰痛，腰部沉重，转侧不便，喜温怕冷，尤以腰腹及臀部明显发凉，因劳发作或加重，此类患者极易"身劳汗出，衣里冷湿"，或伴一侧或双侧胯、臀部疼痛。一般都是单侧下肢放射性疼痛，部位不定，因体位改变而发作或加重。纳正常，二便利。舌淡、暗红，舌体大，或有齿痕，苔白，脉缓或弦大。素有脾肾阳虚，寒湿久侵。诊治：壮阳暖脾，散寒除湿，通脉止痛。方药：甘姜苓术汤加味。鹿茸（研入）3g、红蚂蚁12g、甘草节（或炙甘草）10g、干姜10g、茯苓15g、白术10g、川续断15g、狗脊15g、独活15g、茜草10g。水煎，日1剂，空腹服。一般服15～20剂后制丸巩固。

按

主方甘姜苓术汤暖脾散寒利湿；加入鹿茸壮元阳、通血脉，温补脾肾；红蚂蚁补肾益精，祛风除湿，是现代医家推荐的扶正祛邪药；川续断、狗脊可补肝肾、祛风湿寒痹；独活通经止痛，活血祛瘀，善驱下部之风冷；茜草活血祛瘀，通经止痛，是先师刘渡舟教授最常用的活血止痛药，其性寒凉，以制补肾祛寒药的温燥之性。诸药助甘姜苓术汤扶正祛邪之力，共奏壮阳暖脾、散寒除湿、通脉止痛之功。此型患者脾肾阳虚是根本，因此，临床治愈后宜服丸药长期巩固。

2. 寒湿侵袭型

腰痛，腰部沉重，转侧不便，腰腹及臀部怕凉，因风冷受凉、受寒发作或加重。或伴一侧或双侧胯、臀部疼痛。一般都是单侧下肢放射性疼痛，部位不定，因体位改变而发作或加重。纳正常，常有饮冷、喝酒的习惯，二便利。舌暗红胖，边有齿痕，苔白腻或水滑，脉缓或滑。是由饮冷嗜酒，或平素脾胃阳虚，风寒湿侵而致。诊治：祛风逐寒，利湿通脉止痛。方药：甘姜苓术汤合葛根汤。甘草节（或生甘草）10g、生姜皮10g、茯苓15g、白术10g、鹿茸（研入）4g、红蚂蚁12g、葛根20g、炙麻黄10g、桂枝10g、白芍10g、川续断15g、狗脊15g、茜草12g。一般5剂即效，20剂可愈。

忌酒水、冷饮。

按

此型患者多是所谓的"健壮之体"，多由平时饮食不节，饮冷嗜酒，衣着不周，风冷、寒湿极易侵犯，寒湿外客肾府而发。处方甘姜苓术汤暖脾利湿散寒，方中干姜改为生姜皮，更增利湿之力，又嫌其散寒之力不足，故合葛根汤发汗解表散寒。之所以选用葛根汤，是受当代中医倪海厦先生讲述的"麻黄加术汤治寒湿腰痛如神"（《读文学网》倪海厦）的启发，我们之所以选用葛根汤，是因为葛根汤具麻黄汤发表散寒之功效，而又可以舒筋缓急止痛。凡腰疼腰酸总是肾阳不充为本，我们临床上据症常入鹿茸、红蚂蚁暖脾肾，壮元阳，通血脉，逐寒湿以扶正固本。

3. 血瘀湿阻型

平时常有腰部不适。忽然用力，岔气，扭伤，突发腰痛、腰困、腰部沉重，不能转侧行动，甚至不敢深呼吸。或伴一侧臀部或下肢闪电样剧痛。饮食正常，大便干燥或利，或因剧痛而数日不解大便。无明显寒热，少汗。舌暗红，苔白，舌下静脉瘀滞，脉弦或弦滑。病由气血损伤，瘀血阻湿，脉络不通而致。诊治：活血通络，暖脾祛湿止痛。方药：复元活血汤合甘姜苓术汤。柴胡15g、当归15g、皂角刺18g、大黄30g、天花粉15g、甘草节10g、干姜10g、茯苓

15g、白术 10g、川续断 15g、狗脊 15g、桃仁 15g、红花 12g。

煎服法：平时大便偏干者，每剂每次水煎 30 分钟，煎两次；大便利或稀者，每剂每次煎 40 分钟，煎两次。饭后 1 ~ 2 小时服。一般两三剂即效。痛止后减大黄量再服 1 周以上，不易复发。

按

此型患者平素常有腰部不适。忽然提物负重，极易闪腰岔气，致气血暴伤，突发腰痛、腰困，不能呼吸转侧，不论何种类型的腰腿痛，急予复元活血汤活血祛瘀、疏肝通络，甘姜苓术汤除湿散寒，共奏活血通络、暖脾祛湿止痛之功。方后煎药要求是使用复元活血汤之通例，请学者特别注意。

关于本方证的临床应用，笔者已有多例病案报道（详见拙作《李鸿琦医案医话》山西科学技术出版社）。近日治疗数例，做如下介绍。

病案讨论

1. 腰腿疼（腰椎间盘膨出）

樊×，男，46 岁，焊工，2020 年 11 月 4 日初诊。

主诉：腰胯剧烈困痛不能行走 12 小时。

昨天晚上 9 时许洗漱中不经意扭腰后，忽然腰困、剧痛，不能行动，由同事搀扶上床休息，今天早晨不能起床，由两人扶来门诊。腰困、腰痛剧烈，近两月来常有腰酸僵直，自以为职业病，因为同行数人都是这样。腰困及胯，腰臀部常凉，摸之肤冷少汗，下肢不困，纳好，二便利。渴即饮冷，食则饮酒。因出门在外，作息不规律，为赶集中供热工程工期，经常加班。呈急性痛苦病容（体重80kg），稍有行动则直呼剧痛。舌暗红，微胖，苔薄白润，脉弦紧（84次/分）。CT片示：①腰椎骨质增生。②第5腰椎椎间盘均匀地超出第4腰椎边缘，硬膜囊轻度受压。CT诊断：腰5至骶1椎间盘膨出。

诊断：腰腿疼（冷饮酒湿遏阳，风冷寒湿伤肾）。

诊治：温脾肾，逐寒湿，通脉止痛。

方药：甘姜苓术汤合葛根汤。鹿茸（研冲）4g、川续断15g、狗脊15g、甘草节10g、生姜15g、茯苓15g、白术10g、葛根20g、炙麻黄10g、桂枝10g、白芍10g、茜草12g。5剂，水煎，日1剂，空腹服。医嘱：腰部注意保暖，忌酒水、冷饮。平卧时腰部垫枕，每天坚持1小时以上。

2020年11月10日二诊：服药第二天即可以勉强行走，前天以来行动基本方便，今天可自己来门诊。腰胯仍有困痛，但可以自由行走，仍有腰部僵直，腰以下冷重，纳正常，大便日解1次，尿利。遵上法：鹿茸（研冲）4g、川续断15g、狗脊15g、炙甘草10g、生姜皮10g、茯苓15g、白术10g、葛根20g、炙麻黄10g、桂枝10g、白芍10g、茜草12g。5剂，水煎，日1剂。

> **按**
>
> 　　患者多年来从事焊接工作，长期弯腰屈曲，腰部暴露；又饮冷嗜酒，内湿过阻，伤脾及肾。外寒内湿而发，病史沉痼，无非是急性发作。主方甘姜苓术汤暖脾散寒除湿，先用生姜，后用生姜皮，图加强利湿之力；葛根汤解表散寒，舒筋缓急；加鹿茸、川续断、狗脊，增补肾壮阳之功；茜草活血通络止痛，又制诸温药之燥。诸药共奏温暖脾肾，逐寒利湿，通脉止痛之功。平时为"健康体质"，经常饮冷喝酒，感受风寒湿邪者，此法最宜。

2. 腰腿疼（腰椎间盘膨出）

吉×，男，38岁，焊工，2020年11月13日初诊。

主诉： 腰部剧烈困痛，左胯、左腿及踝如闪电样麻痛3天。

　　患者近两年来常有腰困、腰痛，腰胯沉重怕冷。3天前因过度用力后，即发腰部剧烈困痛，并及下肢闪电样窜痛不能支。随即去某县人民医院行针灸、拔罐，剧痛不能减。由同事介绍、搀扶来门诊。呈急性痛苦病容，稍走两步即呼痛不能行。体微胖（体重76kg），腰腿剧痛，平时饮食正常，饭量重，口干，无明显寒热，易汗。大便一二日一行，尿黄。舌暗红，体大，苔薄白，舌下静脉瘀滞，脉弦。右下肢抬腿试验（＋＋），左下肢抬腿试验（±）。CT 片示：①脊柱强直。②第 3、4、5 腰椎椎间盘均匀地超出第 2 腰椎边缘，硬膜囊轻度受压。诊断：腰 3、4、5 椎间盘膨出。

诊断：腰腿疼（气血损伤，血瘀湿滞，脉络受阻），腰椎间盘膨出。

诊治：暖脾祛湿，活血通络止痛。

方药：复元活血汤合甘姜苓术汤。柴胡 15g、当归 15g、皂角刺 18g、酒大黄 30g、天花粉 15g、甘草节 10g、干姜 10g、茯苓 15g、白术 10g、川续断 20g、狗脊 15g、桃仁 15g、红花 12g。5 剂，每剂水煎两次，每次 30 分钟，混和分 3 次，饭后 1 小时服。

2020 年 11 月 19 日二诊：服药第二天大便日解两次，剧痛减轻，方知是右下肢窜痛，到第三天可以勉强行走。今日自己来门诊，行动较方便。服药 5 天，基本没拉肚子。纳好，尿利。遵上法，继服 5 剂。医嘱：戒酒、忌冷饮，腰部注意保暖，平卧时腰部垫枕，每天坚持 1 小时以上。

按

该患者从事焊工 10 余年，腰背屈曲，腰肌劳损、椎间盘突出，已成职业病。突然用力，闪扭腰部，至剧痛不已，处方甘姜苓术汤暖脾散寒祛湿，复元活血汤活血通络止痛。共奏暖脾祛湿、活血通络止痛之功。

该年当地因改造集中供热，管道焊接工程量大，从外地请来几十名高级焊工。他们都有职业病——腰椎病。

自从接诊以上两位患者后，这几支工队先后 10 余名腰椎病患者来诊，直至最近一段时间，四川、山东、河南等地还有患者从网上求诊，所用处方基本都是甘姜苓术汤合葛根汤。

3. 阳痿

高×，男，37 岁，井下工人，2021 年 9 月 17 日初诊。

主诉：阳事不能两年。

患者嗜酒，喜欢冷饮，从事井下电工 17 年。两年前先有阳事不力，渐发阳痿，不能同房。无明显寒热，精神不振，喜睡。常发腰疼、腰困、胯痛，弯腰劳力则甚。纳正常，口常干，不喜喝水。大小便利。舌暗红，苔薄白润，脉弦大（67 次/分）。

诊断：阳痿（命门火衰，寒湿遏伤肾气）。

诊治：补肾壮阳，祛寒除湿通脉。

方药：甘姜苓术汤加味。鹿茸（研冲）4g、红蚂蚁 12g、炙甘草 10g、干姜 10g、茯苓 15g、白术 10g、川续断 15g、狗脊 15g、仙茅 15g、巴戟天 15g、细辛 10g、蜈蚣（研冲）3 条。10 剂，水煎，日 1 剂。戒酒、忌冷饮。

2021 年 10 月 5 日二诊：相随弟弟（35 岁）来诊。自初诊后戒酒、冷饮、冷食，近 10 多天每两三天可以同房 1 次，每次时间可超过 5 分钟。嘱其遵上方再服 10 剂巩固。其弟弟也是个"酒家"，患阳事不能已有 3 年，遂来诊。

按

　　阳痿是个常见病，但是个顽固病。伴随症状、体征明显者疗效均好。上述两兄弟都是命门火衰，寒湿遏伤肾气而发，所以用同一方案均获良效。并制丸巩固两个月以上，嘱咐两兄弟戒酒忌冷以防复发。现在临床上阳痿患者宜用本方案者不在少数。

论水饮

概述 水气病于《金匮要略·水气病脉证并治第十四》篇专有论述。在本篇第31条载："气分，心下坚，大如盘，边如旋杯，水饮所作，桂枝去芍药加麻辛附子汤主之。"第32条云："心下坚，大如盘，边如旋盘，水饮所作，枳术汤主之。"

原文解析 我们先说"气分"。《金匮要略·水气病脉证并治第十四》篇第30条曰："寸口脉迟而涩，迟则为寒，涩为血不足；趺阳脉微而迟，微则为气，迟则为寒。寒气不足，则手足逆冷；手足逆冷，则营卫不利；营卫不利，则腹满胁鸣相逐。气转膀胱，营卫俱劳，阳气不通即身冷，阴气不通即骨疼；阳前通则恶寒，阴前通则痹不仁；阴阳相得，其气乃行，大气一转，其气乃散，实则矢气，虚则遗尿，名曰气分。"本条于脉证治法之后得出"名曰气分"的结论。

译成白话是这样解释的：寸口部的脉象迟而涩，迟是寒邪的象征；涩是血不足的反映；趺阳部位的脉象微而迟，微是阳气不足，迟还是说明有寒。寒而阳气不足，于是手足发冷，手足发冷，于是营卫不和，营卫不和，于是腹部胀满，胃肠由于寒气相干而有肠鸣，寒气转入膀胱，此时营卫虚竭；阳气不通，身体发冷；阴气不通，就感到骨节疼痛；阳气虽通，而阴气不能相随就怕冷，阴气虽通而阳气不能鼓舞流行就可见麻痹；阴气与阳气相互结合，阴阳二气才能正常地流行，阴阳二气能正常运转，寒气就会消散。如果是实证，主要是气实，所以放屁多；虚证则主要是气虚，气虚则可致膀胱失约，就可能发生遗尿的现象。这叫"气分"。

当年记诵《金匮要略》条文时，听老师讲解，然而对本条内容仍不得其解，至今朦朦胧胧。何谓气分，并及水分、血分？三者各是个病名还是证候的名称？它们之间的病理变化是什么关系？原文并未明言。文中"大气"指什么？何谓"阳前通、阴前通""实则矢气，虚则遗尿"？笔者对于这些概念一直认识不深。为了弄明白这些内容，笔者对文中的诠解多处寻觅，尽量收集了历代注家的观点，并将原文前后相关条文相互参照比对，结合临床，期望得出恰当的结论。纵观历代注家对"气分"的认识，大致有以下几种观点。

吴谦等集诸家注后解释："寸口脉迟为寒，脉涩为少血；趺阳脉微为乏气，迟亦为寒。是则气血俱虚，为寒气所干，营卫不利，阴阳不通，故身寒骨疼，手足逆冷，腹满肠鸣，恶寒麻痹，矢气遗尿也。此气血俱虚，寒气内客之气胀，故曰'气分'。"（《医宗金鉴·订正金匮要略注·水气》），吴谦等人认为是"气血俱虚"。

尤在泾则说："曰气分者，谓寒气乘阳之虚而病于气也。"还进一步强调"气分即寒气乘阳之虚而结于气者，心下坚大如盘，边如旋杯，其势亦已甚矣"（《金匮要略心典·卷中》），尤氏解为寒结阳虚而致气分病。

徐彬（徐忠可）则解释为胸中大气不转，导致气分证："仲景于论正水后，结出一血分；于论黄汗后结出一气分。何也？盖正水由肾受邪，发于下焦，下焦血为主用，故论正水因及于经血不通。黄汗由心受邪发于上焦，上焦气为主用，故因黄汗而推及于大气不转"，其结论为："病之所以成，所以散，实一气主之，故曰气分。"（《金匮要略论注·十四卷·水气病》）徐氏解曰：气分、水分、血分，都是因为"胸中大气不转"。

沈目南是这样解释的："营卫相和，膻中宗气一转，大气乃行，痹着之邪，相随而去。谓大气一转，其气乃散。心胃膀胱虚为气分，前言已悉，兹述其方。心下者，即胃脘之上也，虽上焦宗气虚而不布，诚因中虚气馁，卫气虚而不运。"（《中国医学大成·沈注金匮要略·卷十四·水气》）因为"胃之大络，名曰虚里，贯膈络肺，出于左乳下，其动应衣，脉宗气也"（《素问·平人气象论》）。沈目南不仅提出"宗气"不转而致气分病的发生，更进一步阐明了宗气之所以虚，之所以不转，其根本原因还是"中虚气馁，卫气虚而不运"所致。

黄树曾说："此病之所以成及其所以散，皆由于气而不及血,故名曰气分。"(《金匮要略释义·水气病脉证并治第十四》)黄氏认为是因为"气而不及血"所致,而气虚还是"中虚气馁"而成。

吴谦等解为气分因气血不足引起;尤在泾解为阳虚寒结而致;徐彬说是宗气不足,"胸中大气不转";黄树曾则言"皆由于气而不及血"所致。我们系统解析各家所言:气血不足,气不及血,实由中虚气馁而失气血生化之源。中虚气馁则中阳不足,即可导致阳虚寒结。中气虚馁,脾胃水谷之精华不能与肺吸入大气之精微相合而积于胸中,宗气因之不足,致"胸中大气不转"。所以,沈目南将气分病的原因归结为"诚因中虚气馁,卫气虚而不运",一言切中肯綮。

上述诸家论"气分",皆从其病机和证候方面着手,各有其理。统观30条原文分析,注家之言气分病证,确有病机证候表里虚实之不同,但还是不得其要。在收集整理资料的过程中,笔者见到马晓峰老师《试论〈金匮要略〉之气分》一文,对气分的论述甚为贴切,我们就遵循马晓峰老师的观点,先讨论"气分"的病机证候。

阴寒内盛,气血不足为"气分"的病理基础,依据脉象解释病机是《金匮要略》脉学理论特色之一。《水气病》篇第30条通过合诊寸口、趺阳脉的变化,得出"迟则为寒""微则为气""涩为血不足"的结论。因寸口脉以诊上焦,趺阳脉以候中焦,上、中二焦阳气不足,故气血俱虚,寒气内盛者,是为气分病证的病理基础,《医宗金鉴》据此而成

"气血俱虚说"。至于尤怡的"寒结阳虚说"与"气血俱虚说"，有着共同的病机，即认为气分病的前提皆为阳气不足，而表现出阴寒内盛的一派症状，只是前者以正虚为主。尤怡之说，强调阴寒气结与气分病见心下坚等表现特点，更为接近。

大气不转，气结不散，为"气分"的内在病机，徐彬的"大气不转说"，将病在下焦的正水与病发于上焦的黄汗相比较，从而得出：气分乃由于居于胸中的大气（即宗气）不能正常运转而成。关于"大气"，历来有"膻中宗气说"（赵以德、张锡纯），"人体正气说"（喻昌、陶葆荪），"中气说"（郭霭春）及"元气说"（谭日强）等4种观点，皆从"大气"的生成与作用而论之。第30条原文始论寸口脉、趺阳脉的改变，可知大气涉及上、中二焦，乃肺所吸之天气与胃所受之谷气相合，积于胸中而成。故大气解释为宗气，更为贴切胸中之大气不行。阳气不能充养于内则脾胃之气不行，而腹满肠鸣相逐。气分病的病机，正是由于大气不转，气结不散，导致脾胃气机失调。故徐彬所言"病之所以成，所以散，实气主之"，是对气分病的高度概括，强调了其气结的一面。气分病证的内在病机主要影响脏腑气机。

营卫不利，阴阳失调，为"气分"的外在特征。大气不转时，阳气内不能充养脏腑，外则不能温煦四肢，可见第30条"手足逆冷，身冷、骨疼、恶寒痹不仁"等症状。关于"阳前通、阴前通"的"前通"两字，可以理解为"部分通"或"不完全通"。这里的"阴阳"指营气和卫气，文义方与病证相符。即阳气运行不畅，身体失于温煦则恶寒；阴气运行不畅，肌肉失于濡养则麻木。可见肌表之营卫不利、阴阳失调，是为气分病的外在病机特征，主要影响经络之气。

"气分"证候分虚实。原文第30条最后指出：实则矢气、虚则遗尿，名曰气分。实为对气分虚实病性的高度概括。历代注家对"实则矢气、虚则遗尿"，大致有两种观点：一为"病去向愈说"。以陈念祖、沈明宗、徐彬等为代表，认为是水肿属气分病者，用药治疗后向愈的转归，即实证的水肿，药后腹满肠鸣等横逆之寒气，从后阴矢气而出；而正气虚者，因膀胱水气失其摄纳制约，邪从小便下行则为遗尿。但既是药后病去之征，为何说"遗尿"？遗尿毕竟属于病理现象，气分亦为病证概念，显然，这种观点难以自圆其说。二为"气分症状说"。以尤怡为代表，认为本条前已论气分病证，表现为此处"矢气遗尿，皆相失之征"。于《金匮要略讲义》2版教材明确提出："矢气与遗尿，分别为气实与气虚之征。水肿病中若见这些症状，更可说明其病在气分。"显然这是对"气分"证候分虚实。

综上所述，气分病机可概括为缘于气血不足，继则大气不转，因虚而滞，以阳虚寒凝气滞为要。气结不散，内则影响脾胃运化受纳，升降气机不利，故见腹满肠鸣相逐不断；外则波及营卫经络之气，运行不利，阴阳失调，故而手足逆冷，身冷骨痛，痹不仁。

"气分"的病位有表里：内而脏腑（肠胃膀胱），外而经络（肌表营卫）。"气分"的证候分虚实：若阳气内虚，大气不转，泄于前阴而见遗尿，属气虚；气滞寒凝，泄于后阴则见矢气，属气实。两者均为气分症状的不同表现。通过马晓峰先生对"气分"的解读，结合历代学者的注释，我们将与气分相关的水分、血分简略讨论如下。

关于"水分"，《金匮要略·水气病脉证并治第十四》篇第20条载："经水前断，后病水，名曰血分，此病难治；先病水，后经水断，名曰水分，此病易治。何以故？去水，其经自下。"

我们用白话解读。先提出问：病在血分和病在水分的水气病，如何加以区别？老师说：我们以一个女患者为例，如果先有闭经，而后出现水气病，是由于血病引起的水气病，就叫"血分"，此病比较难治。如果先有水气内滞，以后发生闭经现象者，是由于水气滞塞而影响到血液不行致闭经，是为"水分"，此病比较容易治疗。为什么这么说呢？因为既然是病在水分，那么只要治好水气病，月经自然就会恢复的。

理解本条经文要特别注意：仲景为了阐述清楚"气分、血分"之概念，以妇人月经病为例来讲述清楚"水分、血分"两类病的概念，切不可以理解为水分、血分只限于妇人病的解释。否则就很容易把气分、水分、血分三者割裂开来理解，水气病全篇经文也就难以全面合理地解析。水气内停日久完全可以阻滞血液的运行，仲景是以妇人月经病为例。在临床上心功能不全引起的水肿，致胁下积聚（肝脾肿大），我们用补益心气，行气利水则水肿退，积聚就可消，这就是仲景讲述的"水分"。

　　我们再讨论"血分"。《金匮要略·水气病脉证并治第十四》篇第19条载："寸口脉沉而迟，沉则为水，迟则为寒，寒水相搏；趺阳脉伏，水谷不化，脾气衰则鹜溏，胃气衰则水肿；少阳脉卑，少阴脉细，男子则小便不利，妇人则经水不通，经为血，血不利则为水，名曰血分。"这条经文总结为一句话"经为血，血不利则为水"。是因为先有经血不利的血气病，而后引起水气病的，名曰"血分"。我们再结合上文第20条解读，临床上如蓄血吐血（食道静脉曲张），胁下癥瘕（肝硬化、肝脾肿大），就是由于血瘀经脉，阻滞水液的运行而"病水"（如肝腹水）。这种情况下我们只有活血化瘀、软坚散结以治瘀血肿块即癥瘕，水肿才能消退。这就是仲景讲的"血分"。

　　综上所述，仲景于《金匮要略·水气病脉证并治第十四》篇提出气分、水分、血分，应当理解为对水气病病位深浅层次的一种划分。因篇中又将水气病按病因病机划分为风水、皮水、正水、石水、黄汗，按所病脏腑划分为心水、肺水、脾水、肝水、肾水。气分证因其全身水肿的症状不明显，故属于水气病的相对轻浅阶段，治疗容易。水分证则水肿症状较明显，治疗亦相对容易。血分证则水肿与血瘀互结，其病位深，病情重，病因复杂，故此病难治。气滞可以血瘀，气滞可以停水；水蓄可以滞血，血瘀可以阻水。由此可见气分、水分、血分之密切关系。

通过对气分、水分、血分的论述，我们发现，患这种病的人均是中阳不足、气血虚弱的"亚健康"人群，由此启发我们在临床上遇到虚弱体质的患者，首先从仲景方中寻治。

由气分病说起，我们对与气分病密切相关的水分、血分病进行了探讨和鉴别：已知它们是三组症候的名称，各自包括几种或多种病证，如水分病结于脏腑即可出现"肝水、脾水、肺水、肾水……"从病机转化来讲，气分可以引起水分、血分的症候。回过头看《金匮要略》第31条和第32条，还是尤在泾注释简明扼要：曰气分者，谓寒气乘阳之虚而病于气也。因为寒气结于心下，所以出现"心下坚，大如盘，边如旋杯"。然不直攻其气，而以辛甘温药行阳以化气，视后人之袭用枳、朴、香、砂者，工拙悬殊矣。云当汗出如虫行皮中者，盖欲使既结之阳复行周身而愈也。（《金匮要略心典·卷中》）同样是"心下坚，大如盘，边如旋杯"发作到"边如旋盘"，这就不是单纯的"气分"病了，已经气滞水结明显了，应该用枳术汤，最好是用桂枝去芍药加麻辛附子汤合枳术汤。所以尤氏解曰："证与上同，曰水饮所作者，所以别于气分也。气无形，以辛甘散之；水有形，以苦泄之也（《金匮要略心典·卷中》）。"其实，在这两个方证中，气与水是同时存在的，都是"水饮所作"，只是孰轻孰重而已。

方证解析

方一：桂枝去芍药加麻辛附子汤

桂枝三两（9g）、生姜三两（9g）、甘草二两（6g）、大枣十二枚、麻黄二两（6g）、细辛二两（6g）、炮附子一枚（15g）。

（上）七味，以水七升，煮麻黄，去上沫，纳诸药，煮取二升，分温三服，当汗出如虫行皮中，即愈。

本方证论述气分病的治法。由于阳虚，寒气凝滞，水饮不消，积留心下，所以痞结而坚，如盘如杯。法宜温阳散寒，通利气机。方药用桂枝汤去芍药振奋卫阳，麻辛附子汤温发里阳，两方相伍，可以通彻表里，使阳气通达，阴寒解散，水饮自消。方中所以去芍药者，嫌其甘缓，是仲景胸脘满胀去芍药之通例。

方二：枳术汤

枳实七枚（30g）、白术二两（6g）。

（上）二味，以水五升，煮取三升，分温三服。腹中软，即当散也。

同是"水饮所作"，这"心下坚"的范围更大，"边如旋盘"。这种病症叩诊可有振水音，是因脾弱不运，水气壅滞，结于心下（即胃脘）而成"心下坚，大如盘"。方药枳术汤行气散水，健脾利湿则水饮自散。

我们对气分、水分、血分进行了系统的探究，并对气分病的两个方证进行了讨论，那么这两个方证如果与西医所论病证"对号入座"的话，相当于西医的什么病？为此，笔者也查阅了大量资料，归纳得出诸家报道：肺心病，心衰，慢性胃炎，不完全肠梗阻，消化不良……细细考之，其实不妥。肺心病、心衰，是周身肿胀，腹水腹胀，不会突显出心下满硬而腹软不胀。胃炎可见心下满，但是柔软，不会出现"如盘如杯"的鼓胀。至于消化不良、不完全肠梗阻，可以出现腹满腹胀，但不是心下满胀，起码不是单纯的"心下满"。"熟读王叔和，不如临证多。"我们仔细观察各种原因引起的功能性胃潴留、器质性胃潴留，腹部手术后个别人并发"胃瘫"即胃排空障碍，瘦人过量饮食后引起的"胃扩张"。胃内容物过度充盈，上不能吐，下不得通，从剑突左下方到脐右上方形成的"胃型"，是不是"心下坚，大如盘"？较轻者"边如旋杯"，过重则"边如旋盘"。如果进一步推敲：有柔软感，叩诊呈鼓音者当是气分；叩诊呈浊音者当是夹水夹液，是"水饮所作"，已成"水分"；如果叩诊呈浊音，又是器质性梗阻者，当是"血分"。一个典型胃潴留的轻重变化，正是仲景记载的由气分到水分、血分的病理变化过程。其治疗方案已如上述："气无形，以辛甘散之；水有形，以苦泄之也。"（《金匮要略心典·卷中》）如果病久深入到"血分"，成了器质性胃潴留，那就难以治疗了。

笔者经过再三的探究，对气分病归纳出这样的结论：第一，气分、水分、血分，分别是三组症候的名称，不是单一的病名，气分病能引起水分、血分病。但是"气分"又有广义和狭义之别。第二，桂枝去芍药加麻辛附子汤证和枳术汤证，与不同原因的胃扩张出现的"胃型"最相近。

病案讨论

刘×，女，63 岁，2021 年 3 月 10 日初诊。

主诉："心口"饱胀，干呕恶心不能食两个月。

患者两年前于晚饭时忽发上腹部支撑饱胀，因之不能进食，以为不要吃晚饭，"空上一晚上就好了"。至次日晨起不仅不饿，剑突下反而憋胀更甚，上顶困痛，干呕恶心不能进食，即服多潘立酮片、维生素 B6 片、二甲硅油片、雷尼替丁、香砂养胃丸、四消丸、四磨汤等不效，反而饮食入口即吐，水米不进两周，全靠静脉输液维持，历三周逐渐缓解，能进少量饮食，症状平息。以后相隔一两个月即发，两年内曾三次住山西省人民医院、山西医科大学第一医院消化内科，第三次胃镜后诊为"功能性胃潴留"，未发现器质性病变。今年春节后又发"心口"饱胀，干呕恶心不能食，经人介绍来门诊。剑突下顶痛饱胀，无问饥饱，早上不进一点食物亦支撑胀疼，不能进食，每天勉强能吃一二两主食，至形体极度消瘦，两年前体重 67kg，现在体重 43kg。患者困顿倦乏，精神不支，烦热，但怕凉怕风，皮肤白干松弛，很少出汗，头昏气短，动则更甚，近二月尿少，大便三五日一次，排稀便。口干不敢饮水。根据以往病史，再过三五日即可出现剧烈呕吐。查：睑淡红，面苍白，（血红蛋白 70g/L）。腹软凹陷，但上腹部膨隆，从剑突左下方到脐右上方显现"胃型"，叩诊呈鼓浊音，触痛（±），稍重压则恶心欲吐，未触及"振水音"。舌胖边有齿痕，苔薄白，脉细滑（84 次/分）。

再三追问发病起因，患者仔细回忆起来，正准备吃晚饭时，接到亲家电话，出言不逊，恶语相加，值一家老小相聚，不愿相争，忽生闷气，突然不能进食……

诊断：痞证（中阳虚弱，气郁水停），功能性胃潴留。

诊治：温阳化气，健脾消水。

方药：桂枝去芍药加麻辛附子汤合四磨汤。桂枝 12g、炙甘草 6g、炙麻黄 8g、细辛 8g、制附子（先煎）20g、生晒参 10g、乌药 12g、沉香 6g、枳实 30g、白术 10g、生姜 25g，水煎频服，5 剂。

2021 年 3 月 15 日复诊：服药五天基本没吐，干呕恶心少发，心下顶痛未发，饱胀稍有缓解，每天可以吃二三两主食，蔬菜肉味仍不能近，闻到味即恶心，可以喝蜂蜜水。昨天大便一次，腹中肠鸣，尿量较前有增。仍感身冷，手足烦热减轻。方药：桂枝 12g、炙甘草 6g、炙麻黄 8g、细辛 8g、制附子（先煎）30g、生姜 35g、生晒参 10g、乌药 12g、沉香 6g、枳实 30g、白术 10g，继服 5 剂。

2021 年 3 月 21 日三诊：患者自己来门诊相谢："两年多

来没有这两天的身体轻快。"心下顶痛、饱胀近两天未发，知饥喜食，进食少量菜、肉亦无不适，渴时就喝"糖盐水"。大便五天解了三次，尿利。仍有腹中肠鸣，矢气频作。舌质暗红微胖，苔薄白，脉细、双关细滑。调整治则：补气生血，温阳化气，健脾消水。方药：鹿茸（研冲）4g、生黄芪 30g、当归 10g、桂枝 10g、炙甘草 6g、炙麻黄 6g、细辛6g、枳实 20g、白术 10g、苍术 10g、大枣 7 枚、白豆蔻 10g，10 剂。

按

　　患者因情郁气结而发"胃潴留"，临床症状表现明显，无奈因疫情影响，主管医生只能凭问诊及医技检查提供的信息，几次住院，众多医生从未令病人解衣露腹，进行望、触、叩、听，仅凭影像结果对症处理，致使疾病得不到正确的诊断和治疗。"因病致虚"，成了尪羸体质。但是患者来诊时正值发病时期，当先驱邪，佐以扶正。方药桂枝去芍药加麻辛附子汤合枳术汤，温阳化气以消水，四磨汤健脾行气以化积。合枳术汤还为加强行气消水之功。方证合拍，顽证得愈，然后以补气生血，助阳化湿收功。

葛根汤方证的探究与应用

原文解析　葛根汤出自《伤寒论》第31条："太阳病，项背强几几，无汗恶风，葛根汤主之。"

关于葛根汤证，从《伤寒论》第31、32条合起来看会比较全面。条文开宗明义，首先提出"太阳病"。说明"脉浮，头项强痛而恶寒"之表证仍在。同时有"项背强几几"，这"几几"，在我们学习《伤寒论》时，刘渡舟教授将之读为shushu，字形也和这"几"字不一样。大家公认的表达意思是项背僵直困痛，就像我们"落枕"的感觉一样。全面理解本条经文就是：太阳之为病，脉浮，头项强痛而恶寒，现在突出的痛苦是项背僵直困痛不能转侧，但还是个伤寒表实证。读到这里，我们一定会想到伤寒表虚中风用的是桂枝汤，而伤寒表实为什么不用麻黄汤？这是因为：麻黄汤证与葛根汤证虽然都是在太阳表实证的基础上形成的，但又有不同。麻黄汤证有喘而无项背强几几，而葛根汤证无喘咳。麻黄证表现为肺气不利，故重在发汗平喘，佐以杏仁来降肺气。而葛根汤证表现为太阳经输不利，故重在发汗以生津，而君以葛根。也有人提出麻黄证也可以伴见"项背强几几"？笔者认为是可以的，下面要说的桂枝加葛根汤就是个范例。同样是太阳病出现项背强直困痛，仲景治则有二：有汗表虚者用桂枝加葛根汤或瓜蒌桂枝汤，无汗表实者用葛根汤。不同之处是有汗无汗，就这么简单。我们不必非要找出所谓深刻的机理，正如北京中医药大学肖相如教授评说的那样，仲景时代的临床医学记述就是这么简单明了，是后人把它繁琐化了。

方证解析

【组成】葛根四两（12g）、麻黄三两（9g）、桂枝二两（6g）、炙甘草二两（6g）、芍药二两（6g）、生姜三两（9g）、大枣十二枚。

我们看到葛根汤由桂枝汤加葛根、麻黄而成。葛根用量较大为君药，《本草》言其秉性轻清，赋体厚重，轻而去实，重而镇动，具生津舒筋之殊功。麻黄、桂枝解肌发表，生姜散寒，芍药、甘草、大枣滋津化阴，以缓筋脉之急。共奏发汗解肌、生肌、生津疏经（筋）之功。

方后注云："以水一斗二升，先煮麻黄、葛根减二升，去白沫，纳诸药，煮取三升，去滓。温服一升，覆取微似汗，余如桂枝法将息及禁忌，诸汤皆仿此。"

这里有几层含意要明白：第一，先煮麻黄及葛根须"去白沫"，不去则令人烦呕或晕眩。第二，一剂药只煎1次，还要分3份，服药后要盖被温覆取微汗。服一两次后得汗时，就如桂枝汤的法度，"止后服"，不可过汗。第三，强调凡是服用发汗剂者，都要遵照桂枝汤的将息及禁忌，即"诸汤皆仿此"。

葛根汤不但可治疗伤寒表实，经输不利的项背强痛，而且还主下利、呕吐。《伤寒论》第 32 条："太阳与阳明合病者，必自下利，葛根汤主之。"第 33 条："太阳与阳明合病，不下利，但呕者，葛根加半夏汤主之。"这是因为太阳与阳明合病，既见脉浮、头项强痛、恶寒无汗的表证，同时又见口渴、目赤、鼻干等阳明经证。由于太阳与阳明共同受邪，内迫阳明胃肠，下行则利，上逆则呕，我们可以将之理解为太阳、阳明合病的兼证。葛根的性能是轻清以升举而止利，加半夏以降逆止呕。关于合病、并病，诸多注家是这样解释的：合病，是两经同时发病，如上述的太阳、阳明合病；并病，是一经证候未了，又一经出现了症状，如《伤寒论》第 48 条："二阳并病，太阳初得病时发其汗，汗先出不彻，因转属阳明，续自微汗出，不恶寒。"

葛根汤还可预防痉病的发生，我们见《金匮要略·痉湿暍病脉证第二》篇载："太阳病，无汗而小便反少，气上冲胸，口噤不得语，欲作刚痉，葛根汤主之。"经文讲的还是太阳病，"口噤不得语，欲作刚痉"，这就不是简单的"项背强几几"。患者口紧言謇语言不利，身体强直欲痉挛，处方还是葛根汤。经文中有这个"痉"字，也是我当时学习《金匮要略》时，师生共同纠结的一个难解字。第一是读音,《唐韵》读 chi,充自切。《康熙字典》以后读 zhi,至自切。现在应该都是读作 zhi。第二是词义,《正字通》解释:痓病是"督脉为病,脊强而厥。其证卒口噤,背反强而瘛疭"。我们今天应该遵照《中医药数据库》痓(zhi)病的规范化解释:"痓病,身如角弓,强直而不柔和是也,亦作'痉'。阳痓即刚痓,阴痓即柔痓。无汗为刚痓,有汗为柔痓。"这就算解释明白了仲景记载的痓病。但是要注意,葛根汤主的是"欲作刚痓"。如果解释为葛根汤是治疗痉挛症的,那又不是经文的本意。总览《伤寒论》和《金匮要略》的相关记载,葛根汤的治疗范围是:太阳病脉浮,头项僵直困痛,恶寒恶风无汗。并主太阳与阳明合病,既见脉浮、头项强痛、恶寒无汗,同时又见口渴、目赤、鼻干等两经症状,邪热内迫阳明胃肠而引起下利或呕吐。因此,大家都认为葛根汤是太阳、阳明两经的主方,还可以控制"痓病"的发生。

笔者用于记诵的方歌:

> 葛根四两三麻姜,桂芍炙草各二两,
>
> 麻葛先煎枣十二,呕利恶寒项背强。

葛根汤是治疗感冒、流感的一个特效药,但施用对象要明白:适宜平时健康、健壮,脉紧有力,不易出汗,感冒后不出汗的人。易汗、虚弱体质者忌服。笔者近 10 年来用葛根汤治疗外感病最多,也用于颈椎病、腰椎病、肩周炎的治疗。也有用于治疗急性肠胃炎、血管性头痛、闭经、酒家外感、面部黄褐斑等的报道。

病案讨论

1. 感冒

郝×，男，38岁，教师，2019年11月6日初诊。

主诉：发热怕冷，周身困痛两天。

患者昨天下午体育课陪伴学生打球，致周身大汗，校方忽然通知有事回办公室，忘披衣服，到晚上觉身冷肢疼，未予注意。今晨起床困难，头身疼痛，肢节强直困重，发热身冷。喷嚏，流泪，咽干、咽疼。平时身体健康，很少感冒，不沾烟酒。查：体温38.0℃，面微红，涕泪不禁，鼻下甲微肿，充血（±），咽部充血（±）。舌红微胖，苔薄白润。脉浮紧（88次/分）。

诊断：感冒（风寒外感，太阳经输不利），受寒外感，适遇流行性感冒。

诊治：发汗解表，舒筋止痛。

方药：葛根汤。葛根15g、炙麻黄10g、桂枝8g、白芍8g、炙甘草8g、羌活10g、防风12g、生姜15g、大枣12枚。两剂，水煎，日1剂。

按

自笔者留意葛根汤以来，凡遇感冒、流感，只要表现为怕冷发热，头身疼痛，无汗、少汗，咽部充血不明显者，即处方葛根汤。常加羌活解表散寒，祛风止痛；
入防风祛风止痛，二味协助葛根汤散寒止痛，且退热很
快，一般素体健康的人感寒后服两剂即安。羌活配合葛
根，对身体任何部位的强直疼痛都有很好的疗效。

2. 感冒（流行性感冒）

刘×，男，42 岁，干部，2019 年 11 月 7 日初诊。

主诉：周身困痛、项背为甚 3 天。

患者 3 天前似有受冷，晚上忽发头痛，周身困痛，发热
怕凉，体温 39.3℃。咽干微痛，咳嗽少痰，次日晨起，后颈
及背强直困痛，不能转侧，高热寒战，体温 40℃，咳嗽频
发，纳呆，咽痛，面热畏光。即服布洛芬片 50mg，日 3 次；
阿昔洛韦片 0.4g，日 3 次；枸橼酸喷托维林片 25mg，日 3
次。今日来诊：发热怕冷不明显，体温 37.4℃，晚上少汗。
周身酸痛，但较前天明显减轻，头痛、项困仍甚，咳嗽稍
减，咳痰少、不爽，咽仍干痛，不想吃东西。今晨起鼻塞，
喷嚏连连。面微红，双眼泪目，睑赤，巩膜充血（＋）。双
鼻下甲充血肿大，咽部充血（±）。吸烟、喝酒 15 年许。舌
暗红，微胖，苔薄白润，脉浮双寸有力（78 次/分）。

诊断：感冒（寒邪外侵，引动内饮），流行性感冒。

诊治：祛寒化饮，舒筋止痛。

方药：小青龙汤合葛根汤。炙麻黄 10g、葛根 15g、桂

枝 10g、生姜 15g、细辛 10g、白芍 12g、炙甘草 10g、半夏 15g、五味子 10g、大枣 7 枚。3 剂，水煎，日 1 剂。

2019 年 11 月 10 日二诊：周身困痛不明显，头痛及背僵困减，两天来体温 36 ~ 36.3℃。鼻塞、喷嚏少发，咳嗽、咳痰少，咽仍干，知饥纳香，大便利，尿黄。方药：葛根 15g、桂枝 10g、炙麻黄 10g、白前 15g、生姜 15g、细辛 10g、白芍 12g、炙甘草 10g、半夏 15g、五味子 10g、大枣 7 枚。5 剂，水煎，日 1 剂。

按

秋、冬季流行性感冒，以风寒、寒湿外侵者为多，大都有咽痛、咳嗽或喘的症状。若体虚易感，感冒后易汗者，用桂枝汤。若感冒后"头疼、身疼、骨节痛"，无汗、少汗者，用葛根汤合麻黄汤。请牢记：体温升高别担心，"恶寒、怕风"得解，体温即随之下降。此例患者多年吸烟喝酒，素有水饮内停而发流感，正是外寒内饮，治以解表化饮，处方小青龙汤；寒郁太阳，经输不利，致周身僵困疼痛，故合葛根汤祛寒舒筋以止痛。二方合用，治疗现在临床上常见的流感类型。

3. 腰腿疼（腰椎病）

李×，男，33 岁，焊工，2019 年 9 月 17 日初诊。

主诉：左臂及左腿放射性剧烈疼痛 3 天。

患者近 3 年来常觉腰困、腰疼，稍蹲久起立则腰部困重强直，须左右前后活动后方可自如行走。3 天前可能劳作过度后受凉，次日早上腰困僵直，左臀及左下肢窜痛不支，不能正常行走，左脚趾时麻。即服洛索洛芬钠、布洛芬缓释胶囊，疼、困、麻木不止，扶扶来诊。呈痛苦病容，上床困难，于第 4、5 腰椎间左侧稍用力按压即呼腿疼更甚。平卧被动抬腿试验（＋）。无明显寒热，平时很少出汗，纳谷正常，喜饮生冷啤酒。二便利。昨天行磁共振示：腰 4 至腰 5、腰 5 至骶 1 椎间盘突出。腰骶及马尾神经未见异常。舌暗、淡红，体微胖，轻度齿痕，苔薄白润，脉弦紧（84 次/分）。

诊断：腰腿疼（寒湿伤肾，久久不去而为肾着；足太阳闭阻不通，不通则痛），腰椎病。

诊治：温肾散寒，健脾利湿，祛寒止痛。

方药：甘姜苓术汤合葛根汤。鹿茸（研入）3g、川续断 15g、甘草节 10g、生姜皮 10g、白术 10g、葛根 20g、炙麻黄 10g、桂枝 6g、白芍 6g、羌活 10g、独活 10g。5 剂，水煎，日 1 剂，分 3 次空腹服。

医嘱：此患者从事特殊职业，长期腰蜷屈曲，露衣松裤，劳作受寒，极易发生腰椎间盘突出，平时平卧时须腰部垫枕，由低到高，由软至硬，每晚须坚持 1 小时以上。慎服冷饮、啤酒。

2019 年 9 月 23 日二诊：服上药第二天腰腿窜痛稍减，今日来诊行走方便，不用扶持。腰仍困，腿仍疼，方药：鹿茸（研入）4g、川续断 15g、狗脊 15g、甘草节 10g、生姜皮

10g、白术 10g、葛根 20g、炙麻黄 10g、桂枝 6g、白芍 6g、独活 15g。10 剂，水煎，日 1 剂。症状消失后制丸巩固，配合腰部垫枕，以图远效。

按

　　腰椎病常有腰酸、困痛，多从肾着论治，处方甘姜苓术汤。选加葛根汤治疗腰椎病，是由倪海厦先生反复提到"用麻黄加术汤治寒湿腰痛其效神速"受到启发。腰腿痛由寒湿所伤者用麻黄加术汤，为什么不用葛根汤增舒筋缓急之功？于是确立上方，施于临床，竟获速效！"效不更方"，之后就把这张处方固定下来成"协定处方"，专用于寒湿型腰椎病的治疗。作为一个医者，一定要"细心、有心"，能举一反三，才能拓展临床思路。方中甘姜苓术汤温脾肾、祛寒湿，合葛根汤祛寒通经、舒筋止痛。加鹿茸、川续断、狗脊，壮肾阳、强筋骨，以散寒湿。入羌活以助散寒止痛之功。诸药共奏温肾散寒，健脾利湿，祛寒止痛之功。先服汤剂 20 剂后制丸巩固，临床见效快，远期止痛好！有学生问：这腰腿是不疼了，但骨质增生，以及已经膨出的椎间盘能恢复吗？答曰：骨质增生不会恢复，但突出的椎间盘如果注意纠正腰部姿势是可以逐渐恢复的。腰椎病用这个"协定处方"后，能够达到远期的止痛效果，甚至临床痊愈。

小青龙方证的探究与应用

概述 时值秋令，转眼即冷，咳嗽、哮喘患者又多了起来，所以，先讲小青龙汤，再讲射干麻黄汤，更切合实际，便于学以致用。

原文解析 小青龙汤于《伤寒论》《金匮要略》两书中共有五处记载，我们先解读《伤寒论》第40条："伤寒表不解，心下有水气，干呕，发热而咳，或渴，或利，或噎，或小便不利，少腹满，或喘者，小青龙汤主之。"

> **按**
>
> 本条论述外寒兼内饮的证治。条文论述形式是反序式，先论病机，次言症状，再谈治疗。叙证时又分"必见症"和"或有症"。必见症是"干呕，发热而咳"，共三症。或见证记述了五症，反映出水饮停留部位不同而有不同的"或有症"。如果我们把这条与41条合并研究，则更为全面。

我们先解析第40条："伤寒表不解，心下有水气。"阐明表有寒、里有水是小青龙汤证的病机。"伤寒表不解"，是说明患者有发热、恶寒、头痛、身痛、流涕、喷嚏等表证存在，表邪不解，仲景为了省文，常以"表不解"三字概括表述，这种写作手法从文学角度来看是避免重复，更主要的是为了节省竹简。所谓"一字千金"，就是说一个字一个词就可以包含多层意思，所以我们在阅读古文时必须是逐字逐句地细心破解。再说"心下有水气"，是指内有水饮，或胃脘有寒饮，或素有痰饮之患，因太阳为寒水之经，主人一身之表，寒邪外客，而致动水，所以，表邪与里饮常互夹为患。"干呕"是由寒饮扰胃，胃气上逆所致。水气上逆则肺寒，肺寒与外寒合邪上逆则咳。发热为表邪不解，这里的"发热"仅仅是表证的列举，应伴恶寒、头疼身疼、鼻塞流涕等症状。因为发热、干呕、咳嗽共见，是内饮与外寒相搏常见之症，因此作为"必见症"而论之。

必见症后是"或见症"，就是说这些症状很可能出现，但也可能不出现。因为寒水之气，水饮之邪变动而不居，赖阳气以运，随三焦气化而升降出入，因此有诸多的或见之症：如水饮不化，津液不能上滋则渴；水渍肠间，清浊不分则下利；水寒凝滞气机，阳气不宣则噎；水蓄下焦，留而不行，则小便不利而少腹满；寒饮迫肺，肺气上逆，又可见喘。由上所述，可见水饮内停，随其所犯上、中、下焦的不同部位、不同脏器而有不同的见症。

我们再看第41条："伤寒，心下有水气，咳而微喘，发热不渴，服汤已渴者，此寒去欲解也，小青龙汤主之。"

按

　　本条承上条，补述小青龙汤的主症和服药后欲解的机转。文风采取倒装句法，"小青龙汤主之"一句，按书写惯例，应该移至"发热不渴"之后："伤寒，心下有水气，咳而微喘，发热不渴，小青龙汤主之。"依这样的顺序排列，就使人很自然地理解"服汤已渴者"，这"汤"就是小青龙汤。这样就不难理解"服汤已渴者，此寒去欲解也"了。前段是补述小青龙汤的主症，后一段是追述服小青龙汤后的机转。

　　第41条与前面第40条相比，病机完全相同。"伤寒，心下有水气"，实际也是表寒不解，内有水饮。补述的症状只有微喘和不渴，前条渴是"或渴"，喘是"或喘"，但本条把微喘和不渴作为主症来论述，为什么呢？这是仲景在有意突出寒饮的辨证。因为一般而言，发热多见到口渴，现在"心下有水气"见发热而口不渴，是因为寒饮不化。水停心下，但寒在膈上，寒饮上逆于肺则咳。而今咳而微喘，说明寒饮在膈上不化成了主要矛盾。服小青龙汤后，由不渴转为口渴、口干，说明寒去水散，病欲解除，只需要少少与水饮之，令胃气和则愈。而第40条所讲的"或渴"，是因为水津不能上承，水气不化，津液不布所致。本条所讲的"口渴"是服药后寒水已去，而欲痊愈之证。两者具有实质的不同。

这两条所论述的都是小青龙汤证。但前条侧重外寒水饮而以水停为主要矛盾。而后一条侧重于外寒水饮而以寒为主要矛盾，这是一个方证的两个方面。与第38、第39两条论述大青龙汤的笔法完全一致。其实质在于示人看问题要从多方面去考虑，不要因为一种倾向而掩盖另一种倾向，使人迷失了方向。所以，两条症状都是用小青龙汤：解表寒、化内饮，则诸症得愈。

小青龙汤还载于《金匮要略·痰饮咳嗽病脉证并治第十二》篇："病溢饮者，当发其汗，大青龙汤主之，小青龙汤亦主之。"

尤在泾解曰："水气流行，归于四肢，当汗出而不汗出，身体重痛，谓之'溢饮'（请大家注意，这就是溢饮的经典解读）。夫四肢阳也，水在阴者宜利，（水）在阳者宜汗。故以大青龙汤发汗去水，小青龙则兼内饮而治之者耳。"徐氏曰："大青龙合桂、麻而去芍药，加石膏，则水气不甚而挟热者宜之。倘饮多而寒伏，则必小青龙为当也。"（《金匮要略心典·卷中》）由此，我们方能明白，如果水气轻热邪重（热重湿轻），如明显口渴、舌红者用大青龙汤；如果是邪热轻，寒饮重，出现我们上面讨论的小青龙证者，就应该用小青龙汤以化饮解表。从《金匮要略》中我们得知小青龙汤还可以治疗溢饮。

但是，小青龙汤证的主症是咳嗽或喘，症状可轻可重，依《金匮要略》同一篇描述的"咳逆倚息不得卧，小青龙汤主之"（《金匮要略·痰饮咳嗽病脉证治第十二》）。这里记载的咳喘就相当严重。尤在泾解曰："倚息，倚几而息，能俯而不能仰也。肺居上焦而司呼吸，外寒内饮，壅闭肺气，则咳逆上气，甚则但坐不得卧也。"（《金匮要略心典·卷中》）就是说咳逆气急只能坐着，或者是靠着物件半坐，如果平卧则咳剧，气也出不上来。通过《伤寒论》和《金匮要略》关于小青龙汤的论述，我们对小青龙汤的证治就有了完整的认识：干呕，发热，恶寒，头疼身疼，咳嗽，或渴，或利，或噎，或小便不利，小腹满，或喘者，咳喘可轻可重，还治溢饮。

方证解析

【组成】麻黄（去节）、芍药、细辛、干姜、炙甘草、桂枝各三两（各9g），五味子半升（10g），半夏（洗）半升（15g）。

上八味，以水一斗，先煮麻黄，减二升，去上沫，纳诸药，煮取三升，去渣，温服。若渴，去半夏，加瓜蒌根三两；若微利，去麻黄，加芫花如一鸡子，熬令赤色；若噎者，去麻黄，加炮附子一枚；若小便不利，少腹满者，去麻黄，加茯苓四两；若喘，去麻黄，加杏仁半升。

依林亿等人校核，"若微利，去麻黄，加芫花；若喘者，去麻黄，加杏仁"，应是错简之误。因为芫花并不主利，喘、咳都不应该去麻黄。不过，芫花笔者没有用过。

小青龙汤具有解表散寒，温肺化饮之功。方中以麻黄宣肺平喘，佐以利水，辅以桂枝、芍药以和营卫、散表邪；干姜、半夏、细辛，温化寒饮而治喘咳。但恐辛散太过，故以五味子敛肺之逆气，以炙甘草之甘以守中扶正。全方配伍，温散寒饮而不伤正，发中有敛，温中有化，这是本方的组方特色。其次药物用量也十分讲究，五味子之酸收与半夏之辛散各用半升，意在收散均等，细辛、麻黄、桂枝、干姜，意在散外寒与化内饮相辅而行，用量亦同。炙甘草、芍药守中护阴益气，亦各用三两。说明散与温、补与祛，都各有分寸，不可随意增减其用量。干姜、细辛、五味子三药，仲景常配伍用于治疗肺胃寒饮所致的咳、呕、喘诸症，意在温、散、敛三者结合，可以直入于肺，又能正邪兼顾。《金匮要略·痰饮咳嗽病脉证治第十二》篇中的苓甘五味姜辛汤等方，都能恰到好处地巧妙配伍姜、辛、味，可见这种配伍的实用价值，深合《黄帝内经》"辛以散之，甘以缓之，酸以收之"之旨。本方方后注中的加减法，则是在主症基础上针对各种不同兼症，随症加减变化而来。曾经有人提出，其加减法是否出自仲景？依个人见解，不论是不是出自仲景，临床处方就是这样客观加减应用的，但是于加减中去了麻黄，个人认为不妥，因为于临床上只要是小青龙汤证，绝不可以不用麻黄。

笔者用于记诵的方歌：

> 小青龙汤治水气，喘咳呕哕渴或利，
>
> 麻桂姜辛芍草三，半夏五味半升必。
>
> 渴去夏加花粉三，以下加减去麻继？
>
> 噎加一枚炮附子，小便不利增苓四。
>
> 芫花主利有争议，喘入杏仁厚朴毕，
>
> 小青龙加膏二两，解表化饮亦清里。

按

　　小青龙加石膏汤载于《金匮要略·肺痿肺痈咳嗽上气病脉证治第七》篇："肺胀，咳而上气，烦躁而喘，脉浮，心下有水者，小青龙加石膏汤主之。"尤在泾解曰："此亦外邪内饮相搏之证，而兼烦躁，则挟有热邪。麻桂药中必用石膏，如大青龙之例也，又此条见证，与上条颇同。而心下寒饮则非温药不能开而去之，故不用越婢加半夏，而用小青龙加石膏，温寒并进，水热俱损，于法尤为密矣。"（《金匮要略心典·卷上》）实际上这就是小青龙汤加减的临床示范。

【方证鉴别】

（1）小青龙汤证与大青龙汤证的鉴别源自《金匮要略》：大青龙汤证阳郁热闭殊甚，以表寒证为主；小青龙汤证虽有表寒，但以里饮证为主，这是易于鉴别的。

（2）同样的病，都是太阳停饮，小青龙汤又应与五苓散证相鉴别：五苓散治太阳中风表虚有汗，而小青龙汤则治伤寒表实无汗；五苓散证以水停下焦为主，而小青龙汤证水停部位不定，但多以中焦为主。

（3）小青龙与越婢汤同用于治疗溢饮，两者的鉴别要点：越婢汤和大青龙汤治疗内有热而病溢饮，故方中君以石膏以散阳水。小青龙汤主外有寒邪而内亦为寒饮，故方中佐以姜、桂。这些证候，常在疑似之间，需加以认真鉴别。

到此，我们已知道治疗溢饮的处方分别为大青龙汤、小青龙汤、越婢汤。

病案讨论

1. 咳嗽（急性支气管炎）

司×，女，41 岁，教师，2019 年 1 月 11 日初诊。

主诉：流涕、咽痛、咳嗽 3 天。

患者 3 天前先有周身不适，乏力，头闷流涕，继之咽干、咽痛，咳嗽，痰少不爽，咳痰不利，声音轻度嘶哑，今晨起咳嗽频发，咳甚则咽疼，胸正中闷痛，喜暖少汗，纳可，偶有泛恶，大便利，小便时黄，咽干疼，口渴，不喜饮水。体温 37.3℃，咽部充血（±）。舌淡红，苔薄白润，脉滑，左寸有力（84 次/分）。双肺可闻及湿性啰音，未闻及哮鸣音。双肺 CT 片示：双肺纹理增重，余未见异常。化验血常规，均在正常范围。

诊断：咳嗽（外感风寒，寒饮内停），急性支气管炎。

诊治：解表散寒，温肺化饮。

方药：小青龙汤。炙麻黄 10g、桂枝 10g、细辛 10g、干姜 10g、白芍 10g、炙甘草 10g、半夏 15g、五味子 6g、杏仁 15g、厚朴 15g、白前 12g。3 剂，水煎去上沫，日 1 剂，分 4 次服。

2019 年 1 月 15 日二诊：周身不适减，知饥纳好，流涕基本正常，胸痛、咽痛消失，咳嗽约减三分之二，咳痰利、量少，大便二日未解。体温 36.4℃。方药：炙麻黄 10g、桂枝 10g、细辛 10g、干姜 10g、白芍 10g、炙甘草 10g、半夏 15g、五味子 10g、杏仁 15g、厚朴 15g、大黄 6g、白前 12g。5 剂，水煎，日 1 剂。

按

　　急性支气管炎由外感而发。笔者在临床上多以咽部辨寒热：咽部充血红赤为热，咽部不红、微红为寒。属寒者多有胃脘不适的"内饮"，是由现代人长期恣食生冷而致，所以急性支气管炎初起多是风寒外感，寒饮内停，处方首选小青龙汤。但是，30 年前则不然，大家都没有条件"恣食生冷"，寒性咳嗽初起多见肺燥现象，依"凉燥"施治，处方杏苏散，疗效很好，从实践中观察，杏苏散并不局限于秋燥。值得一提的是，杏苏散曾是柳林县名老中医冯瑞埠老先生治疗咳喘的看家方。本案患者依"外寒内饮"论治，处方小青龙汤解表散寒、温肺止咳。加杏仁助止咳平喘之力，杏仁又兼润肠通便、助肺肃降之能。厚朴燥湿消痰，行气消积，化痰止咳，治从中焦"培土生金"。方中五味子先少后多，嫌其收敛碍邪。秋冬春初，一旦外感引起气管炎，其他症状都很好消解，唯咳嗽一症极易流连，因此加白前健脾和胃、降气消痰，增止咳之功效。这张处方也是笔者与几位同学治疗寒性咳嗽的"协定处方"。

2. 咳嗽（慢性支气管炎、轻度肺气肿）

张×，男，62岁，2019年11月11日初诊。

主诉：咳嗽、咳痰、气短又发3个月，加重4天。

患者从46岁深秋因受冷"感冒"而发咳嗽、气短，当时服用西药，输液、打针而愈，此后每至深秋即发，病历16年之久。今年8月中旬似有感冒，又发咳嗽、咳痰、气短、气喘，动则加重，经人介绍来诊。咳嗽晚上频发，气喘至夜不能平卧，咳痰量多，稀白夹泡沫，动则汗出，喘咳、气短更甚。喜暖怕冷，头昏时痛，喉中痰鸣，胃脘满闷，纳差，口干，大便少，两三日一行，尿少尿黄。面黄虚浮，双睑如卧蚕。鼻时流清涕，咽部充血（±），双下肢水肿（＋）。舌暗红胖，边布齿痕，苔白微腻，脉滑数，双寸无力（90次/分）。

双肺呼吸音粗糙，伴明显喘鸣音，双侧腋中线下湿啰音。心率90次/分。腹部压痛（±），腹水征（－）。X线胸片：肋间隙增宽，轻度桶状胸，双肺野透亮，肺纹理粗糙、稀疏，右下肺布斑片状阴影。心脏、膈肌无明显改变。X线诊断：①慢性支气管炎。②轻度肺气肿并右下肺感染。

诊断：咳喘（外寒内饮，久咳伤肺），慢性支气管炎，肺气肿。

诊治：解表化饮，益气泻肺。

方药：小青龙汤合保元汤。炙麻黄10g、桂枝10g、干姜10g、制附子（先煎）12g、白芍10g、细辛10g、炙甘草10g、制半夏15g、五味子6g、生晒参10g、生黄芪12g、官桂10g、葶苈子15g、大枣7枚。5剂，水煎去上沫，日1剂，分4次服。

2019年11月16日二诊：上方服5剂，喘咳、气短减轻，汗后怕风减，痰多、稀白，胃脘满闷松，知饥纳增。精神较前好，大便日解1次，尿量增，微黄。听诊：双肺呼吸音粗糙，喘鸣声稍减，双肺下湿性啰音，右肺下明显。舌暗红胖，边布齿痕，苔白微腻，脉滑，双寸仍无力（86次/分）。方药：生晒参5g、生黄芪10g、制附子10g、干姜10g、官桂6g、炙麻黄10g、桂枝10g、白芍10g、细辛10g、炙甘草10g、制半夏15g、五味子10g、桃仁15g、葶苈子15g、大枣7枚。10剂，水去上沫，日1剂。

2019年11月29日三诊：能够正常活动，稍劳则喘咳、气短仍明显。少汗，近日来过分怕冷再未发，知饥纳增，精神好，二便调，已能正常平卧。面目浮肿消，下肢水肿（±）

听诊：双肺呼吸音粗糙，未闻及喘鸣声和干湿啰音。舌暗红胖，边布齿痕（浅），苔薄白润，脉滑不实（78 次/分）。病程深远，已成痼疾，据往年经历，病已到自行缓解期。处方一则巩固疗效，二则预防秋冬又发，制散多服为宜。生晒参50g、蛤蚧两对、炙黄芪60g、制附子100g、干姜100g、官桂60g、炙麻黄120g、桂枝100g、白芍100g、细辛100g、炙甘草60g、制半夏150g、五味子80g、桃仁150g、葶苈子150g、龙眼肉150g。共研极细末，日 3 次，每服 5g，温开水送服，必须坚持百日以上。到秋后有咳喘时及时来诊。

按

　　咳嗽后喘，每年秋冬则发，近几年来遇季节、天气变化亦有咳喘，但症状轻，未予注意。况年痼疾，久必伤正，初诊时汗多怕冷，气喘、气短不能行走，所以处方保元汤急补脾肺之气，培土生金，还嫌力薄，入制附子以温阳固元，是为扶正。合小青龙汤解表化饮。由于水饮久留，盘踞肺胃，脾肺气损又加重水饮停聚，故并发溢饮，所以加葶苈大枣泻肺汤破水逐饮。复诊时喘、汗、怕冷有减，正气得复，即减参、芪、官桂用量，等于加强了祛邪之功，因为咳喘痼疾毕竟是"因病致虚"（《医林改错·卷中》），饮邪得去则正气自复。咳喘、哮鸣引起的气短，其发作特点也是不能行动，动则气促汗喘，很像气虚阳衰之象！极易被医生诊为元阳虚衰，

> 桂、附、参、芪随手即来。其实这类患者除非陈痼年深者，绝大多数人是因病致虚。实由痰饮水湿壅脾贮肺，阻滞肺金的宣降之能，而致短气喘汗。治疗原则是宣降肺气，化湿、祛饮、逐痰、利水，以祛邪为主，即使需要补剂也只可少少与之，正气有复则减。

在临床上，不仅仅是喘咳患者，很多慢性病患者都有这种情况。细细品味《金匮要略·血痹虚劳病脉证并治第六》篇的大黄䗪虫丸证："五劳虚极羸瘦，腹满不能饮食，食伤、忧伤、饮伤、房室伤、饥伤、劳伤、经络营卫气伤。"这样典型的虚劳，形体极度消瘦，但通用处方是大黄䗪虫丸。咱们暂且不用详细了解方内的其他成分，只从这荡涤泻下的大黄和活血逐瘀的土鳖虫组成的方名，就可以推论出该方的功效：活血祛瘀，消癥通经，达到缓中补虚的目的，方中绝无参、芪、桂、附。所以，王清任在通窍活血汤下强调"因病致虚"的论述就是本于仲景。就案说法，我们对哮喘患者的气短喘汗必须有个深层次的认识，切不可乱用补药！

3. 鼻鼽（过敏性鼻炎）

陈×，男，68岁，2019年9月12日初诊。

主诉：间断性鼻塞、喷嚏又发1个月，加重4天。

患者从2009年入秋后因感冒发生喷嚏、鼻塞、流涕，当时诊为急性过敏性鼻炎。服抗组胺西药，临床治愈。2010

年以来每年入秋即发喷嚏、流涕，渐发鼻塞，呼吸不畅。多年来频服中、西药调治，当年随季节变化，立冬后自愈。今年入秋以来又发，时时喷嚏，晨起为甚，鼻塞不通，近日更增畏光流泪。就诊时目赤，泪充如泣，清涕不能自制，面王红赤。窥鼻：双下鼻甲肥大、水肿，两侧几乎并拢，充血（＋）。咽部充血（±）。无明显寒热，但吸入冷空气时喷嚏连连。头闷不疼，口干，饮水少，纳好，嗜酒。二便利。舌胖，边有齿痕，苔薄白润，脉滑（78 次/分）。

诊断：鼻鼽（外寒内饮，肺气不宣），季节性过敏性鼻炎。

诊治：解表化饮，宣肺通窍。

方药：小青龙汤。炙麻黄 10g、桂枝 10g、白芍 10g、炙甘草 10g、细辛 10g、干姜 10g、制半夏 15g、五味子 8g、葶苈子 15g、全蝎 5g、柽柳 15g、制附子（先煎）15g。10 剂，水煎，日 1 剂，分 3 次服（饭后 1 小时）。先汤后散。

> **按**
>
> 　　该方是笔者治疗寒性鼻炎的"协定处方"。立方旨意是"解表化饮，宣肺通窍"。处方小青龙汤解表化饮，加全蝎攻水毒，通络脉，散结消肿；葶苈子泻肺行水，与全蝎共消下鼻甲水肿、充血；柽柳即西河柳、红柳，大家好像很少用，它是笔者疏风解表、解毒开窍的常用药，三味共奏宣肺通窍之功。制附子一般用 6g，如

果鼻炎遇寒发作或加重，增制附子为15g先煎。只要下鼻甲水肿、肥大，无明显红赤充血者即予本方。我们在诊治过程中询问这一类型患者，多有喝酒、冷饮、冷食史，即便无明显喝酒饮冷者，只要不是下鼻甲充血红赤，咽部不明显红者，即处以本方，疗效很好。

小青龙汤是经方中之经方，其对咳喘病、鼻炎、寒冷性荨麻疹的治疗，常有意想不到的奇效，笔者的几位同学、师兄弟就是因为擅用小青龙汤而成名的。

⊙ 真武汤方证的探究与应用

概述 真武汤一方，我们上学时在《方剂学》中应该都讲过，其方组成为：茯苓三两（10g）、芍药三两（10g）、生姜三两（10g）、白术二两（6g）、制附子一枚（15g）。

仲景方后注：上五味，以水八升，煮取三升，去滓，温服七合，日三服（就是煎煮1次，最少分四份，一日服三份）。若咳者，加五味子半升、细辛一两、干姜一两；若小便利者，去茯苓；若下利者，去芍药，加干姜二两；若呕者，去附子，加生姜足前为半斤。

在《伤寒论》中，真武汤分别记载于太阳病和少阴病篇，有学者提出这是错简之误，应该归少阴篇为是。其实不然，我们认为是泛滥之水蓄于太阳水府和少阴水脏的两种证候，但是其因则一，都是元阳虚弱，水湿泛滥，所以用真武汤一方统治。

原文解析

（1）我们先来解读《伤寒论》第82条："太阳病发汗，汗出不解，其人仍发热，心下悸，头眩，身𥆧动，振振欲擗地者，真武汤主之。"

本条应该与少阴篇第316条互相参考。两条都是以少阴阳衰水盛为机转。由于水气泛滥，变动不居，泛于上则头眩、咳、呕；动于中则腹痛、心下悸；趋于下则自下利、小便不利；溢于经脉则四肢沉重疼痛，严重时"振振欲擗地"。如果把本条放在少阴篇，是侧重以下焦水盛引起的症状为主；而在太阳篇，是以上焦及经脉，外在症状为多。这是因为太阳与少阴为表里，一在少阴水脏，一在太阳水府，两条结合分析，方知仲景立法处方的本义。

"太阳病发汗，汗出不解。"太阳病用发汗解表，本为正常的治法，并没有错误。但是，汗不得法，不是"遍身漐漐微似有汗"，也不是"一服汗出病瘥，停后服"。而是一汗再汗，致汗出过多。汗过多则伤阳，阳伤则阴寒内盛，迫使虚阳外越，故"其人仍发热"。肾主水，司水之制，肾阳虚衰，制水无权，往往导致寒水之气得以上乘。水气上逆，凌心犯胃，可见心下悸或心悸。（请注意：心悸和心下悸是两个不同的概念。"心悸"是心脏节律的异常或心音的改变。"心下悸"的病位实际是在胃，胃脘不适最常见心下悸。从这一角度理解"心"字，应该是胸腹三焦的中心为宜，就好比"脐下悸""筋脉动惕"之概念）寒水之气上冲，蒙蔽清阳则头晕眼花。"发汗则动经，身为振振摇"，是因为汗多伤阳，阳气虚而不能温煦筋脉，加上水湿之邪浸渍，就可以出现筋肉跳动，即身瞤动，肢体震颤不稳，致使欲仆倒地，正如经文描述之"头眩，身瞤动，振振欲擗地"。综合分析，阳衰是本，水泛为标，治宜温阳利水，标本兼顾。

（2）真武汤证放在太阳病篇，应与太阳病"动水"的相关方证相鉴别。

真武汤证见身瞤动，振振欲擗地，与第 39 条大青龙汤证的"筋惕肉瞤"，是"动水"的同一机制。大青龙汤证下有"脉微弱，汗出恶风者，不可服之"，这种情况是不能服大青龙汤的，如果误服，而致大汗亡阳，就可能引起"厥逆，筋惕肉瞤"，也可以理解为大青龙汤证能够发生于阳虚之体。假若过汗伤阳就可以形成真武汤证，故而我们遇到大青龙汤证时，要注意患者的体质，绝不可过汗。

"表不解，心下有水气"的小青龙汤，与真武汤证相比较，都有水气之证，其症状都可见咳嗽、喘、心下悸（心下有水气），但是小青龙证是表不解：咳、喘伴见发热恶寒、鼻鸣干呕、头痛、身痛等，咳嗽、喘是主症，是表寒夹有停饮，重在表寒，不具有身摇汗出，筋脉动惕。虽然同是水气病之病机，但临床表现容易区别。

苓桂术甘汤与真武汤皆为误治伤阳动水之征。苓桂术甘汤是因为"伤寒若吐若下后，心下逆满，气上冲胸，起则头眩，脉沉紧"，如果"发汗则动经，身为振振摇者"就可能成真武汤证了。两方证都可因为伤寒误治而引发，但真武汤证是过汗引起的，而苓桂术甘汤证是或吐或下后所引发的，引起的原因微有区别。病因不同，损伤的部位也有区别，真武汤证见"心下悸，头眩，身瞤动，振振欲擗地"，而苓桂术甘汤证是心下逆满，气上冲胸，伴头眩，并没有肢摇身颤的现象。

五苓散与真武汤均为动水证。五苓散证是由于表邪未解而循经入太阳水府，致膀胱气化失常，津液不能气化而成水。水蓄于下则小便不利；津液不能气化上承，故渴欲饮水；但终因气化不布，津液不行，虽饮水而不能解渴，出现这种"消渴"，与真武汤证的临床表现自然有别。

水之为患，在太阳篇占了极为重要的比例，不独真武汤证。一方面是因为太阳为寒水之经，膀胱为水府，肾与膀胱为表里，肾为水脏，这种特殊的生理功能失调则成为"动水"的内在因素。另一方面，寒邪外感，太阳首当其冲，太阳阳虚则易致水动。在病变发展过程中，水寒之气又互为病理基础。如寒为水之气，寒易伤阳，阳虚则易动其水，从而形成了水气为病的病理环节。至于"水气"的概念，前人有指"水为寒水"者，或云"水饮"者，其实并无本质的区别，因为水与饮同形而异质，寒即是寒气。我们说的"水气"，也就包括饮在其中了。就真武汤方证而言，需要鉴别的方证还有不少，容我们今后进一步探究。

（3）以上我们讲述真武汤在太阳病篇的应用。真武汤放在少阴病篇很容易理解，因为肾为水脏。但是，因为在太阳病篇已经论述了主要内容，所以少阴病篇则是充实、补充了一些内容，这是古人的写作手法，承前省略。因此第316条只写了："少阴病，二三日不已，至四五日，腹痛，小便不利，四肢沉重疼痛，自下利者，此为有水气，其人或咳，或小便不利，或下利，或呕者，真武汤主之。"

本条论述少阴病阳虚，水寒相搏致阳虚水泛之证。要与第82条合看，两者病机特点基本一致，但侧重点不同。太阳病篇是水泛于上于外，重点在太阳膀胱经。本条重点是水泛于下于里，重点在少阴肾经。这就是"水府"与"水脏"的表里关系，也说明了阳虚水气为病的广泛性。

解读以上条文，"少阴病"，揭示病邪已入少阴（症状就有脉微细，但欲寐）。"二三日"时病情尚轻浅；"二三日不已"，将欲加重；"至四五日"，少阴病已加重，阳虚阴盛之证突出，出现"腹痛，小便不利，四肢沉重疼痛，自下利"等症。反映出阳虚阴盛，不能制水，水泛为病。阴寒内盛则腹痛；阳虚水气内停不行，故小便不利；因水寒搏击于外，故四肢沉重、疼痛；水寒之气滞于肠胃，升降失司，水谷不别，故自下利。根据全条语气来看，"自下利者"，又为关键一证。少阴病虚寒下利为常见之证，若阳虚而水泛至下利者，必水谷不别，肠间辘辘有声，与虚寒下利又有所不同。"此为有水气"，是自注句。说明上述症状的产生与水泛有关，并非单纯阳虚。

由于水邪变动不居，可随气机升降而到处为患，故其或然症甚多。其中水邪上凌心肺，则咳而悸。停于胃则呕。水蓄膀胱，气化不行，则小便不利。水走肠间，是下利更甚。故有"或咳，或小便不利，或下利，或呕"等或有症。这就反映出水邪为患，或上或下，或行或止等不同形式。而真武汤是阳虚水泛对证之方。

真武汤证的"四肢沉重疼痛"，与附子汤证的"手足寒，骨节痛"，虽然都有阳虚这一共性的矛盾。但是两汤证却有不同的个性。附子汤为少阴阳虚有寒，寒主收引，营卫凝涩不通，而见骨节疼痛。真武汤则为阳虚不能制水，水邪泛滥，故见四肢痛且重，而肢重却是主要鉴别之点。换句话说，仅有阳虚而无水气为患则不是真武汤证。

这里插几句话，尽管我们前面已经阐述了水饮为病的广泛性，所涉方证甚多，但是，条文中文字记述都很简约，使后学者读后仍不易领会，在临床上辨证观察仍有"证据不足"之感。因此，刘渡舟教授在讲解《伤寒论》时专列出"水色"诊断：面色虚浮或明润，目下如卧蚕，额、颊、鼻柱、两颧等处，从皮里肉外见黄褐斑（色素沉着），甚则黧黑，遍布整个面部。舌大，苔润水滑，脉弦紧、细、滑、大。掌握这些指征，有利于对水气病的辨证。

方证解析 真武汤由附子、芍药、白术、生姜、茯苓组成。肾主水，水为病，本在肾。脾运湿，水之行，制在脾，脾肾阳虚是水泛的根本。故方中以附子之辛热，壮肾家之阳以消阴翳；以白术之温燥，补脾家之后天以制水泛。术、附合用，散诸经之寒湿，是仲景治疗寒湿的用药惯例。小便不利，水蓄体内，泛滥为患，用茯苓以淡渗利水，逐留垢以利水道。生姜散寒饮以宣肌腠，水湿重则用生姜皮更宜。尤妙在白芍，白芍用意有三：一是顾护其阴；二是制附子、生姜之辛燥，使温阳散水而不伤阴；三是利小便以开水道。仲景在芍药甘草附子汤、桂枝加附子汤、附子汤中都有芍药与附子的配伍，尽阳生阴长之义。

真武汤温阳利水之功甚宏，古人释真武为玄武，以坐镇北方之水神为譬喻，借之描述其制水之功。值得指出的是，方中巧用白芍，罗东逸说："人身阳根于阴，若徒以辛热补阳，不少佐以苦降之品，恐真阳飞越矣。"芍药可收散漫之阳气而归根，说明芍药之用甚为重要。

方后加减法，颇具巧思，亦大抵不越论中其他条文所述的规律。第一，咳加干姜、细辛、五味子，以温化肺气、散水邪着眼，法与小青龙汤加减法相似。第二，呕加生姜，意在降逆止呕，通阳散饮。附子的去留，应灵活对待，寒饮可不必去，热饮则必去之，本处是寒饮，留附子为宜。第三，下利加干姜以救阳，去芍药之酸寒，免得有碍救阳，我们读经方、方后注，其中关于芍药的加减，都是这样记载的，是《伤寒论》中去留芍药之通例。如果有腹痛、下利，芍药也可以应用。第四，小便利则去茯苓，以免淡渗太多。但是我们在临床上通常是小便量多才去茯苓。

笔者用于记诵的方歌：

> 真武温阳利水饮，三两生姜芍药苓，
>
> 附子一枚白术二，呕去附改姜半斤，
>
> 咳加半升五味子，一两干姜与细辛，

下利去芍加姜二，尿多应当去茯苓，

发热肢抖心下悸，重痛颤摇眩仆停。

病案讨论

1. 过汗伤阳

韩×，男，59 岁，教师，2019 年 11 月 7 日初诊。

主诉：怕冷身摇肢抖 1 天。

两天前因汗出受冷而"感冒"，周身疼痛，头痛剧烈，发冷发热，体温 38.6℃，不出汗。鼻干喷嚏，咽痒干咳。自服解热止痛片上午两粒，下午四点两粒，身痛、发热仍不减，下午六点又加服洛索洛芬钠两片，随服热粥一碗后盖被入睡。约 1 小时后，周身大汗，身疼止，头痛减。睡到次日凌晨，起床解手时，觉周身不适，自觉空虚感，双手发抖，身汗不休，未在意，解手后又入睡。昨日七点起床后站立不稳，行走小心翼翼，生怕跌倒，双手发抖，但可以握笔、吃饭。身汗少，怕冷，咽干痒，咳嗽少痰，鼻塞，呼吸不畅，持续至今不解。今天早上八点扶杖来门诊。昨天测体温 3 次，均在 36.7℃ 左右，今晨六时测体温 38℃。又觉头有点疼，四肢酸困。身汗少，怕冷，咽干痒，咳嗽少痰，鼻塞，呼吸不畅，咽部充血（±）。平臂抬举，双手颤抖，但可以自制，仍感"浑身空虚"，纳正常，口干但饮水不多。大便利，尿少、尿黄。多年"酒家"，抽烟。舌胖，边有齿痕，苔白不燥，脉细滑（84 次/分）。

诊断：感冒（过汗伤阳，水饮泛滥）。

诊治：温阳利水，温肺化饮。

方药：真武汤加味。云苓 15g、白芍 10g、生姜 15g、制附子（先煎）20g、生晒参 10g、白术 10g、桔梗 12g、细辛 5g、五味子 5g、桂枝 10g、炙甘草 8g、大枣 7 枚。水煎，日 1 剂，分 4 次服。

2019 年 11 月 9 日二诊：服药 1 剂，当天晚上身摇肢颤减，头痛、四肢酸困轻，体温 36.8℃。至今再没"发烧"。抬手平臂微颤，自觉仍有空虚感，但行走不需扶杖。怕凉，少汗，头不痛，稍有咽干、咳嗽，胃口不舒服，不思饮食。大便日解一二次，尿利淡黄，总感乏力。舌胖，边有齿痕，苔白润水滑，脉细，沉取稍有力（72 次/分）。方药：茯苓 15g、白芍 10g、生姜 20g、制附子（先煎）20g、生晒参 10g、白术 10g、桔梗 12g、细辛 5g、五味子 5g、桂枝 10g、砂仁 6g、白豆蔻 6g。5 剂。

该患者系笔者的同乡朋友，多年酗酒、抽烟。本为湿盛阳虚之体，酒后汗出外感，表现像个麻黄汤证：头痛、身痛、骨节痛，恶寒发热，无汗咳嗽。这些征象服点解热止痛类西药也是可以的，其因无知、胆大服药过多而超量，特别是这个洛索洛芬钠，有的人服 1 片都可大汗淋漓，何况已经服解热止痛片两片后又服了两片，这就形成了大汗、过汗，而成真武汤证。患者又是个"酒家"，所以真武汤中加重茯苓、生姜用量，增加行气化水之力，复诊方中加入砂仁、白豆蔻以开胃消食，也是从祛酒湿而选择。合方中还有一个处方是桂枝新加汤：和营卫，养阴液，润筋脉，能够佐真武汤，使肢摇身颤很快得以安宁。特别是真武汤证以肢摇身颤为甚者，合桂枝新加汤最好。

2. 阳伤水泛证

屈×，女，63 岁，2018 年 12 月 17 日初诊。

主诉：身摇肢颤两天。

患者常年深居简出。两天前晚上因家里有急事，乘坐摩托车往返十几千米，加之心慌、焦急，回家后觉畏寒怕冷，未予注意。睡到昨天早上五点许，寒战身摇，坐卧不安，自制姜汁红糖水频服，症状似有缓解，当时体温37.8℃。因家中急事将就一日。今晨起又发，四肢发抖酸痛，持物不便，周身颤摇，行走须扶物拐杖，仍觉不稳。怕冷，测体温38.8℃，两天来很少出汗，头不痛，纳少，口干，不喜饮水，心慌，睡眠不实，这两夜更差。大便利，日解一二次，尿频，稍用力则漏尿。体消瘦（体重46kg），面黄，双睑淡红，眼袋黄黑。舌淡红润，苔薄白，脉细不实。

诊断：感冒（寒中少阴，阳虚水泛）。

诊治：助阳解表，温阳利水。

方药：麻黄细辛附子合真武汤。麻黄 8g、细辛 8g、制附子（先煎）20g、茯苓 10g、白芍 10g、生姜 20g、白术 10g、白豆蔻 6g、砂仁 6g。3 剂，水煎，日 1 剂，分 4～6次服。

2018 年 12 月 23 日二诊：服上方第二天身摇肢颤、眩仆均止，体温 36.8℃，3 剂后诸症均消，但仍睡觉不实。昨天步行外出，自觉并不寒冷，回家后又发四肢抖，周身摇，头眩，站立不稳，自觉胃口部位空虚，心慌，纳仍差，怕凉喜暖，很少出汗，体温 36.8℃，比前 1 次症状轻，失眠。眼袋黄黑。舌淡红，苔薄白润，脉细。仍依上法：炙麻黄 6g、细辛 6g、制附子（先煎）15g、生姜 15g、茯苓 10g、白芍 10g、白术 6g、生龙牡（先煎）各 10g、远志 12g、白豆蔻 6g、砂仁 6g。5 剂。

本案患者之后因为失眠、食欲不好又调治过几次，自诉服二诊药后肢颤、眩仆再没发生。

仲景书载，过汗阳虚，水气泛滥而发真武汤证。此案患者发病前后并没有自汗、发汗，应该是素体阳虚之体，寒冬突然外出，寒邪直中少阴而致阳虚，水湿因此引动而发。这种患者于秋、冬常可遇到，都是平素气虚、阳虚的体质。处方就是真武汤，或合麻黄附子细辛汤，或合再造散，辨证要点就是：身摇肢抖，眩仆，"空虚感"，即心下悸。

据资料报道，真武汤用治慢性肾炎、肾病综合征、心源性水肿、慢性肠炎、甲减、肾盂积水……问题是这些病证的临床表现都没有身摇、肢抖、眩仆欲倒，具体处方也都不是真武汤原方为主的配伍，而且都给真武汤加了水肿一症，使笔者不得其解。这是不是真武汤的治疗范围，请各位学者考证。

大柴胡汤方证的探究与应用

概述 《伤寒论》《金匮要略》两书中记载的柴胡剂共计9方（包括附方），我们于临床常用的依次为：小柴胡汤、大柴胡汤、柴胡加龙骨牡蛎汤、四逆散、柴胡桂枝干姜汤……我们今天讨论大柴胡汤。

原文解析 大柴胡汤于《伤寒论》中有三处条文论述，《金匮要略·腹满寒疝宿食病脉证治第十》篇中也有记载。

《伤寒论》第103条："太阳病，过经十余日。反二三下之，后四五日，柴胡证仍在者，先与小柴胡。呕不止，心下急，郁郁微烦者，为未解也，与大柴胡汤下之则愈。"

本条论述的是太阳病日久，已传少阳十余日或已经有一段时间了，因为医生见有大便不行，认为邪热传里，而误从阳明论治，"反二三下之"。所幸患者体质尚好，"后四五日"，就是说观察了几天后，患者没有因为误下而发生什么变化，而是"柴胡证仍在"。这里"仍在"两字，说明未用下法之前，就是小柴胡汤证。先予小柴胡，这"先予"两字的意思是此时仍有大便不通，但不必从阳明论治，而是应该先予小柴胡汤治疗，服小柴胡汤后可能出现两种情况：一是正胜邪退，病证向愈，出现如第 101 条所述的"蒸蒸而振，发热汗出而解"。二是病重药轻，因误下致少阳枢机不利（不转），邪陷阳明，少阳、阳明俱病，所以用了小柴胡汤后不解。从少阳"喜呕"而发展到"呕不止"，从"胸胁苦满"发展到"心下急"，由"心烦"发展到"郁郁微烦"。"心下急"，就是胃脘部胀满、疼痛很厉害，或拘急紧张不舒服。"呕不止"，是由阳明胃燥邪实，下不能通而胃气上逆所致。"郁郁微烦"，是由少阳、阳明郁热扰神而致，甚者还可以出现短暂的精神症状（如小柴胡证下之"如见鬼状"）。根据以上论述可知：病机既不单纯在少阳，又没有全入阳明，而是少阳、阳明合病。治宜大柴胡汤：和解枢机，微下阳明里实。

我们再看第 136 条："伤寒十余日，热结在里，复往来寒热者，与大柴胡汤。"本条原文的内容是表述大柴胡汤证与结胸证的病机、病位、治法的区别。我们今天只讨论关于大柴胡汤证的内容。

"伤寒十余日"，病在太阳，或者伤寒，或是中风，总归是表邪未解，而欲化热入里，且缠绵十余日了。这时可能有两种情况：其一，"热结在里"；其二，"水结在胸胁"。"热结在里"，应该是可下之证，即大便不行，是阳明胃实证。既然是阳明胃实，则本不应该往来寒热。"复往来寒热者"，可见邪热仍稽留在少阳，只是兼阳明腑实了。与第 103 条的"呕不止，心下急，郁郁微烦"相比较，只不过本条说得更明白了，所以用大柴胡汤和解枢机，兼泻胃实。

第165条："伤寒发热，汗出不解，心中痞硬，呕吐而下利者，大柴胡汤主之。"我们在前面第103条讨论了大柴胡汤的适应证是："呕不止，心下急，郁郁微烦。"因为出现在"过经"之后，邪气离开太阳，传入少阳。几次泻下，病证未解，反兼阳明燥化。由少阳"喜呕"而发展到"呕不止"，由"胸胁苦满"发展到"心下急"，由"心烦"发展到"郁郁微烦"，说明少阳已兼阳明腑实。本条所述虽然也属于少阳而兼阳明里实的同一病机，但是以另一种情况出现。不是热结便秘，而是吐、利兼见；不是发热恶寒不解，而是发热汗出不解；不是胁下痞硬，而是心下痞硬。在这种情况下，我们又如何判断为还是少阳兼阳明里实？其理由是：伤寒，本为太阳病，太阳病未经汗、吐、下诸法误治，继则出现"发热，汗出不解"，是阳明内有郁热，邪热迫汗外出。"呕吐"而兼发热又为少阳主症。心下痞硬，应该是心胸痞闷滞塞。还是少阳气郁，枢机不利所致。这种下利是因为少阳气火迫于阳明胃肠。因此，虽然见到呕吐、下利，但仍从实证断之，方用大柴胡汤和表攻里。

大柴胡汤既可用于少阳兼阳明而见"便秘"之症，也可用于少阳兼阳明的"呕吐下利"之症。便秘和下利是两个相反的症状，却反映出阳明里热偏实的同一病机，这就是异病同治、同中辨异法的具体运用。

大柴胡汤治疗"呕吐下利"之症，鉴别诊断并不容易。

本条与桂枝人参汤证，都有心下痞硬、下利之征。大柴胡汤并见发热而恶寒少，或不恶寒，邪已内传化热，其下利必然是利下黏滞不畅，气味极臭。而桂枝人参汤是表证不解，恶寒、发热并见，利下稀溏，这是二者的鉴别要点。《伤寒论》《金匮要略》论痞以诸泻心汤为最，都有心下痞闷、下利，但是它们的共同点是不具发热或发热恶寒。

《金匮要略·腹满寒疝宿食病脉证治第十》第12条："按之心下满痛者，此为实也，当下之，宜大柴胡汤。"

仲景于腹满寒疝宿食病篇提出："按之心下满痛者，此为实也。"我们分析推测这个患者，应该是暴饮暴食之后，突发腹胀、腹痛、恶心、呕吐的急腹症，而且胀痛部位在胃脘、上腹部，即"心下"。据方测症，也可以伴见发热怕凉的寒热往来症状，是伤食、食积的"肠胃型感冒"，所以用大柴胡汤和解少阳、内泻积滞。

方证解析

【组成】柴胡半斤（25g），生姜五两（15g），枳实4枚（20g），黄芩、芍药各三两（10g），半夏半升（18g），大黄二两（6g），大枣12枚（4枚）。

【功效】和解少阳，内泻结热。少阳、阳明合病：往来寒热，胸胁苦满，呕不止，郁郁微烦，心下满痛或痞硬，大便不解，或外有寒热，心下满痛而下利的"协热下利"，舌苔黄，脉弦。

笔者用于记诵的方歌:

> 大柴胡汤半斤柴,姜五枳实用四枚,
>
> 芩芍三两枣十二,夏半升加军二该,
>
> 呕吐寒热心下痛,痞满下利便秘开。

通过以上条文,我们明白了张仲景是如何规定大柴胡汤方证的,为了便于进一步理解、掌握,笔者参照肖相如教授、黄煌教授的研究成果归纳总结出古贤使用大柴胡汤的四大要点:

第一,"按之心下满痛"。心下,为剑突下三角区,从剑突至两肋弓下,即整个上腹部。这是大柴胡汤方证的主治部位。

虽然是腹痛,但大柴胡汤证的腹部症状与大承气汤、桃核承气汤等方证的腹部症状是不同的。大柴胡汤证是上腹部满痛或及两胁,拒按。大承气汤证是脐周疼痛,极其胀满有力,拒按,叩诊多是鼓音。桃核承气汤证是下腹部压痛。

第二,"往来寒热"。原文"往来寒热""发热汗出不解"的表述,提示大柴胡汤是主治发热性疾病的。"往来寒热"指患者发冷、发热反复发作,也包括对外界环境反映状态时而强烈,时而淡漠的精神变化,以及一些休作有时的疾病。"发热汗出不解",指内有积热。

第三,"呕吐"。呕吐而下利者,或呕不止,心下急者。原文两处提到呕吐。而且从原方生姜的用量看,方证中必定有呕吐，而且呕吐比较剧烈，或伴有腹泻等。为什么？因为生姜是止呕的关键药物，小柴胡汤证的呕吐程度轻，是心烦喜呕、干呕，生姜用了三两；大柴胡汤证的呕吐剧烈，是"呕不止"，所以生姜用五两。

呕吐不是一个症状，而是一种证候，提示胃气上逆，也可以包括嗳气、反酸、腹胀、进食后症状加重、流口水、夜半口干苦、晨起咽喉有黄黏痰、口臭等胃气上逆症状，前提是"心下满痛"。

第四，"郁郁微烦"。这是大柴胡汤方证的精神心理症状，表现为抑郁、焦虑、失眠等，临床发现，服用大柴胡汤后，患者感到情绪趋于稳定，不麻烦了，或自述精神畅快了。另外，头痛、眩晕、麻木、震颤、昏迷等神经系统症状也常见，可以看作郁郁微烦的伴随症状。

这四个要点，就是大柴胡汤的用方依据，是医生用药的时机，不能简单理解为四个症状。这四大要点中，有的是某类疾病的发病特征，有的则是表现为某种体质状态。这就是古代医家应用大柴胡汤的经验总结，也是大柴胡汤方证的辨证要点。

大、小柴胡汤的演变与区别：大柴胡汤是小柴胡汤的变法，由小柴胡汤去人参、甘草，加芍药、枳实、大黄而成。因病邪还在少阳，所谓"半表半里"，故仍以小柴胡汤和解少阳为基础。而又因为已见里实之证，恐参、草缓中恋邪，故去人参、甘草之甘补。加枳实、芍药、大黄以涤除阳明里热之邪，其中芍药配大黄，又有酸苦涌泄为阴之义，能够疏肝平逆。且其中生姜的用量明显比小柴胡汤中为大。因"心下急"疼痛位置偏上，故用生姜辛散，首先宣胃通阳，又达和胃之目的，同时制大黄、芍药之酸寒。这样酸、苦、辛一炉共治，有祛邪而不伤正之妙。不过，方中有无大黄，尚有争议，或说有，或云无，任应秋（《伤寒论语译》）及刘渡舟教授（《伤寒论诠解》）都认为要用大黄。何况经文第103条明言"与大柴胡汤下之则愈"。说明大柴胡汤已兼下法，如果不用大黄，那么如何"下之则愈"？我们再以经文第279条作为佐证：因太阳病误下邪陷，致"大实痛者，桂枝加大黄汤主之"。第279条论述的是"脾实"之证，还用桂枝加大黄汤表里同治，而本条既然见到病证属实，用大黄即不容置疑。所以我们认可方后注家的意见："若不加（大黄），恐不为大柴胡汤。"笔者在临床使用大柴胡汤时，处方中都用大黄，根据舌苔薄厚，以及平时大便的易难，用量6～12g。

大柴胡证同时有少阳证，我们临床施治的步骤是"先与小柴胡"，因为邪气在少阳流连时间较久，又被误治，"反二三下之"，正气受伤，少阳枢机郁遏必重，因此要先予小柴胡汤转运枢机，枢机稍得转运，即恢复了少阳之气的正常运转，阳明里实之证也就很明显地显露出来了。因为邪气瘀滞于里，欲出未出，欲结未结，于是便出现"呕不止，心下急，郁郁微烦"之症，又可见气机壅滞之甚，因此继之以大柴胡汤和解少阳，兼下阳明之实。

讨论至此，我们已经明了了小柴胡汤和大柴胡汤的相互关联及临床使用的区别。特别是胸脘疼痛、拘急、拒按、大便不通，是小柴胡汤没有的症状，当以此为辨。

临床上，大柴胡汤是常用的处方，如肝胆、胃肠、胰腺病有按之心下满痛或拘急，或及胁痛。呕吐，恶心，气逆。心烦闷，情绪不安，常有寒热，大便干，就与大柴胡汤。

依证说方：

（1）笔者在临床上用治急性胃炎具大柴胡汤证时，本方常与厚朴七物汤合用，具体用量：柴胡 25g、生姜 25g、枳实 20g、白芍 10g、黄芩 12g、半夏 20g、大黄 8g、厚朴 25g、桂枝 6g、大枣 7 枚。水煎，日 1～2 剂，频服（呕吐不止者可直肠给药）。

呕吐止，疼痛轻后，减为日 1 剂，分 4 次服。急性胃炎、慢性胃炎急性发作，多由饮食不节，恣食生冷而发，所以笔者于处方时常合厚朴七物汤，助大柴胡汤散寒和胃之力。

（2）急性胆囊炎、胆结石发作、胰腺炎，具大柴胡证的方药：柴胡 25g、生姜 25g（或者干姜 12g）、枳实 20g、半夏 20g、白芍 12g、郁金 12g、黄芩 12g、茵陈（先煎）18g、白芍 10g、大黄 10g、金钱草 15g、大枣 7 枚。水煎，日 1～2 剂，频服。胆结石没有发生嵌顿者，发作时和急性胆囊炎表现症状是一样的。"泥沙型"的胆结石用大柴胡汤不仅能止痛消肿，坚持服本方 20 剂以上，可以把胆总管、胆囊内的结石全部排出，此型多见于青少年。如果是"巨石型"（超声波检查直径超过 0.6 厘米）的胆结石，中药只能消肿止疼，要排出结石很困难，此型多见于中年以上患者。

（3）慢性胆囊炎、慢性胰腺炎，它们的共同特点是反复发作，时轻时重，多数都有寒凝、冰伏之病机，处方大柴胡汤合大黄附子汤：柴胡 25g、苍术 12g、白术 12g、干姜 15g、制附子（先煎）15g、细辛 6g、枳实 20g、黄芩 12g、白芍 12g、大黄 10g、大枣 7 枚。水煎，日 1 剂，分两次空腹服。慢性胆囊炎、慢性胰腺炎，如果能坚持服用以上方案两个月以上，远期疗效很好。方中减半夏，加入苍、白术，止呕和胃效果很好，又避免了半夏与附子同用的纠葛。

近时接诊了一位慢性胰腺炎反复发作已 5 年的患者。

刘×，男，42 岁，部门经理。2020 年 6 月 17 日初诊。

主诉：上腹部疼痛两天。

患者于 5 年前出差途中，饭后忽发上腹部疼痛，阵发性加重，随即恶心、呕吐，自己服去痛片两次，共 4 片，未能缓解，腹痛加剧，呕吐剧烈，并吐出含"黄水"的呕吐物。急诊住某人民医院。当时行 CT 上腹部探查示：肝、胆、脾未见异常，胰头水肿。随即化验血、尿淀粉酶等相关检查，拟诊为急性胰腺炎。禁食 3 天，对症治疗 1 周后疼痛止，完善相关检查后出院。出院诊断：急性胰腺炎。

此后稍有饮食量多，即发上腹部疼痛，甚及左胸，恶心呕吐剧烈，右胁肋疼痛不明显。因此先后又在省城 3 家医院住院 5 次，均诊为急性胰腺炎、慢性胰腺炎急性发作。2020 年春节以来，每隔十天半月，食入稍有饱意即发，疼痛不剧烈，但呕吐剧烈，不食少饮，历三四天自行"痊愈"。来诊时正值发作过后第二天，可以吃东西。自诉每次发作时体温稍高，一般为 37.5～38℃，自觉怕冷，平时少汗。贪食，饭量大，体胖（身高 160cm，体重 77kg）。因禁食 3 天，故未解大便，平时大便日两次，小便利。喜唾，喜睡，易疲困，血压偏高（146/90mmHg），已戒酒。面白胖，舌暗红，体胖，苔白微腻水滑，脉弦（72 次/分）。于 2020 年 6 月 2 日因腹痛、呕吐发作，第二天又去某医院化验：血常规，白细胞 5×10^9/L，其他项大致正常范围。血脂系列，总胆固醇 6.4mmol/L，甘油三酯 3.2mmol/L，高密度脂蛋白 1.2mmol/L，低密度脂蛋白 3.2mmol/L。血淀粉酶 250IU/L，尿淀粉酶 520IU/L。大便常规检查：隐血（－），余（－）。核磁共振报告：①脂肪肝。②胰头轻度水肿，不排除胰腺炎。

诊断：胃脘痛（胆胃郁火，日久伤气），胰腺炎。

诊治：利胆和胃，散寒通阳，通便止痛。

方药：大柴胡合大黄附子汤。柴胡 25g、川军 10g、苍术 15g、白术 15g、制附子（先煎）30g、生姜 30g、细辛 6g、枳实 20g、黄芩 12g、白芍 12g、川芎 15g、大枣 7 枚。10 剂，水煎，日 1 剂，分 4～6 次服。医嘱：戒烟酒、冷饮冷食、尽量生活规律，控制饭量。

2020 年 6 月 30 日二诊：近半月来上腹痛未发，仍感怕凉喜暖，左胁及少腹闷胀，但不疼，口干喜饮。舌暗红，体胖，苔薄腻中后部黄，脉弦滑（82 次/分）。严守饮食宜忌！方药：柴胡 25g、枳实 20g、半夏 20g、黄芩 12g、茵陈 15g、白芍 12g、川军 10g、制附子（先煎）20g、生姜 30g、细辛6g、大枣 7 枚。10 剂。

2020 年 8 月 29 日三诊：因孩子上学，常住太原，微信看诊，二诊方药又服 30 剂，脘腹疼痛未发作，左腹顶胀感消失。2021 年 2 月 21 日来家致谢，称"胰腺炎再没犯"。

该患者胰腺炎由急性转为慢性发作，历 5 年之久，临床少见，因此从省城至京城到处求医，其间中药也服了几百剂，我们仔细查看了所留处方，以大柴胡汤、柴胡疏肝散、胆道排石汤为基础方，多加清热解毒、行气利湿之味，始终没能控制复发。就诊时从患者不良的饮食习惯考虑，医者用药为了"消炎"，多用清热解毒之味。生冷饮食和寒凉药物都可以"冰伏"郁火，郁火久伏又伤阳气，这是治疗所谓热性病常遇到的问题。所以处方仍用大柴胡汤利胆和胃、内泻结热，合大黄附子汤温里散寒、通便止痛。不知道方中附子的用量大家注意了没有？笔者背经方是："大黄附子温下祖，黄三细二三枚附。"在仲景方中只有两张处方中用到 3枚附子这样大的量，就是大黄附子汤和桂枝附子汤。这个病案，毕竟是湿热郁滞历久，被"冰伏"伤阳，所以取附子量轻，达到温经通阳行滞即可。二诊时舌苔微见黄腻，于原方中加茵陈蒿清热利湿、护肝利胆，《素问·刺禁论》不是说"肝生于左"吗？这其实是从五运六气角度而言，是阐述肝气行于左，所以我们选择利胆护肝、清热利湿的茵陈蒿。古人说脾，并没有论及胰腺，胰腺的部位由肝气所主，所以调肝气就是治胰脏。

再论桃核承气汤

原文解析　桃核承气汤，方出《伤寒论》第 106 条："太阳病不解，热结膀胱，其人如狂，血自下，下者愈。其外不解者，尚未可攻，当先解其外；外解已，但少腹急结者，乃可攻之，宜桃核承气汤。"

按

"太阳病不解"，说明发热恶寒、头痛身痛骨节疼、脉浮等表证仍在，但是表证不解，表邪则随经化热入里，由经及腑，太阳之府有膀胱及小肠。"热结膀胱"，则有三个含义。其一，阐述表邪随经化热入经腑的动态过程。其二，热结膀胱是借代语，意思是热在下焦，请看第 124 条："其人发狂者，以热在下焦。"即可以证明。其三，太阳膀胱有热，是"以太阳随经瘀热在里故也"。因随经之热入于血分，故称为"瘀热"。接下来补述"其人如狂，血自下，下者愈"。其意义在于：①热与血结有如狂、发狂，出现了精神症状，这是因为太阳邪热入腑，结于膀胱，郁水则蓄水，瘀血则蓄血。若是邪热结于小肠则上扰神明，就可出现如狂、发狂的精神症状，因为心与小肠相表里。②瘀与热互结于下焦，必须逐其瘀热排出，故曰"下者愈"。如果症状轻微，机体抵抗力尚好，可将瘀热自行排出，故有"血自下，下者愈"的机转。若症状深重，伴有少腹急结等症，则非攻逐不可，故第121条云"下血乃愈"。总而言之，蓄血之证，欲求其速愈，必须逐其瘀热外出，这是治疗原则。不过，攻其瘀热要审证而定，若表证未解，当先解其表，若过早攻下则恐引邪入里，反伤其正，导致其他坏病的发生，所以经文强调："其外不解者，尚未可攻，当先解其外。"只有表证完全解除后，还有"少腹急结"，即腹部拘急、胀痛、痞硬难以名状，又见"其人如狂"的精神症状等时，才可用攻下逐热之法，选用桃核承气汤泻热逐瘀。为什么说可选用桃核承气汤？是因为我们如果将第124、125、126、216、237条的内容互参，才可全面了解伤寒瘀热蓄血的病机证候，蓄血不仅可在太阳经腑，还可在阳明大肠。所用方药也不是简单的桃核承气汤，还有抵当汤、抵当丸等。

　　桃核承气汤由桃仁、桂枝、大黄、甘草、芒硝组成，实际是调胃承气汤加桃仁、桂枝。方中以大黄凉血解毒，逐瘀通经，荡涤瘀热；芒硝润燥软坚，以逐热结；桃仁辛润，润肠通便，破结散瘀；甘草补脾和中，以缓诸药之性；桂枝不单是为解外邪而设，意在取其辛散，辛能行气，气行则血行，助桃仁破血，桂、草辛甘，又能制诸寒凉之味，免致太过，如此气血两顾，寒温并用，得其泻热行气化瘀之妙。方后修治云"先食"服药，即要求空腹喝药，意在药力直达病处，泻热止血快捷。但是我们通过临床观察，发现顿服药后很快即泻，窃以为这样使得药物在体内停留时间太短，所以改为空腹频服。

这里还有两个相关问题需要我们探讨：①蓄血证，"血自下，下者愈"，血从哪儿下？因为经文写的是"热结膀胱"引起的蓄血，所以血该从大便出还是从小便出？历代均有争议。我们先看第124条："太阳病六七日，表证仍在，脉微而沉，反不结胸，其人发狂者，以热在下焦，少腹当硬满，小便自利者，下血乃愈。"本条阐明了蓄血证是"小便自利"。如果是蓄血在膀胱，则肯定小便不利。第237条："阳明证，其人喜忘者，必有蓄血。所以然者，本有久瘀血，故令喜忘，屎虽硬，大便反易，其色必黑。""屎虽硬，大便反易，其色必黑"，先贤已经认识到是消化道出血。我们从"少腹硬满，小便自利"和"屎虽硬，大便反易，其色必黑"的大便下血可知，其蓄血欲排出体外是从大便而下，"热结膀胱"是泛指膀胱这个部位而已，因为《伤寒论》六经虽然重点是六个部位的"足经"，但其实也包括"手经"，我们从第237条大肠蓄血证考究便知，这"黑便"（柏油样大便）是从大肠排出的。同一个道理，太阳表邪传里，能传入膀胱水府，也可以传到手太阳小肠而引起蓄血，这样，血从大便而出便是顺理成章的事。所以，我们认为《伤寒论》中攻逐蓄血的出路是从大便而下。这在临床上也可以得到印证，譬如急性胃出血、十二指肠出血，笔者施治之法就是泻热逐瘀、活血止血，处方桃核承气汤、抵当汤，令结热、瘀血从大便而出。②蓄血与蓄水的区别：二者同有少腹拘急满痛。尿不利为蓄水，尿利为蓄血。当然，两者还有各自的兼证，但这是鉴别要点。

蓄血在临床上是常见病，仲景记载它可以蓄在大肠，也可以蓄在小肠。后世医家通过临床实践，发现可以蓄于上、中、下三焦的任何部位。在处方的选择上，仲景治疗蓄血的三方中，桃核承气汤最为常用。由此还变生出许多加减桃核承气汤，如《校注妇人良方》卷七载桃仁承气汤，由桃仁五钱、炒大黄二两、甘草二钱、肉桂一钱，加生姜少许而成。治妇人子脏蓄血、胸中蓄血。《温病条辨》卷三载桃仁承气汤，由桃仁、当归、芍药、牡丹皮各三钱，大黄五钱，芒硝二钱组成。治下焦蓄血，少腹急结，夜热早凉者。《通俗伤寒论》载桃核承气汤，由桃仁三钱、五灵脂、酒大黄各二钱，蒲黄一钱五分，鲜生地黄八钱，玄明粉一钱，甘草六分，犀角汁四匙，水煎服。治下焦瘀热蓄血，其人如狂，谵语，少腹串痛，带下如注，腰痛如折。就仲景论治处方有三，后世又有不同桃核承气汤的化裁，由此可知，蓄血证是个常见病、多发病，且有不同的治法，为我们临床对蓄血证的治疗开拓了思路。笔者于临证对"蓄血"的治疗，也有自己的心得，常用处方是仲景的桃核承气汤，具体加减化裁在病案中与各位学者讨论。

方证解析

【组成】桃仁50个（去皮、尖，25g）、大黄四两（12g）、桂枝二两（6g）、炙甘草二两（6g）、芒硝二两（6g）。

以水七升，煮取二升半，去滓，纳芒硝，更上火微沸，下火。先（于）食温服五合，日三服，当微利。

方中桃核（仁）破血行瘀，大黄下瘀泻热，二药合用，以逐下焦瘀热，是为君药；桂枝活血通络，芒硝泻热软坚，是为臣药；炙甘草甘平和中，缓和硝、黄峻攻之性，为佐使药。诸药相配，共奏破血下瘀之功。

笔者用于记诵的方歌：

桃核承气桃五十，二两芒硝草桂枝，

大黄四两硝烊化，便黑血崩蓄血施。

病案讨论

1. 吐血便黑（糜烂性胃炎出血）

程×，男，38岁，司机，2018年10月1日初诊。

主诉："心口"疼两天，呕血两小时。

患者近 1 年来常有吞酸，上腹部不适，两天前"感冒发烧"，周身酸困不适，上腹部疼痛，自行服阿司匹林泡腾片、新复方大青叶片、去痛片两天，发烧退，身疼轻，昨晚体温 37.2℃。今晨起早餐后"心口"疼痛加重，恶心、呕吐后发现吐出食物中伴血，来诊。自呕吐后，"心口"疼痛减轻许多。平时纳少，脘闷不饥，吞酸时发，查：体温 37.0℃。面微红，双睑淡红，上腹部触痛（+），大便未解，昨日大便不黑，舌暗红，尖赤，苔薄微黄，脉滑（82 次/分）。急诊胃镜报告：糜烂性胃炎，胃小弯点状出血。

诊断：吐血（瘀热内蕴，迫血妄行），糜烂性胃炎少量出血。

诊治：泻热逐瘀，凉血止血。

方药：桃核承气汤合犀角地黄汤。桃仁 25g、大黄 12g、芒硝（化）6g、桂枝 10g、水牛角丝 30g、生地黄 20g、赤芍 12g、牡丹皮 10g、炙甘草 10g。水煎两次，去渣空腹频服，两日 3 剂。兰索拉唑肠溶片 15mg，日两次，饭前服。

2018 年 10 月 3 日二诊：昨天解"柏油样大便"两次，今晨又解 1 次褐便，寒热停，上腹微饱胀、不疼，吞酸止。方药：桃仁 25g、大黄 12g、芒硝（化入）6g、桂枝 6g、水牛角丝 30g、生地黄 20g、赤芍 15g、牡丹皮 6g、炙甘草 10g、白豆蔻 6g。5 剂，水煎，日 1 剂，分 4 次服。

2018 年 10 月 9 日三诊：恶心、呕吐、胃疼、吞酸未发，仍有心口满闷不适，饭量增，知饥。日解一二次褐便，大便隐血（±），尿常黄。舌暗红，微胖，苔薄润，脉滑，双关有力。出血止，当从本论治：清半夏15g、干姜10g、炙甘草12g、生晒参10g、桃仁25g、大黄10g、炒黄芩12g、黄连10g、桂枝6g、大枣7枚。10剂，水煎，日1剂，分4次服。

按

患者吐血前有吞酸，但没有明显的上腹部疼痛史，经内窥镜检查方知有糜烂性胃炎。吐血前发热身疼可能是感冒症状，也可能是糜烂性胃炎将要出血的先兆，关键是患者服用了含有大量阿司匹林的感冒药，诱发胃出血，不论是中医还是西医的临床医生都应该知道这些常识。血从口鼻出者首先考虑火郁上逆，患者面红，舌尖赤，苔薄黄，脉滑，可以佐证。急宜泻热逐瘀，凉血止血。在此以前笔者单用桃核承气汤一日两剂频服，再后来的处方中都合犀角地黄汤，止血效果更快，血止后以甘草泻心汤从本调治。

2. 便血（胃溃疡出血）

陈×，男，36岁，2018年10月7日初诊。

主诉：胃疼时发两年，发现黑便两天。

近两年常有胃脘部疼痛，食后为甚，曾两次胃镜检查：①非萎缩性胃炎。②胃角处溃疡。③十二指肠球部炎。幽门螺杆菌（＋＋）。先后调配"幽门螺杆菌四联疗法"服3个疗程。近日又觉剑突下不适，饭后移时即疼，一两个小时可以缓解、不疼。纳谷差，或有干呕，体重明显减轻（两年前体重73kg，现在67kg）。近几日胃脘疼痛不明显，前天下午发现黑便，查大便常规：柏油样便，红细胞满视野，隐血（＋＋＋＋）。尿深黄。口干，饮水不多。面微红，双睑淡红。腹软，上腹部压痛（＋）。既往常喝酒、抽烟。舌深红、尖赤，苔薄白干燥，舌下静脉瘀滞。脉滑双关有力（84次/分）。

诊断： 胃脘痛，便血（湿热内蕴，迫血妄行），胃溃疡出血。

诊治： 清热利湿，逐瘀凉血。

方药： 桃核承气汤合犀角地黄汤。桃仁25g、大黄12g、芒硝（化入）6g、水牛角丝30g、生地黄25g、赤芍12g、牡丹皮10g、桂枝6g、炙甘草10g、炒黄芩12g、白茅根15g、芦根15g。6剂，水煎，空腹频服，两日3剂。戒烟酒。

2018年10月12日二诊： 脘腹不疼，憋胀不明显，偶有吞酸，纳谷知饥，但不敢多食。上腹部压痛（＋）。化验血常规：白细胞10×10^9/L，红细胞3.0×10^{12}/L，血红蛋白100g/L，他项（略）。大便隐血（＋＋）。初诊方减为日1剂，继服7剂。

2018年10月21日三诊： 偶有泛酸，上腹满闷，食后明显，饭量好，二便利，舌暗红、微胖，脉滑（78次/分）。仍宜清利湿热，益气活血以止血。方用甘草泻心汤合透脓散：炙甘草12g、生晒参10g、生黄芪12g、当归12g、川芎12g、皂角刺15g、半夏15g、干姜10g、炒黄芩12g、川黄连

10g、生地黄 20g、大枣 7 枚。20 ~ 40 剂后，检查幽门螺杆菌阴性后做胃镜复查。

按

　　本例患者诊为"非萎缩性胃炎，胃溃疡"两年，多服西药对症治疗，幽门螺杆菌终不能转阴，而致溃疡进一步发展出血。因便血来门诊治疗，先予止血，继则从本论治。不论什么菌感染，它都是病邪，若用多种方法治疗仍不能愈者，其实还是正气不足，所以，血止后须从本论治，处方合透脓散扶正祛邪。透脓散，顾名思义，是为病科脓肿而设，方名即含扶正祛邪之意，若不予益气扶正则热毒不足以外达，笔者依此理解，移治正虚邪实之内伤杂病实则收到良好的效果。本例患者服善后方30剂，同时戒烟戒酒，两月后复查，胃脘疼痛不适未发，幽门螺杆菌终于转阴。

3. 便血（十二指肠溃疡出血）

于×，男，42 岁，厨师，2019 年 10 月 17 日初诊。

主诉：上腹部间断性疼痛 3 年，发现黑便 3 天。

　　患者近 3 年来常有上腹部疼痛，饮食、喝水后疼痛减轻或消失，有时夜晚亦疼。口干夜甚，纳正常，体瘦（体重54kg）。吸烟21年，常喝酒。昨日胃镜检查报告：①慢性非萎缩性胃炎。②十二指肠炎，球部溃疡见血迹。吹气试验幽门螺杆菌（＋＋）。大便常规：柏油样便，白细胞、红细胞满视野，隐血试验（＋＋＋＋）。舌红瘦，苔薄白微燥，脉弦滑（78 次/分）。

诊断：便血（湿热蕴滞，迫血妄行），十二指肠球部溃疡出血。

诊治：清利湿热，活血止血。

方药：桃核承气汤合甘草泻心汤。桃仁 25g、大黄 12g、桂枝 6g、炙甘草 12g、半夏 15g、干姜炭 10g、炒黄芩 10g、生晒参 10g、黄连 10g、葛花 15g、枳椇子 15g、白及 12g、浙贝母（打）15g、大枣 7 枚。5 剂，水煎，日 1 剂，分 3 次空腹服。

2019 年 10 月 24 日二诊：自大便出血以来脘腹再没有疼，纳谷增，知饥，不吞酸。化验大便常规：红细胞 5～7 个/HP，白细胞 2～3 个/HP，隐血（＋＋）。初诊方继服 10 剂，水煎，日 1 剂。

2019 年 11 月 7 日三诊：纳正常，食前知饥，精神好，体重 56kg。血常规：白细胞 $6×10^9$/L，红细胞 $4.8×10^{12}$/L，中性粒细胞 60%，淋巴细胞 34%，血红蛋白 100g/L。大便常规隐血（±）。舌暗红，苔薄微黄，脉滑（78 次/分）。调整方药：半夏 15g、干姜 10g、炙甘草 10g、生晒参 10g、炒黄芩 10g、炒黄连 10g、桃仁 15g、大黄 10g、桂枝 6g、白及 10g、浙贝母（打）15g、葛花 15g、枳椇子 15g。30 剂，水煎，日 1 剂。检查幽门螺杆菌转阴后做胃镜复查。

> **按**
>
> 本例患者饮食不节，烟酒不停，肠胃乃伤。嘱其饮食起居规律，控制烟酒方可长效。

4. 便血（糜烂性胃炎）

冯×，男，42 岁，2020 年 11 月 4 日初诊。

主诉：发现黑便 4 天。

患者近 1 年来常有吞酸，上腹部偶尔不适，多服西咪替丁、雷尼替丁。近来频繁饮酒应酬，发现黑便，两天前化验大便常规：红细胞满视野，隐血（＋＋＋＋）。即做胃镜诊断：糜烂性胃炎，胃角充血，胃液有血迹，未查出出血点。平时饮食不节，酗酒，脘闷不饥，吞酸时发，口干口苦，喜饮。大便一两日一行，尿常黄。面微红，酒渣鼻。剑突下触痛（＋）。舌暗红，尖赤，苔厚微黄，脉滑（84 次/分）。

诊断：便血（瘀热内蕴，迫血妄行），酒精性糜烂性胃炎。

诊治：泻热逐瘀，凉血止血。

方药：桃核承气汤合犀角地黄汤。桃仁 25g、大黄 12g、芒硝（化入）6g、桂枝 10g、炙甘草 10g、水牛角丝 30g、生地黄 20g、牡丹皮 10g、赤芍 12g、姜炭 10g、枳椇子 15g、白茅根 15g。5 剂，水煎两次，日 1 剂，去渣空腹频服。医嘱：节制饮食，戒烟戒酒。

2020 年 11 月 10 日二诊：仍口干口苦，纳好，大便不是"柏油样"，但仍是褐色，可能与服生地黄有关。化验大便隐血（＋＋）。初诊方继服 5 剂。

2020 年 11 月 17 日三诊：纳好，偶吞酸，大便日解一两次，尿黄，舌暗红，苔微黄腻，脉滑（78 次/分）。上腹压痛（±）。大便隐血试验（±）。调整治则：清热利湿，解毒逐瘀。方药：半夏 20g、生晒参 10g、干姜 10g、炙甘草 10g、黄芩 10g、黄连 10g、葛花 15g、枳椇子 15g、桃仁 15g、大黄 6g、生地黄 20g、白豆蔻 8g。10 剂。

按

本例患者先后处方中均有利湿热解酒毒之味，嘱其节制饮食，戒烟戒酒。

桃核承气汤是后世常用处方，临床报道可用于治疗急性盆腔炎、胎盘置留、附件炎、肠梗阻、急性脑出血等。其实，就笔者多年的经验，桃核承气汤最宜于消化道出血的治疗，特别是中度以下胃出血。如果急性胃出血能在胃镜下手术止血最为理想，但是一大部分是散在的出血点，还有一部分在胃镜下找不到出血点，因此可以服用中药。不论是胃还是十二指肠引起的出血，处方均用桃核承气汤合犀角地黄汤泻热逐瘀、凉血止血。古贤要求"先食"服药，故笔者于消化道出血者嘱其空腹频服，认为如此则止血效佳，请各位读者观察论证。

出血止后方中常入泻心汤。

半夏泻心汤三方，是笔者治疗胃及十二指肠炎和溃疡的"抓主症方"。它不仅可以有效地控制胃及十二指肠炎症，坚持服用两月以上，即可使幽门螺杆菌转阴，请各位读者共同探讨、验证。桃核承气汤，笔者还用于治疗甲型血友病经触碰出血而形成的血肿，其化瘀消肿之力理想。

再论柴胡加龙骨牡蛎汤

概述 柴胡加龙骨牡蛎汤是先师印会河老师治疗神经系统疾病的"抓主症"方。但是老师写的《中医内科新论》一书中并没有收录，其中治疗神经系统疾病选了"除痰降火汤"。当年每随老师出诊，遇上失眠、抑郁、神经官能症，表现为情绪不安、易烦易怒的患者，就命我们写柴胡加龙骨牡蛎汤，幸好当时正在背诵"伤寒、金匮方歌"，信手写来不致过分紧张。再就是他老人家的"抓主症方"（详见《中医内科新论》），也必须熟记，不然的话就"砸锅"了。

原文解析 柴胡加龙骨牡蛎汤方出《伤寒论》第107条："伤寒八九日，下之，胸满烦惊，小便不利，谵语，一身尽重，不可转侧者，柴胡加龙骨牡蛎汤主之。"

就条文而解：本条论少阳枢机不利兼表里、三焦俱病的证治。本条叙证复杂，若不细加辨治，则易于误诊。"伤寒八九日"，正当阳明、少阳主气之时，邪郁阳明、少阳。这时的情况，宜从少阳之枢转以外出。"若下之"，即误用了下法，结果因误下而致少阳枢机不利，开阖不得，又伤阳明之气，邪气因此壅滞则胸满。胆附于肝，肝病多怒，胆病多惊，少阳枢机壅滞则"烦惊"，即惊怕与心烦并见。少阳正系三焦，三焦通达表里阳气。因误下邪陷，三焦气化不利。在下则水道不通，是以小便不利。邪在阳明，胃肠郁热扰神而谵语。三阳经气不利，在外则三阳枢机不转，故"一身尽重，不可转侧"。治从少阳和解为法，酌加清表和里之品以为治，方选柴胡加龙骨牡蛎汤。

黄煌教授对本条经文的解析深入贴切，针对证候一一进行了阐述：①胸满。是一种感觉，如胸闷、抑郁。②烦。是一组症状，如烦躁、睡眠不好、情绪不稳定、注意力不集中、工作效率低下等。③惊。为惊恐不安，为多噩梦，或为惊悸，或脐腹部有搏动感。④一身尽重，不可转侧。为一种抑郁状态，如无因疲惫，身体不灵活，或为木僵状，或者行动迟缓，或为意志消沉，或为情欲低下，或反应迟钝。患者常常自诉身体重，拖不动。⑤小便不利。是躯体症状的一种，小便频数或不利，但化验尿常规无异常发现。⑥谵语。可以看作思维与语言障碍，也是一种精神障碍。

本方证的重心在"伤寒八九日，下之"。伤寒八九日，此时正当少阳、阳明主气之时，应从少阳论治，结果误用下法。文中记述的就是误下以后的一种表现。出现了胸满烦惊的神志症状。这种"烦惊"，仲景条文中几处都有提及。我们应当予以区别。如太阳蓄血烦惊，是病在血分，常有便血，小腹拘急、硬痛，按之则痛。阳明烦惊谵语，是胃肠热结，高热神昏，腹胀腹痛，大便干结成黑便，脐周及少腹触痛。而本条方证是心胸、上脘部位支撑满闷，心烦心惊。

方证解析

【组成】柴胡四两（12g），龙骨、牡蛎、黄芩、生姜、铅丹、人参、桂枝、茯苓各一两半（5g），半夏二合半（8g），大黄二两（6g），大枣六枚。

以水八升，煮取四升，纳大黄，更煮一两沸，去滓。温服一升，日三服。

【功效】和解清热，镇惊安神。

方中合大枣共 12 味药，在《伤寒论》中是药味较多的处方。首取柴胡为少阳专药，轻清升散，疏邪透表；黄芩苦寒，散清少阳相火，配合柴胡一散一清，共解少阳之邪；半夏和胃降逆，散积消痞；人参、姜、枣以益胃气，生津液，扶正助祛邪。诸药共奏和解表里、转运枢机、祛表里邪气之力。

龙骨安神，平肝潜阳。疗惊风癫痫，怔忡健忘，失眠多梦。《名医别录》言其疗心腹烦闷，夜卧自惊，恚怒，伏气在心下，不得喘息。《日华子本草》载其能逐邪气，安心神，定魂魄，安五脏。

牡蛎敛阴潜阳，化痰软坚，用治惊痫眩晕。《神农本草经》载牡蛎主伤寒寒热，温疟洒洒，惊恚怒气。

铅丹一药，嫌其有毒，现今大家都用磁石，因二者都有镇静安神之功。磁石功能潜阳纳气，镇惊安神。治疗头昏目眩，耳鸣耳聋，虚喘，惊痫，怔忡。三味合用，可镇肝胆之逆气，以止烦惊。

桂枝发汗解肌，温经通脉。成无己解曰："泄奔豚，和肌表，散下焦蓄血。"《药品化义》则曰："专行上部肩背，能领药至痛处，以除肢节间痰凝血滞。"

茯苓渗湿利水，益脾和胃，宁心安神。《神农本草经》载其主胸胁逆气："忧恚惊邪恐悸，心下结痛，寒热烦满，口焦舌干，利小便。"《药性论》言茯苓可益气力，伐肾邪，除湿气。合桂枝解外之邪而除身重，又助气化而利水。

大黄泻热毒，破积滞，《神农本草经》载其荡涤胃肠，推陈致新，通利水谷。《日华子本草》曰："通一切气，调血脉，利关节。"全方配伍：和解少阳，旋转枢机，重镇安神。可使错杂之邪从内外而解，神志得安。方中之铅丹，笔者的几位老师都改为磁石，也已成为笔者临床的习惯用法。方后注曰："本云柴胡汤，今加龙骨等。"本方就是小柴胡去甘草，加龙骨、牡蛎、铅丹、桂枝、茯苓、大黄而成。

笔者用于记诵的方歌：

柴胡四加龙牡汤，夏三枣六二大黄，

龙牡苓苓桂两半，同量铅丹人参姜，

抑郁焦虑神紊乱，癫痫失眠语言狂。

细细解析本方证条文，方才明白古今医家的共识，本方调治神志昏昧诸症最宜。现代临床报道用治：抑郁症、焦虑症、躁狂抑郁症、偏执狂、老年精神病、癫痫、神经官能症、失眠等。黄煌教授强调，柴胡加龙骨牡蛎汤是治疗抑郁症、焦虑症、癫痫的特效药。笔者早年在北京中医药大学学习期间，受几位老师的影响，熟记了柴胡剂。在后来的临证中，也常能用到柴胡加龙骨牡蛎汤。

1. 郁证（抑郁症）

樊×，女，22 岁，在读研究生，2018 年 10 月 19 日初诊。

主诉（代诉）：言少神迟 1 月。

自入学以来行为、动作缓慢，好几次不能按时上课，近两周以来听不懂老师讲课。饭量日减，整日忧愁烦恼，不愿与同学交流，自己感到"孤独无助"，突然觉得"不会念书了"。师生发现后由校方通知家长，家长即陪患者去省城某医院、精神病医院就诊，系统检查后诊为抑郁症。经同事介绍，随即返乡来门诊要求中医治疗。我在患者幼时便认识她，一反往常机灵可爱之象，表情淡漠，双目凝视，行动迟缓，第一句话就说"活着没意思"，不会念书，也不会做家务，什么都不行。自考研以来睡眠不好，近 1 月来入睡困难，早上三四点就醒了。明显消瘦，入学前体重58kg，昨日查 51kg。无端恐惧，不敢吃肉，怕戕害生命。也不敢吃鸡蛋，因为鸡蛋可以变成有生命的小鸡。早上三四点就醒了，但到了七点多还穿不好衣服。喜欢凉快，不吃热食。少汗，精神疲困，睡则"打鼾"，以前从来没有。大便数日未解，尿黄，有味。月经迟行，35～40 天一行，痛经，本次月经第十天，经期 6 天。舌深红，舌下静脉瘀滞。苔黄腻，中后部褐苔。脉滑有力（86 次/分）。

诊断：郁证（肝胆火郁，痰浊蒙窍），抑郁症。

诊治：和解清热，涤痰镇惊。

方药：柴胡加龙骨牡蛎汤。柴胡 25g、生龙牡（先煎）各 15g、黄芩 12g、茯神 10g、桂枝 10g、磁石 15g、干姜 10g、半夏 20g、大黄（后下）20g、僵蚕 12g、蝉蜕 8g、甘遂 6g、大戟 6g、白芥子 12g、大枣 10 枚。5 剂，水煎两次，日 1 剂，频服。

2018 年 10 月 24 日二诊：服药第二天开始大便，日解两次，大便奇臭，后 3 天内每天大便两次。语言、行为稍有改善，能入睡，仍早醒。二诊方药：柴胡 25g、生龙牡（先煎）各 15g、黄芩 12g、茯神 10g、桂枝 10g、磁石 15g、干姜 6g、半夏 20g、大黄（后下）15g、僵蚕 12g、蝉蜕 8g、甘遂 6g、大戟 6g、白芥子 12g、九节菖蒲 15g、远志 15g、大枣 10 枚。10 剂，水煎，日 1 剂。

2018 年 11 月 8 日三诊：睡眠每天超过 6 小时。饮食正常，食前知饥，正常禽蛋肉类已不忌讳。近 1 周打鼾止（其实是痰鸣声），自觉"头脑清醒多了"。仍感健忘，记不住东西，语言、行为基本正常，行动仍慢，但不用很长时间。仍有恐惧感。舌暗红，舌尖赤，苔薄白，脉细滑。患者要求复课上学。嘱咐家长随孩子住学校附近，再照应两月以上。

制散服药 3 月以上：柴胡 100g、生龙牡各 80g、黄芩 50g、茯神 60g、桂枝 40g、西洋参 60g、制半夏 70g、龙眼肉 60g、九节菖蒲 50g、远志 50g、僵蚕 60g、蝉蜕 30g、大黄 60g、制南星 50g、生地黄 200g、防己 20g、防风 50g。共研细末，每次 5g，酌情日 3~5 次。

随访：患者春节回家后来门诊致谢，言行举止正常，自己回忆当时病状，如梦中事。仍感到记忆差，已服第二次散剂。嘱其注意生活规律，保证每天 7 小时睡眠时间。再服两月以上即可。

按

　　该患者愈后再未复发，现已任教于某学院。该病起于劳神焦躁，郁久失治致痰湿壅滞，郁火夹痰，蒙蔽清窍而发惊狂。黄褐腻苔佐证痰浊之深重。故处方柴胡加龙骨牡蛎汤合升降散通阳泻热、升清降浊，更加控涎丹驱逐痰浊，必须待浊垢苔化净方可。精神病早期切忌用补药，故方中不用人参，如此治疗 3 周，大便通，痰浊去，神志得以清醒，情绪自然安宁。三诊时诸症停息，此时突出的问题是健忘。所以散剂处方为柴胡加龙骨牡蛎汤、升降散以通表清里，升清降浊。加入茯苓、远志、石菖蒲，合方中人参即是孙思邈的开心散。其功安神补气、化浊开窍，专治好忘（《备急千金要方》）。郁火日久则伤阴，逐痰化浊之药多服亦难免伤津耗液，所以方中还有防己地黄汤，意在养阴生津。而防己地黄汤又治"风入心经，阴虚血热，病如狂状，妄行，独语不休，无寒热，脉浮。或血虚风胜，手足蠕动，瘛疭，舌红少苔，脉虚神倦"（《金匮要略·中风历节病脉证并治第五》），数方共奏和解清热、祛痰开窍、安神定志之功。但凡制丸制散，处方就当放宽一点，全面一些。

依证说方： 在临床实践中，柴胡加龙骨牡蛎汤据证常合控涎丹、升降散、开心散，这样能够提高疗效，缩短疗程。所以，顺便把这几个处方也简单讨论一下。

控涎丹： 方出《三因极一病证方论》，由甘遂、大戟、白芥子各等分组成。其功用为祛痰逐饮。治痰饮伏在膈之上下，忽然颈项胸背、腰胯隐痛不可忍，筋骨牵引作痛，走易不定。或神志昏倦多睡，或饮食无味，痰浊稠黏。喉中痰鸣，多流唾涎。案中取其攻逐痰饮之功。临床上医者多畏攻逐之剂，遂很少使用，其实这是一首平稳效捷的良方，痰浊壅滞者必用。它是笔者治疗水饮证，如悬饮、癫狂症，以及各种精神病的常用效方。

升降散： 由僵蚕、蝉蜕、姜黄、大黄、米酒、蜂蜜组成，是《伤寒瘟疫条辨》治温十五方之宗方，主温热疫毒弥漫，表里三焦大热，其证不可名状者。胸膈满闷，呕吐腹痛，发斑出血，丹毒，谵语狂乱，不省人事，胸烦膈热，其证不可名状者。其组方原理，修治人杨栗山是这样解析的：本方以僵蚕为君，蝉蜕为臣，姜黄为佐，大黄为使，米酒为引，蜂蜜为导，六法俱备。僵蚕得天地清化之气，轻浮而升阳中之阳，故能胜风祛湿、清热解郁，从治膀胱相火，引清气上朝于口，祛逆浊结滞之痰。蝉蜕吸风，得清阳之真气，所以能祛风而胜湿，饮露得太阴之精华，所以能涤热而解毒。姜黄祛邪伐恶，行气散郁。大黄上下通行。酒引之使上行，蜜润之使下导。本方有升有降，可使阳升阴降、内外通和，而温病表里三焦之热全清。"名曰升降，亦表里双解之别名也。"（《伤寒瘟疫条辨》）"这里取其升清降浊之功。此方是笔者治疗抑郁症、精神分裂症、偏执症、躁狂抑郁症等必用的效方。

开心散：又名远志散，由茯苓、远志、石菖蒲、人参组成。本方是开心益智的基本方。心藏神明之气，主记忆。心气不足，可使失智不聪。方中以茯苓为主药，气平味甘，能安魂养神、开心益智；石菖蒲为臣药，助茯苓开心孔，补五脏，益心智，心灵则智生，故能不忘；人参、远志为佐，人参补五脏，安精神，开心，益智；远志苦温，补不足，利九窍，益智慧。四味相合，益气宁心，安神益智，专治好忘。孙思邈于《千金要方》中收载的处方，方中药味都比较多，而开心散只有四味，却是安神健智的代表方剂。对心神不宁、焦虑不安、失眠健忘等证候具有很好的疗效。现代研究表明开心散具有抗抑郁、抗痴呆、抗氧化、抗衰老，以及促进神经细胞分化和再生、改善学习记忆、抗疲劳等作用，对抑郁、焦虑、老年痴呆、血管性痴呆等有显著疗效。方中人参于传统认知中都用党参，但是在开心散中还是用人参较好，因为人参才具有"开心、益智"的功效。

笔者用于记诵的方歌：

开心散用二两苓，菖一四分远志参，

忧思气郁神不振，遇事好忘没记性。

2. 郁证（抑郁症）

薛×，女，18 岁，学生，2018 年 7 月 20 日初诊。

主诉：自觉烦闷，不想说话两个月。

患者家长回忆，其于高考前常失眠睡少、神烦少语，家长以为系考前紧张劳累而致，认为考试过后多加休息即可。近 1 月来整夜不眠，形为懒散，自述不会做家务，连扫地也不会，认为自己什么都做不了。行动迟缓，一两小时梳洗不休。神情紧张，走路怕崴了脚，致不敢出门。吃饭怕弄脏衣服，刚吃几口就赶快离开餐桌，致体重锐减，身体消瘦，两月前体重 53kg，今日体重 46kg。无端哭泣，历久不能停止。整天居家休息，仍觉疲惫不堪。口干渴饮不多，易汗喜凉。大便干燥，一两日一解，尿频尿黄。月经 40～60 天一行，血少。末次月经第七天。面黄憔悴，体消瘦。问诊未及回答，便先含泪哭泣。舌瘦深红，舌尖赤，苔少乏津，脉细弦（78次/分）。曾两次去某人民医院神经内科查头部CT、脑电图、心电图、X线胸片、血/尿常规、血生化系列，均在正常范围。

诊断：郁证（肝胆热郁，耗气伤阴），抑郁症。

诊治：和解清热，凉血安神。

方药：柴胡加龙骨牡蛎汤合防己地黄汤。柴胡25g、生地黄50g、防己5g、防风10g、桂枝10g、生龙牡（先煎）各12g、茯神10g、黄芩10g、半夏15g、大黄15g、炙甘草10g、小麦20g、大枣10枚。7剂，水煎，日1剂，频服。

2018年7月29日二诊：无故悲伤哭泣止，问诊愿意应答，晚上能睡6小时左右，中午睡不着。高考分数已公布，比估分高了几分，可以读二本B类，也是个精神安慰。能够正常吃饭，这两天下午母女相伴可以在外散步活动。动作仍慢，但生活可以自理，情绪低落。口仍干。大便利，日解两次。小便次数明显减少，尿利。舌深红尖赤，苔少乏津，脉弦细。方药：柴胡25g、生地黄50g、防己5g、防风10g、桂枝10g、生龙牡（先煎）各12g、茯神10g、黄芩10g、半夏15g、大黄15g、栀子12g、淡豆豉12g、炙甘草10g、小麦20g、大枣10枚。10剂，水煎，日1剂。

按

该患者被诊为抑郁症，证属轻型。根据临床表现，笔者从郁证、脏躁入手，处方柴胡加龙牡汤合防己地黄汤、甘麦大枣汤。患者系第二次高考，有明显的精神负担，学习勤奋，经常"加班加点"，劳伤阴血，每次模拟考试皆不尽如人意，忧思火郁。先有失眠，继发神迷，而发抑郁、脏躁。依先师印会河法，首选柴胡加龙骨牡蛎汤去人参调肝泄胃；防己地黄汤凉血热养心血，佐甘麦大枣汤益气阴、安心神，共奏和解清热、养阴凉血、益气安神之功。

3. 心悸（阵发性室上性心动过速伴心律不齐）

范×，男，28 岁，教师，2017 年 4 月 12 日初诊。

主诉：间断心慌胸闷 12 年。

患者 16 岁春节期间起哄喝酒后出现心慌、心跳，面热面赤，历半天许自止，未在意。历 1 周以后无缘无故频发心慌、心跳，伴发胸闷，或伴头昏。心电图示"窦性心动过速"（94 次/分，发作过后）。又查 48 小时动态心电图示：最快心率 178 次/分，最慢心率 54 次/分，伴频发室性早搏。报告示：①阵发性室上性心动过速。②室性早搏。心脏彩超报告示：室上性心动过速，偶发室性早搏。化验甲功系列均在正常范围。血、尿常规均为正常范围。近两年来心跳、心慌一两天即发 1 次，发作时心跳、心慌，胸闷不适，咽部"刺激性"咳嗽，很少头昏，发作过后无任何不适。常服盐酸普萘洛尔片，间服胺碘酮，症状未予控制。平时睡眠不实，多梦，情绪易激动，喜凉快，易汗，纳好。大便干，一两日一行，尿常黄，至夜咽干。面微红润，双目有神。舌暗红，苔薄白。脉弦（76 次/分）。

诊断：心悸（肝胆热郁，胃气上逆），心律失常，阵发性室上性心动过速。

诊治：和解清热，镇静安神。

方药：柴胡加龙骨牡蛎汤。柴胡 25g、生龙牡（先煎）各 10g、茯神 10g、黄芩 10g、桂枝 10g、磁石 15g、生晒参 10g、麦冬 15g、五味子 5g、生姜 15g、制半夏 15g、大黄 8g、大枣 7 枚。10 剂，水煎，日 1 剂。

2017 年 4 月 30 日二诊：自服药半月内发作心跳、心慌 1 次，昨天晚上 9 点许又发作 1 次，历时很短。睡眠好，噩梦少。服药期间大便日解两三次，停药期间大便日一行。方药：柴胡 25g、生龙牡（先煎）各 10g、茯神 10g、黄芩 10g、桂枝 10g、磁石 15g、生晒参 10g、麦冬 15g、五味子 5g、生姜 15g、制半夏 15g、大黄 6g、大枣 7 枚。20 剂，水煎，日 1 剂。

2017 年 6 月 10 日三诊：5 月 1 日开始服药，5 月 7 日发作 1 次，时间很短，后来心慌、心跳未发，睡眠好。

按

共服中药 30 剂后停药。患者与笔者系近邻，在后来这几年里偶遇饮酒、多喝可口可乐亦有发作，1 年三五次，发作时间很短。嘱其戒酒，最好不喝浓茶、可口可乐。

讨论：阵发性室上性心动过速多无心脏器质性病变，依中国中医科学院广安门医院路志正老师的经验：心率慢的心律失常，就依"伤寒，心动悸，脉结代，炙甘草汤主之"。心率快的心律失常，包括阵发性心动过速，当从肝胃热郁、胃气上逆、扰动心神而发，因为"胃之大络，名曰'虚里'"（《素问·平人气象论》）。从胃贯膈，上络于肺而出左乳下，就是心脉搏动的位置。所以心脉病变可以由胃气不和而致。经验处方柴胡加龙骨牡蛎汤最宜，方中大黄泻胃，半夏降逆，此时当为"主药"。《素问·逆调论》言"胃不和则卧不安"，都是一个原理。路老强调，室上性、室性心律失常，首先都应从这两个方证中寻治。

柴胡加龙骨牡蛎汤是中医治疗癫狂痫、百合病、脏躁、快速心律不齐的常用方，西医诊为神经系统及其他内科杂病者都有本方的适应证。

柴胡桂姜汤与痤疮

原文解析　柴胡桂枝干姜汤出自《伤寒论》第 147 条，原文是这样说的："伤寒五六日，已发汗而复下之，胸胁满微结，小便不利，渴而不呕，但头汗出，往来寒热，心烦者，此为未解也，柴胡桂枝干姜汤主之。"《金匮要略·疟病脉证并治第四》篇附方："柴胡桂姜汤。治疟寒多，微有热，或但寒不热。"方药及用量与《伤寒论》相同。

原文论述的是，由于伤寒误治，或过汗，或误汗而"复下之"，致阴阳俱伤，邪郁少阳，气化失常，津液不布的证治。先师刘渡舟教授解为"胆热脾寒"，即少阳、太阴证。

伤寒误治，汗、下失时，致邪陷少阳，故见胸胁胀满微结。"微结"，与大、小结胸证相对而言，虽有结滞但不深重。邪致少阳枢机遏郁，三焦因此不得正常气化，气化不利则水道因之不通，故见小便不利。三焦气壅，水津不布则口渴。阳气郁遏，不得发越，上冒则头部汗出，郁内则热扰心烦。此时的邪热是进退于少阳三焦与胆经，故"往来寒热"。"渴而不呕"，是邪气留连三焦而遏伤太阴脾土，但未伤及胃气，也说明邪气在三焦经而不在胃。"心烦者，此为

181

未解也"，说明此时邪气仍在少阳而没有解除，"小便不利""但头汗出"，很像湿热，欲将发黄，但口渴而不呕，可知邪不在脾胃，又因伤寒五六日后，误汗、误下，并不是湿热内蕴，其实是气化失司，邪陷正虚之原因，这是我们需要鉴别之处。依先师刘渡舟教授的推论，应当有"自下利"或大便通利的症状。方宜柴胡桂枝干姜汤。

我们理解柴胡桂枝干姜汤时应与大柴胡汤对比。柴胡桂枝干姜汤治少阳病兼太阴脾家虚寒证，而大柴胡汤治少阳病兼阳明胃家实热证。

方证解析

【组成】柴胡半斤（24g）、桂枝三两（9g）、干姜二两（6g）、黄芩三两（9g）、瓜蒌根四两（12g）、牡蛎二两（6g）、炙甘草二两（6g）。

以水一斗二升，煮取六升，去滓再煎，取三升（请注意，"去滓再煎"，这是和解剂的基本煎煮法）。温服一升，日三服。

服药后的反应：初服微烦，复服汗出愈。是因为初服药后阳气欲通之兆，故"微烦"。"复服汗出愈，"复服汗出，阳气已通，津液自和，便自汗出而愈。这就是阳和布护，津液宣行，正复邪却而病愈。

笔者用于记诵的方歌：

> 柴桂干姜化痰饮，桂芩三两柴半斤，
> 姜草牡二花粉四，胸胁满结寒热停。

成无己解曰："《内经》曰：热淫于内，以苦发之。柴胡、黄芩之苦，以解传里之邪；辛甘发散为阳，桂枝、甘草之辛甘，以散在表之邪；咸以软之，牡蛎之咸，以消胸胁之满；辛以润之，干姜之辛，以固阳虚之汗；津液不足而为渴，苦以坚之，瓜蒌之苦以生津液。"（《注解伤寒论》）柯韵伯是这样解释的："此方全从柴胡加减，心烦，不呕不渴，故去半夏之辛温，加瓜蒌根以生津；胸胁满而微结，故减大枣之甘满，加牡蛎之咸以软之，小便不利而心下不悸，是无水可利，故不去黄芩，不加茯苓；虽渴而太阳之余邪不解，故不用参而加桂，生姜之辛易干姜之温苦，所以散胸胁之满结也。初服烦即微者，黄芩、瓜蒌之效；续服汗出周身，内外全愈者，姜、桂之功。小柴胡加减之妙，若无定法，而实有定局矣。更其名曰柴胡桂枝干姜汤，以柴胡症具而太阳之表犹未解，里已微结，须此桂枝解表，干姜解结，以佐柴胡之不及耳。"（《伤寒来苏集》）我们细读柯氏之论，叹服其医理、文理之精深，不仅仅是解读经文，也是一种文学的品位与享受。综合功效为和解少阳，温化水饮，散结敛阴。

在临床上，柴胡桂枝干姜汤的应用指征，黄煌教授是这样归纳解说的。①胸胁满：或咳嗽，或胸骨痛，触之更甚。②寒热往来：或恶风，盗汗、自汗、头颈以上出汗。③口渴：有食欲不振，口渴但饮水不多，小便不利，大便溏薄。④心烦：胸腹动悸，不眠多梦，耳鸣。⑤苔白厚，舌面干。而先师刘渡舟教授主张抓主症，就是口苦、大便溏。

细查相关资料，关于柴胡桂枝干姜汤的报道很多，已发表的相关论文近千篇，治疗病证近百种。笔者在临床上用柴胡桂枝干姜汤治疗痤疮深有体会，特列出病案几例，也是笔者治疗痤疮的几种方案，通过对比讨论，意图是想阐述清楚柴胡桂枝干姜汤适合治疗哪种类型的痤疮。

病案讨论

1. 薛×，男，25 岁，2018 年 11 月 7 日初诊。

主诉：两颧及腮下皮疹反复发作 6 年。

患者从 19 岁秋两腮起痘痘，无自觉不适，未在意。近 3 年来逐渐增多，小如冒针头、粟粒样，大如黄豆样白头粉刺，基底暗红，平时很少化脓感染。皮疹密集，但颧以上很少。平时"胃口不好"，不能乱吃零食，很少食生冷，食生冷则腹泻。大便利，日解一两次，尿常黄。口干不喜饮，无明显寒热。体瘦（身高 1.74 米，体重 52kg），面微黄。舌暗红，体大，苔薄白润。脉弦缓（64 次/分）。

诊断：痤疮（寒湿闭阻，郁久化热）。

诊治：祛寒化湿，和解清热。

方药：柴胡桂枝干姜汤。柴胡 25g、桂枝 10g、干姜 10g、黄芩 10g、牡蛎（先煎）15g、天花粉 15g、炙甘草 10g、僵蚕 10g、蝉蜕 6g、姜黄 12g、荆芥 10g、薄荷 10g。10 剂，水煎，日 1 剂，分 4 次服。医嘱：忌辛辣、贝壳类肉制品。

2018 年 11 月 20 日二诊：服上方 10 剂，面部皮疹似有减轻，"白头粉刺"明显消退，近日口干、口苦，晨起目眵多，眼睛不适，纳差。舌暗红，尖赤，苔薄白润。脉弦（78 次/分）。方药：柴胡 25g、桂枝 10g、干姜 10g、牡蛎（先煎）15g、黄芩 15g、天花粉 15g、僵蚕 10g、蝉蜕 6g、姜黄 12g、炙甘草 10g、荆芥 10g、薄荷 10g、砂仁 10g。10 剂，水煎，日 1 剂。

2018 年 12 月 8 日三诊：大、小皮疹均有消退，白头粉刺未发。纳谷好，脘闷消，大便调，仍有口干、口苦。二诊方 10 剂，两日 1 剂，以为巩固。

按

　　痤疮表现在面部、胸背，未受损的皮肤不红，痘痘、粉刺基底暗红或不红，形体表现不是健壮体质，舌不红赤，舌润体大，脉不滑数。这一类型的痤疮就是寒湿闭阻，郁久化火而发。当从仲景方寻治，经验处方柴胡桂枝干姜汤主之，为什么说是"经验处方"？因为我们发现本方治疗痤疮疗效好，但是，不可以说仲景方中就是柴胡桂枝干姜汤能治痤疮。方中柴胡《医学启源》说可"解散肌热"。桂枝于《本草再新》中记载可以"消肿利湿"，柴、桂相合，和解调营，达邪外出；荆芥、薄荷助柴、桂疏散郁热，四味共奏"火郁发之"之效。干姜温中散寒，温肺化饮，回阳通脉，《医学启源》记载其可"发诸经之寒气"。牡蛎敛阴潜阳、化痰软坚以消痘疹，与干姜相伍是为治本之法。瓜蒌根即天花粉，养胃生津，清热消肿，以助黄芩清热燥湿之功；方中加入僵蚕、蝉蜕，杨栗山解曰：僵蚕得天地清化之气，轻浮而升阳中之阳，故能胜风祛湿，清热解郁，从治膀胱相火，引清气上潮于口，祛逆浊结滞之痰。蝉蜕吸风，得清阳之真气，所以能祛风而胜湿，饮露得太阴之精华，所以能涤热而解毒。二味共奏宣泄郁火之功，并助黄芩泻火解毒之力。姜黄活血行气、温经通脉，杨璿解曰：引诸药入营血，导郁火出气分。炙甘草为使，调和诸药而益脾胃，益气复脉而助阳气外达。全方共奏祛寒化湿，和解清热之功。

2. 卜×，女，23 岁，研究生，2017 年 2 月 10 日初诊。

主诉：面颊、上额痘疹频发 7 年。

从 17 岁春天开始面部散发痘痘，逐渐增多，持续至今，不退反增。头皮油腻，两天不洗就头发明显油腻。喜凉爽，怕热少汗，口常干喜饮，纳好，大便干燥，一两日一行。眠正常。月经 28 ~ 30 天一行，血不畅，本次月经第十二天。面色红润，额前、两腮、颌下，布粟粒样、绿豆样、黄豆样大小不等的皮疹 40 多个。大皮疹周围红赤，少有脓点。白头、黑头、粉刺间发。双睑赤，唇红干燥。舌深红，苔薄白乏津，舌下静脉瘀滞。脉细双关弦（76 次/分）。

诊断：痤疮（郁热久伏，外感寒湿）。

诊治：散寒除湿，宣泄郁火。

方药：柴桂干姜汤合解毒活血汤。柴胡 20g、桂枝 10g、生姜皮 8g、黄芩 10g、牡蛎 12g、连翘 20g、桃仁 15g、红花 12g、当归 12g、枳壳 12g、大黄 6g、葛根 20g、赤芍 15g、生地黄 20g、玄参 15g、甘草节 10g。10 剂，水煎两次，分 4 次服。医嘱：戒辛辣，多吃果蔬。头发及面部所用的洗涤防护用品，尽量不要改换产品。

2017 年 2 月 26 日二诊：服药 10 剂，面赤、面热减，多数皮疹开始消退，少数脓点消失，咽干、口渴仍明显。服药期间大便稀软，日解两次，小便利。近日纳呆，时有脘闷。舌深红，苔薄白，舌下静脉瘀滞有减。双关脉弦（72 次/分）。遵原法入开胃消食之味：柴胡 20g、桂枝 10g、生姜皮 8g、黄芩 10g、牡蛎 12g、僵蚕 10g、蝉蜕 6g、连翘 20g、桃仁 15g、红花 12g、当归 12g、枳壳 12g、葛根 20g、赤芍 15g、生地黄 20g、大黄 6g、甘草节 10g、白豆蔻 6g，10 剂，水煎，日 1 剂。

2017 年 3 月 14 日三诊：面部皮疹基本全消，唇红润，眼睑淡红。近来面部、头发油腻现象明显减轻。仍有脘闷纳差。二诊方 10 剂，减为两日 1 剂即可。

按

　　处方柴桂干姜汤化寒湿，合解毒活血汤活血凉血解毒，该方在《医林改错》中，王氏用治天花痘疹上吐下泻初期者。笔者于临床应用中发现，凡干性皮肤病，皮疹红赤有瘀热征象者，处方解毒活血汤活血凉血、解毒消疹，疗效称奇，多年来已厘定为治疗干性、热性皮肤病的"抓主症"方。方中柴胡、葛根、枳壳助力宣泄之功；桃仁、红花、当归、赤芍、生地黄、玄参活血凉血；连翘、甘草节清热解毒。合柴桂干姜汤祛郁闭之寒湿，加白豆蔻理气健脾、开胃消食，制清热养阴药腻膈滞胃。

3. 张×，男，27 岁，2012 年 7 月 17 日初诊。

主诉：面部长痘不消退历 11 年。

患者从 16 岁春天开始，身体快速发育，增高增重，随即面部起痘，渐及前胸、后背上方，到 20 岁后不减反增，整个面部红赤，痘疹小如帽针头、粟粒样，大如黄豆，红肿透亮，间有脓疱，面颊下多处疤痕。鼻尖及鼻周红赤无皮疹。喜凉怕热，动则易汗，口常干，喜冷饮，纳好（体重 85kg），精神好，大便偏干，尿常黄，余无他苦。舌深红，苔薄不润，脉滑有力（86 次/分）。

诊断：痤疮（中焦积滞，郁火上乘），中度痤疮（皮丘疹超过 40 个）。

诊治：宣泄郁火，凉血解毒。

方药：升降消乳汤。僵蚕 12g、蝉蜕 8g、大黄 10g、姜黄 12g、知母 18g、瓜蒌 45g、金银花 20g、连翘 20g、丹参

20g、制乳没（包煎）各 12g、生地黄 20g、赤芍 12g、牡丹皮 10g、炮甲珠（研冲）4g。10 剂，水煎，日 1 剂，分 4 次随服。医嘱：戒酒，少辛味，食不宜饱。

2012 年 8 月 5 日二诊：面红赤变淡，皮疹间有消退，仍有新发皮疹。服药期间每天大便六七次，便后肛门灼痛，因此停药 10 余天。舌深红，苔薄白少津，舌下静脉瘀滞，脉滑（82 次/分）。方药：僵蚕 12g、蝉蜕 8g、知母 18g、瓜蒌 45g、金银花 20g、大黄 5g、姜黄 12g、连翘 20g、制乳没（布包）各 12g、丹参 20g、生地黄 20g、赤芍 12g、牡丹皮 10g、炮甲珠（研冲）4g。鼓励患者再服 20 剂以上。

2012 年 9 月 18 日三诊：患者间断服药 30 剂（二诊方 20 剂），面部及胸背部皮疹消退，偶有新发粟粒样皮疹，可以自行消退，面部皮肤仍红。嘱饮食宜忌。

按

　　患者平时身体健壮，暴饮暴食，烟酒辛辣无所禁忌，积热内壅。饮冷酒酪郁闭积热，发于上焦致粉刺疮疖。治宜升降散宣泄郁火，使阳升阴降，内外通和。所以，笔者引申于临床上，凡辨为郁火征象者，首选升降散宣泄郁火。热毒炽甚者，选《医学衷中参西录》中张锡纯治疗乳痈的效方消乳汤，清热解毒，化瘀消痈，这是因为"消乳汤治结乳肿疼或成乳痈新起者，一服即消，若已作脓，服之亦可消肿止疼，并治一切红肿疮疡。"（《医学衷中参西录》）本例属于热毒壅滞型痤疮。

痤疮是个西医病名，现在中医临床上也习惯这样称呼。西医认为痤疮的发生主要与皮脂分泌过多、毛囊皮脂腺导管堵塞、细菌感染和炎症反应等因素相关。青春期开始，不论男女都可能发生，但是绝大多数人可以说是"一晃而过"，有少数人则皮损越来越多，久久不愈。根据临床表现，西医分类、分型、分级很多，但是从治疗角度而言，并没太大区别。

中医认为痤疮的发生主要是不同原因的"郁火"内伏，不得发散而成，常见于两颊、鼻前端两侧、额部和下颌部等"有肉、多脂"的部位。最初为毛囊口角化过度及栓塞，致皮脂不能排出，在毛囊内滞留而导致局部隆起，即形成我们所说的"粉刺"。粉刺可分为开放性的"黑头粉刺"和闭锁性的"白头粉刺"。痤疮、粉刺，从中医病证命名角度讲，中医该怎么称呼呢？笔者在临床上就叫"痤疮"。

其一，这"伏火"郁闭的病机首先是寒湿壅滞，郁久化火而成。此类患者的体质常处于"亚健康"状态（也是我们临床选用经方的主要群体），身体较消瘦或虚胖，面色不红润，所见皮疹淡红或皮疹基底暗红，很少有化脓。大的痘疹也是"白头粉刺"。一般喜欢暖和或不怕热，口常苦或口干不喜饮水，部分人常常胃脘不适或纳差。大便利或稀。舌淡红，或大或胖，有齿痕。脉缓，或弦滑、细滑，或细脉。我们认为这是"寒湿留滞，郁久化火"而发，处方就是刘渡舟老师惯用的柴胡桂枝干姜汤。

其二，平时身体健康，无其他不适，面部频发痘疹，大小不等，大的痘疹基底红赤，顶端常表现为黑头粉刺，或欲化脓，痘疹常及胸背。面色红润，不怕凉，咽口常干，大便利或偏干，尿时黄，舌深红，尖赤，苔薄白乏津，舌下静脉瘀滞。这些征象就是郁火久伏，血热伤阴。治宜宣泄郁火，活血凉血，解毒消疹。方药：升降解毒活血汤。

第三，壮实体质，或平素过食辛辣，或长期食用烧烤煎炸厚味之品。面色红赤，痘疹明亮，基底紫红，间有脓疱、脓点，常有肿疼，日久间夹疤痕，痘疹大、数量多，常及前胸后背。喜凉怕热，动则易汗，口常干，喜冷饮，纳好，大便偏干，尿常黄。舌深红，苔或黄或厚，脉滑有力。我们就依中焦积滞，郁火上乘论治。法以宣泄郁火，凉血解毒。方药：升降消乳汤。

以上是笔者多年来治疗痤疮的"抓主症"方，共分三型，处方基本固定，是笔者治疗痤疮之心法。笔者在临床上喜欢看皮肤病，因为皮肤病能看得见、摸得着，容易判定疗效。

我们从柴胡桂枝干姜汤说起，首先对本方所涉条文进行了解析，逐字逐句展开了讨论，由繁到简，归纳梳理出柴胡桂枝干姜汤的适应证。黄煌教授详细列出方证五大项，先师刘渡舟教授则强调抓主症，即口苦，大便溏。因为笔者于临床将柴胡桂枝干姜汤常用于痤疮的治疗，所以列举痤疮病案与大家分享。但是，痤疮的临床表现复杂多变，并不是柴胡桂枝干姜汤一方就能通治的，所以列举不同类型的病案进行解析，从而使大家认识到，特别是使初学经方者明白，不论是经方还是时方，都有它的适用范围。但是，临床上遇到痤疮，建议首选柴胡桂枝干姜汤。

再论甘草泻心汤

概述 甘草泻心汤是仲景五泻心汤之一，在《伤寒论》第 158 条是这样记载的："伤寒中风，医反下之，其人下利，日数十行，谷不化，腹中雷鸣，心下痞硬而满，干呕、心烦不得安。医见心下痞，谓病不尽，复下之，其痞益甚。此非结热，但以胃中虚，客气上逆，故使硬也，甘草泻心汤主之。"

原文解析 本条是以病例讨论方式进行论述的，第一陈述病因，第二叙述症状，第三阐述病机，第四立法处方。

"伤寒中风，医反下之""医见心下痞，谓病不尽，复下之，其痞益甚。此非结热，但以胃中虚，客气上逆，故使硬也"。这是动态地叙述医生治疗伤寒、中风误用了下法，导致胃气虚而形成痞证的过程。我们从这段经文中理解，其实质有两点：①无论伤寒还是中风，只要有表证存在，唯宜汗法以解表，如果误用了下法，那就是错误。②"医见心下痞"，本宜治痞，也是不可以使用下法。而医生贸然"谓病不尽"，他认为是热结心下而硬，是结热未除，没有认识到是痞证，因此"复下之"，即反复地使用下法，致使胃气重伤，所以"胃中虚，客气上逆"，即邪气上逆。胃气虚弱之后，失其和降之功，内陷邪气反而上逆，这就促使痞证更甚，故痞硬而不解。但是，"此非结热"。明明白白地告诉你，胃肠结热才能用下法，由于此症不是结热，因此，"下之则误"。本条经文需要我们反思的是，明明是个痞证，这个医生反二三下之？在这里有必要讨论一下痞证，它的表现是医者能看见患者心下（即剑突下）隆起，患者自觉心下满硬上顶或疼，常伴干噫食臭（xiù）。触之似硬，但是指下有空虚感，叩诊呈鼓音。如果是热结心下，则按之硬痛，患者拒按，叩之呈浊音或实音。如果有振水声的话，那是水气互结的枳术汤证了。那么为什么会反复地误诊，下后复下？这就是仲景自序中所言的"观今之医，不念思求经旨，以演其所知，各承家技，终始顺旧，省疾问病，务在口给，相对斯须，便处汤药，按寸不及尺，握手不及足，人迎趺阳，三部不参，动数发息，不满五十……"（《伤寒论·序》）是因为患者遇上了这样的医生，平时不钻研医术，凭着自己家传的一点知识，看病时敷衍了事，不细心诊察病情，草率处方。"夫欲视死别生，实为难矣！"（《伤寒论·序》）仲景感叹，这样的医学水平，能不误诊、误治才怪，哪还讲什么判别死生。

由于误下、复下，"但以胃中虚，客气上逆"，清浊升降功能失调，邪气内陷。在下则浊气下流，里虚胃弱，而见"其人下利，日数十行，谷不化，腹中雷鸣"；在中则邪气壅滞，症见"心下痞硬而满，干呕"；在上则"邪气扰心"，因为胃络通心（《素问·平人气象论》），故见"心烦不得安"。上、中、下三焦俱伤。因胃气虚弱，由胃及脾，升降紊乱，寒热错杂，故以甘草泻心汤养胃和中、消痞止呕。

甘草泻心汤原方没有人参，根据半夏泻心汤、生姜泻心汤的组方功效，应该有人参，特别是林亿诸贤在校订《伤寒论》时，依《金匮要略》《千金翼方》《外台秘要》提出此处是脱简，予以补充。我们分析，既然本方证痞、利俱甚，且病本中虚，也不可能去人参的益胃补虚之功，即使是方中没有，也应该加入人参。甘草泻心汤的药味、用量与半夏泻心汤相同，为辛开苦降甘调之法，只是重加甘草用量以补胃益气，使脾胃之气得复，而升降功能自调，则痞证可除，下利可止。既然"胃中虚"则生寒，"客气上逆"则生热，寒热错杂之证仍在，是以辛开苦降之品又必须佐之。

半夏泻心汤、生姜泻心汤、甘草泻心汤，三方的药味从今天的组方看，基本相同，共为辛开苦降甘调之法。研究伤寒诸家对这三个处方的鉴别使用讲述繁多，笔者也翻阅了大量的资料，但是仍然如坠云里雾中，不得其解。于是，笔者从临床应用角度来个简约的鉴别：同是痞证，心下满硬或痛，干呕恶心，患者自觉腹中有声，但是医生不用听诊器是听不到的，虽利但次数不多，笔者把它划定为3次以内，舌暗红胖，脉滑不实，即处方半夏泻心汤；如果大便在5~7次，肠鸣有声，这种肠鸣音要稍加注意，离近点，不用听诊器便可以听到，舌润水滑，脉滑不实，即用生姜泻心汤；下利无度，最少 7 次以上，离患者稍近点就能听到肠鸣音，真正是"腹中雷鸣切痛"，同时异常烦躁，舌暗红、胖大，脉滑无力，就是甘草泻心汤证。在调理肠胃，用到"三泻心汤"时，笔者就是依大便次数的多少、肠鸣声的高低来进行鉴别的。

我们从《伤寒论》第 158 条讨论甘草泻心汤于胃肠方面的应用，其实只是本方的一个方面，甘草泻心汤远不止这一个功效。《金匮要略·百合狐惑阴阳毒病证治第三》载："狐惑之为病，状如伤寒，默默欲眠，目不得闭，卧起不安，蚀于喉为惑，蚀于阴为狐，不欲饮食，恶闻食臭，其面目乍赤、乍黑、乍白，蚀于上部则声喝（嗄），甘草泻心汤主之。"我们用现代语言解读：狐惑病的症状类似伤寒，如少阴病之沉默想睡又不能闭目安眠，不论是躺下或起床，都表现出神情不安。狐与惑的区别：咽喉部蚀烂的称为惑，阴部蚀烂的为狐，患者不但不想吃饭，而且还怕闻到饮食的气味，面目呈现一阵红、一阵黑、一阵白。蚀烂于上部的常见声音嘶哑，处方用甘草泻心汤。相关经文还提出，蚀于外阴部位的，还可以配合外治法，用苦参汤洗之。如果是蚀烂于肛门周围的，可以用雄黄熏之。

我们在这里解读一个西医的病——白塞综合征，也叫口眼生殖器综合征。这个病的临床表现是：第一，反复发作的口腔溃疡，每年至少发作三次以上口腔溃疡；第二，反复发作的生殖器溃疡，医生或患者可以观察到生殖器溃疡；第三，眼部的病变，主要包括眼睑溃疡、葡萄膜炎、视网膜血管炎之类的；第四，皮肤病变，医生或患者自己能够观察到的结节、红斑、假性毛囊炎、丘疹性脓疱疹，或者是青春期后反复出现的痤疮；第五，情绪低落，忧愁悲伤，沉默不语，食欲不振，但易被激怒；第六，部分患者发热怕凉或者关节疼痛。

我们把白塞综合征与《金匮要略》记述的狐惑病进行比对后发现，可以说古今记载描述的就是同一个病。所以，黄煌教授评说："白塞综合征是由土耳其皮肤科医生白塞氏于1937年首次报告的，因此医学界也以其姓名命名此病。但我认为，张仲景才是第一个发现白塞综合征的医生。张仲景不仅有对此病临床特征的记载，更发现了治疗此病的专方——甘草泻心汤。因此，白塞综合征应该更名为狐惑病或甘草泻心汤综合征。"并且他诚恳地告诉后学者："用甘草泻心汤治疗白塞综合征的有效病例，我已经有不少。其疗效主要体现在溃疡发作频率及程度的控制上，根治还不好说。但就是这一点，对于被溃疡痛苦折磨的患者来说，也已经是求之不得了。"笔者也在这里慎重地告诉各位同仁，只要认真地处方，医患坚持，这个病完全可以治愈！一般首次服甘草泻心汤80~100剂，临床完全可以治愈。一部分患者过一两年又犯，仍以甘草泻心汤治之，第二次治疗一般用药三四十剂即愈。再过一两年还有复发的，我们仍然施以初诊方，疗程和第二次差不多。在笔者观察的患者中，两次痊愈的多，也有第三次犯病服药痊愈后，再没有发现第四次复发的。这是个顽疾，愈后易复发，但是只要耐心坚持，完全可以得到理想的远期疗效，主方就是甘草泻心汤。

我们再从病机角度分析，甘草泻心汤所主的证治是上、中、下三焦俱伤，因胃气虚弱，由胃及脾，升降紊乱，寒热错杂，故以甘草泻心汤养胃和中、消痞止呕。我们看白塞综合征的主要病位是眼、口、生殖器及肛门，其病机本源就是以脾胃气虚，升降紊乱，寒热错杂而发，发病部位也是上、中、下三焦，与《伤寒论》对甘草泻心汤证的病因、病机阐述完全吻合，难怪《金匮要略》将之用于狐惑病的治疗。在临床上，甘草泻心汤不仅仅可治疗白塞综合征，而且对眼睑炎、眼睑溃疡、单纯性复发性口腔溃疡、难治的痤疮等也有很好的疗效。在这里，我将自己在临床上使用甘草泻心汤的病例列举几例与大家共享。

方证解析

【组成】炙甘草四两（12g）、黄芩三两（9g）、干姜三两（9g）、半夏洗半升（15g）、大枣（擘）十二枚、黄连一两（3g），应加人参三两（9g）。

以水一斗，煮取六升，去滓，再煎取三升。温服一升，日三服。

本方即半夏泻心汤加重甘草用量而成。甘草为君药，以补中缓急，使胃虚得补，急利得缓，半夏、干姜、黄芩、黄连、人参、大枣等和胃消痞，共奏补益脾胃、平调寒热之功

（原方无人参，当属传抄脱漏）。

病案讨论

1. 狐惑（白塞综合征）

刘×，女，39 岁，工人，1994 年 3 月 13 日初诊。

主诉： 口疮反复发作 18 个月。

自 1992 年国庆节后患口疮，先后多用西药维生素类及甲硝唑片、西地碘含片、牛黄清心丸等，临床症状可以消失，但是相隔一两月又发。去年入夏以来前阴常疼，经妇科检查，大阴唇 1 点、4 点处有如黄豆大小两处溃疡，周围黏膜充血微肿，触痛（＋），不出血。双睑常感不适，但没有溃疡。常因口疼不能进食，涎水连连，大便日解一两次。精神郁闷，言少，心烦，睡眠不实，多梦。周身不适，无明显寒热。皮肤未发现过红斑，关节不疼。就诊时舌左下方有黄豆样溃疡，下唇前有红豆样两处溃疡。3 个溃疡面覆盖灰白色假膜，中间凹陷，下唇两处几乎融合，疮周皮肤发红、微肿，边界清晰。舌尖及两侧米粒样、高粱米样大小溃疡 4 处。上唇内、上腭、咽峡前多处陈旧疤痕。双睑明显充血。舌暗红，苔薄黄，脉滑不实（78 次/分）。

诊断： 狐惑（中虚气弱，升降失调，寒热错杂），白塞综合征。

诊治： 补益脾胃，平调寒热。

方药： 甘草泻心汤。炙甘草 15g、制半夏 15g、生晒参

10g、黄芩 12g、川黄连 10g、干姜 10g、生地黄 20g、苦参（首次另包）10g、木通 6g、竹叶 6g、大枣 7 枚。5 剂，水煎，日 1 剂，频服。

1994 年 3 月 21 日二诊：口腔疼痛缓解，口涎能控制，食饮较前顺利，前阴灼痛似有缓解，烦闷、困倦稍有减轻。妇科未查，口腔溃疡无明显变化。遵上法：炙甘草 12g、制半夏 15g、生晒参 10g、黄芩 12g、黄连 6g、生姜 20g、生地黄 20g、苦参 10g、竹叶 6g、木通 6g、灯心草 1g、大枣 7 枚。10 剂。

1994 年 4 月 4 日三诊：自述口疮痊愈，近几日一点也不疼，口涎已停，能正常饮食。外阴灼痛止，仍感不适。神情安静不烦躁，精神明显好，很少倦困，睡眠安稳，噩梦很少，昨天妇科检查，两处溃疡已基本痊愈。舌暗红，苔仍薄黄，脉细滑（80 次/分）。二诊方继服 20 剂。

按

　　该患者服上方 30 剂后临床痊愈，为巩固疗效，嘱患者最少服 50 剂后停药观察，随访 3 年未复发。这是笔者治疗白塞综合征理想的一例。白塞氏病的临床表现是：绝大多都有反复发作的口腔溃疡，其次是生殖器溃疡、疱疹，少有发生于肛门处的，同时可以伴发或继发眼睑溃疡、视网膜炎。这三处的皮损及"炎症"《金匮要略·百合狐惑阴阳毒病证治第三》篇都有记载，主方用甘草泻心汤。但是我们在临床上对于口疮的辨治还要考虑心火上炎的因素，因为舌为心之苗，故合导赤散；"蚀于下部"的溃疡，《金匮要略》言苦参汤洗之，笔者在临床上常合《千金要方》三物黄芩汤（《金匮要略·妇人产后病脉证治第二十一》），加强祛毒杀虫、养阴清热之功，因为古贤认为下部溃疡疮毒是由虫毒侵蚀所致。实践证明，三物黄芩汤专疗阴肿、阴痒，能够佐使甘草泻心汤治疗下部阴疮火毒。初诊方中是用干姜，二诊、三诊患者的胖大舌一直没变化，故将干姜易为生姜，一直用到病愈。一张处方中药虽只有12味，其中却已囊括3个处方。第一次用苦参要注意观察，因为有人会对苦参过敏。

2. 狐惑（白塞综合征）

王×，女，53岁，教师，2002年2月17日初诊。

主诉： 双眼畏光红赤，口疼不能进食7天。

患白塞综合征已3年，先发口疮，继则前阴溃疡灼疼，时轻时重，多方诊治不能长效，于2000年12月17日某三甲医院风湿免疫科主任予服转移因子胶囊、雷公藤多苷片1个月，口疮、阴疼不能控制，无奈于2001年1月20日加醋酸泼尼松30mg早上服，服用1个月后口疼止，会阴灼疼消失，遵医嘱递减泼尼松用量，约4个月停药。到2001年中秋节，可能是过度操劳，多食辛辣，口疼、前阴灼疼又发，径服转移因子胶囊两粒，日两次，醋酸泼尼松30mg，早上服，约两周后口疼及前阴灼疼停，遂减泼尼松为20mg，至今不敢停服。10天前可能因为春节前操劳眠少，口疮又发，口涎不止，不能进食。双睑红赤，灼热痒痛，怕光，目眵伴泪。前阴灼痒，自己用镜反照，发现有两个红点未溃。心胸烦闷，神情沮丧，睡眠不安，噩梦连连。周身不适，时有寒热、少汗，头昏、头闷，胃脘满闷，大便日解一两次，尿涩、尿黄，可能与不能多喝水相关。口干知饥，但口疼发愁进食。时值新春，又是多次犯病，自行加泼尼松为30mg已9天，症状未减。经人介绍，春节后第一天上班便急来门诊。神郁，言少，口涎影响言语，开口便说"真不想活了"。双睑红赤，两下睑布粟粒样溃疡各一处，少有眼屎模糊，白睛红赤，面黄明润。舌两侧、上下唇内布黄豆、高粱米大小溃疡，大的溃疡面覆盖灰白色假膜，中间凹陷，多处几乎融合，疮周红肿，边界清，触痛（++）。从唇内至咽峡前多处陈旧疤痕。肌肤自觉、他觉灼热，但体温正常。舌暗红、大，尖赤，脉滑不实（84/分）。虽长期服泼尼松，但未见"水牛背、满月脸"的类库欣综合征，下肢水肿（+）。

诊断：狐惑（脾胃气虚，升降紊乱，寒热错杂），白塞综合征。

诊治：补益脾胃，升清降浊，平调寒热。

方药：甘草泻心汤加味。炙甘草15g、生晒参10g、半夏15g、生姜皮10g、黄芩12g、黄连10g、栀子15g、淡豆豉

15g、防风 15g、生石膏（先煎）35g、藿香 12g、生地黄 20g、木通 8g、苦参（首次另包）10g、灯心草 1.5g。10 剂，水煎，两日 3 剂，频服。嘱咐递减激素用量！

2002 年 2 月 28 日二诊： 服上方第三天开始，口疼、双眼烧灼疼痒及目眵均减，外阴灼疼减轻，6 天后饮食顺利，心烦神郁减，服中药的第二天遂停泼尼松，至今一片未服，庆幸没有出现激素停药反应而症状日减。仍感疲惫，周身不适，睡眠改善，噩梦少发，脘闷。大便利，日解一两次，尿仍黄，但无明显不适。双眼白睛红赤、双睑充血均较初诊时淡。舌暗红大，脉滑（78/分）。方药：炙甘草 15g、生晒参 10g、半夏 15g、生姜皮 10g、黄芩 12g、黄连 10g、炒栀子 15g、淡豆豉 15g、防风 15g、生石膏（先煎）35g、藿香 12g、白豆蔻 6g、生地黄 20g、木通 8g、苦参 10g、灯心草 1.5g。10 剂，日 1 剂。

2002 年 3 月 17 日三诊： 患者进门道谢，喜笑言欢，一改初诊时的沮丧神情。自述几年来的顽疾折磨，致情绪极度低落，常有寻短见之念头。现精神振，纳正常，睡眠好，很少做梦，眼不疼，口疮好了，昨天妇科检查：没有皮疹、溃疡，因此心情格外激动。周身酸困及肌肤灼热未发，仍感口干咽燥，但饮水不多。双睑仍红，无红疹、溃疡，白睛不红，口腔现新旧溃疡后疤痕多处，无新发溃疡。面黄明润，舌暗红，舌边少有齿痕，脉滑（84/分）。调整方药如下：炙甘草 15g、黄芩 12g、黄连 10g、栀子 15g、防风 15g、生石膏（先煎）25g、藿香 12g、生晒参 10g、半夏 15g、生姜 20g、生地黄 20g、木通 6g、苦参 6g、灯心草 1.5g。医嘱：一至两日 1 剂，最少服 30 剂。患者欣然接受。

按

在临床上，只要能依狐惑辨证的，笔者所用的处方就是甘草泻心汤。由于发病部位、症状轻重的不同，一般处方化裁：阴部症状明显者合《备急千金要方》三物黄芩汤；口疮、口疼合导赤散；并发眼睑、结膜、角膜发炎红赤者，重入泻黄散，此案便是。出现眼部症状者要特别注意，用药不当或症状发展可导致失明。笔者也治过白塞综合征合并关节痛、下肢红斑者，就用甘草泻心汤合四妙散，增清热利湿通络之力。此例患者病历数年，口、眼、生殖器都被侵犯，施以甘草泻心汤竟获良效，据患者回忆，1 年前也有双膝关节疼肿，但时间好像不长。长时间服用激素，突然停服也没有出现反跳现象，客观上也说明激素已不能控制患者现在的病情。顺便提醒各位临床同仁，患者在长期服用激素期间找我们看病时，如需停服激素，一定要依时递减，慢慢停服，不可骤停，以免造成不必要的麻烦。方中苦参也有过敏反应，所以处方用苦参时应安排另包。

这位患者临床治愈后，第二年九月初复发：口疮、"眼疼"第二天即来门诊求治，笔者仍施以第三次复诊处方，症状很快减轻，继之令其再服 30 剂，避免复发。医患以朋友方式相处，至今未复发。

3. 眼睑炎并发溃疡

惠×，女，51 岁，教师，2020 年 2 月 19 日初诊。

主诉：双眼畏光灼热痒痛 1 年、下睑脓肿红赤 11 天。

患者从去年春节至元宵节期间，多次参加民间文艺活动，面部频繁化妆，致面部不适，少有痒疹，双眼畏光灼痒为甚，经眼科检查，诊为眼睑炎，用抗生素类眼药水，一度痊愈。嗣后稍有熬夜，或多食辛辣则眼睑灼痒畏光。1 月前无明显诱因出现双下睑红赤、溃烂，求医于省市县多处眼科，遍用眼药水，内服抗生素，症状时轻时重至今。平时纳差，口干不喜饮水，身体瘦弱（体重 42kg）。无明显寒热，少汗，大便利，日解两三次。尿黄，常有尿频。双睑、巩膜充血（＋），双下睑布高粱粒、米粒样溃疡。舌暗红、大，苔薄白润，脉滑（80 次/分）。

诊断：睑弦赤烂（脾胃气虚，寒热错杂），眼睑炎并发溃疡。

诊治：泻伏火，调寒热，补益脾胃。

方药：甘草泻心汤合泻黄散。炙甘草 15g、防风 20g、生石膏（先煎）30g、半夏 15g、干姜 10g、黄芩 12g、栀子 12g、黄连 10g、藿香 15g、生晒参 10g、大枣 7 枚。5 剂，水煎，日 1 剂，分 4 次服。医嘱：戒生冷、辛辣，注意作息规律。

2020 年 2 月 26 日二诊：近两日双眼畏光灼疼有减，上下睑痒。方药：炙甘草 15g、生石膏（先煎）30g、防风 20g、柽柳 15g、浮萍 6g、半夏 15g、藿香 12g、干姜 10g、黄芩 12g、栀子 12g、黄连 10g、生晒参 10g、大枣 7 枚。10 剂，水煎，日 1 剂。

2020 年 3 月 9 日三诊：自服中药以来，饮食有味，饭量增加，食前知饥，胃脘饱闷感消失。双眼畏光，灼热痒疼近几日未发。白睛充血（±），双睑仍红，较初诊时减轻三分之二许，溃疡基本消失。舌暗红，微胖，苔薄白润，脉滑。这种"卡他性"炎症、溃疡，实属顽疾，宜制散久服，方可根治。方药：炙甘草 70g、生石膏 100g、防风 120g、柽柳 50g、浮萍 20g、半夏 70g、藿香 60g、干姜 40g、黄芩 50g、栀子 60g、黄连 30g、生晒参 50g、龙眼肉 70g。共研极细末，每服 5g，日 3 次，白开水送服。

按

眼睑炎、眼睑溃疡，只要成了慢性、反复发作的，就是顽疾，有的患者几年不愈，用中药甘草泻心汤合泻黄散疗效理想，但是临床治愈后必须制散继续服用 3 个月以上，方可真正痊愈。此方案由《太平圣惠方》所载的"五轮学说"启发而来。五轮学说中"肉轮"指的是上下眼睑，由脾所主，而甘草泻心汤、泻黄散，都是调理脾胃湿热、伏火之良剂。

甘草泻心汤更多用于复发性口腔溃疡的治疗，处方时常合导赤散、玉女煎或清胃散。笔者在临床上也治疗白塞综合征合并关节炎、下肢红斑者，处方是甘草泻心汤合四妙散。但是真正用于《伤寒论》第158条"其人下利，日数十行，谷不化，腹中雷鸣"的患者时，在这里还应加以说明：患者腹中雷鸣，下利无度，不论肠炎还是痢疾，同时多伴有恶心、呕吐，水米不进，服药困难。直肠给药就是每次20ml也可以流出来。这种情况下我们只能采取"液体疗法"补液、止吐、纠正酸中毒，待恶心、呕吐止后方可服用中药，这时候甘草泻心汤才能派上用场。如果是真正搞临床的，特别是管过病房的中医人，都会遇到这种情况，也只能这样处理。

探究桂枝附子汤

方证解析　桂枝附子汤记载于《伤寒论》第 174 条，《金匮要略·痉湿暍病脉证治第二》篇，两书中记载的内容基本相同，方药是：桂枝四两（12g）、制附子三枚（45g）、炙甘草二两（6g）、生姜（切）三两（9g）、大枣十二枚。水煎，日 1 剂。

在仲景方注中是煎 1 次，分 3 次服，但我们于临床上嘱咐患者是水煎两次，应该分 6 次服。关于附子，《伤寒论》和《金匮要略》两书中均注明用炮附子，但是，并没有先煎、久煎的说法。在临床上为了安全起见，如果超出了《中华人民共和国药典》（简称《中国药典》）所规定的量，我们令患者先煎附子 40 分钟至 1 小时，再入他药共煎。

笔者用于记诵的方歌：

> 桂枝四两附三枚，草二姜三枣六对，
>
> 便干去桂加术二，周身剧痛浮涩脉。

功用： 祛风逐寒，助阳化湿，温经止痛。

主治： 病起于外感后，风寒湿侵袭人体，周身剧痛不休，起坐、翻身都很困难。口中和，即"不呕不渴"。脉浮虚而涩。《金匮要略·痉湿暍病脉证治第二》原文是："伤寒八九日，风湿相搏，身体疼烦，不能自转侧，不呕不渴，脉浮虚而涩者，桂枝附子汤主之；若大便坚，小便自利者，去桂加白术汤主之。"

方解： 方中桂枝温经通脉、解肌发汗，《本草再新》言其温中行血、健脾燥胃、消肿利湿。治手足作冷发麻，筋抽疼痛。附子回阳补火、温经助阳，去脏腑之沉寒，擅逐人体内外之寒湿，与桂枝相伍，祛风冷寒湿，温经通脉以止疼。生姜益脾胃、祛寒湿，与桂枝同用，调和营卫，倍增振奋阳气，驱散寒湿；与制附子相合，助阳而散寒湿，又制附子之毒性。大枣补中益气，与桂枝、生姜合用，温阳以补阳。炙甘草益气补中，与大枣相用，益气助阳，与桂枝、附子、生姜相伍，温阳益气以补阳，调和诸药。方中五味药相伍，温阳、助阳、补阳，共奏祛风逐寒、助阳化湿、温经止痛之功。正如曹颖甫所言："病情至此，非重用透发肌理之桂枝，不足以疏外风；非重用善走之附子，不足以行里湿；外加生姜、甘草、大枣以扶脾而畅中，使之由里达表，而风湿解矣。"（《伤寒发微》）

"若其人大便坚，小便自利者，去桂枝加白术汤主之。"（《伤寒论》第174条）沈目南说："大便坚，小便自利。所以去走表之桂枝，加白术安中而生营血津液，滋润肠间之燥耳。"（《沈注金匮要略·卷二》）《医学启源》载："白术强脾胃，进饮食，和胃，生津液。"李杲曰："去诸经中湿而理脾胃。"《本草衍义补遗》论白术是"有汗则止，无汗则发"。我们于临床观察到白术：泻利用之能止，便干得其能通。所以仲景加白术，能助附子以祛湿，能通大便以利湿，风寒之邪无湿气黏裹则自能消散。

伤寒致身体疼烦，周身剧痛不能自转侧，不仅仅是感寒，而且与风湿黏裹，深入于肌肉、筋骨之间。不呕不渴，是里无热的征象；脉浮虚而涩者，是由表阳虚之故。方中用桂枝、甘草、生姜、大枣辛甘生阳，以祛风邪；附子之辛热雄猛，通行十二经及肌肉筋骨，驱逐寒湿。本方中的药味与桂枝去芍药加附子汤相同，但其剂量相差悬殊！桂枝去芍药加附子汤证是微恶寒，阳气虽虚而不重，故附子用一枚。本方桂枝附子汤是风、寒、湿三气相合而为患，脉已浮虚而涩，足见其阳虚很重，所以用附子三枚。《伤寒论》《金匮要略》方中很多处用附子，只有大黄附子汤和本方用到三枚这样大的量。仲景之用意在复辟阳气，故不得不借助附子之大力。但是，这样大剂量服用附子，于方后注中并没有强调先煎、久煎，这也是近代名医李可先生重用附子的经典依据。

于临床上，桂枝附子汤用于治疗寒湿疫，如重症流感；风寒湿痹，如类风湿关节炎、痛风、雷诺现象（雷诺综合征）等。下面就笔者临床案例几则与各位分享。

病案讨论

1. 痹证（类风湿关节炎）

韩×，男，59 岁，2016 年 8 月 17 日初诊。

主诉： 反复多关节疼痛 5 年，加重 15 天。

患者平时从事屠宰职业，常当助手，长期生活于潮湿环境中。5 年前先有早上起床后周身不适，四肢僵硬困重，劳作活动后缓解、消失。历 3 月许，肘膝腕踝及指趾关节疼痛肿胀，以双手指为甚，渐至活动受限，受冷、变节、变天时更甚。早晨起周身僵硬更增，勉强活动劳作两小时许缓解，但关节疼痛加剧。两周前因变天、立秋节后关节疼痛更增，偶有发热。长期服洛索洛芬钠等药可以缓解。行走不平衡，左腿半 O 型，双肘微曲，前臂不能伸直，双腕关节肿大，触痛（＋），双手拇指、食指、中指掌指关节明显肿大变形，四处皮下结节微硬，活动可，触痛（＋）。双膝关节肿大，左腿屈曲明显，呈 O 形弯曲，双踝及趾关节疼痛，但肿大不明显，触痛（±）。经常劳作、少汗，出汗后感觉僵痛缓解。喜暖怕凉，时值孟秋，身着厚衣仍很少出汗。纳好，大便利，日解一二次。面色明润，精神好，舌胖，边有齿痕，苔薄白润，脉弦大（64 次/分）。2016 年 7 月 15 日化验风湿系列：抗链球菌溶血素 O 抗体 120U，类风湿因子 1：64U，血沉 24mm/h，C 反应蛋白 16mg/L。病检未做。X 线片示：双肘关节屈曲变形，无明显骨质疏松。双手掌指骨质疏松，拇指、食指、中指后明显。双膝关节屈曲，左膝关节骨质疏松，关节面外侧增生。跖趾关节稍变形，余（－）。

诊断：痹证（长期居处潮湿环境，风冷相侵，成风寒湿痹）。

诊治：驱逐寒湿，温经通络止痛。

方药：桂枝附子汤。桂枝 15g、制附子（先煎 1 小时）50g、生姜 50g、红蚂蚁 15g、土鳖虫 6g、地龙 6g、炙甘草 10g、白术 10g、大枣 7 枚。6 剂，水煎两次，日 1 剂，分 6 次服，如不适，止后服。

2016 年 8 月 26 日二诊：服上方 6 剂，无不良反应，多关节疼痛缓解，正常劳作无明显加重，行走较前方便，仍感怕凉，喜暖和，近日脘闷纳差。方药：红蚂蚁 15g、桂枝 15g、制附子（先煎）50g、生姜 50g、土鳖虫 6g、地龙 6g、炙甘草 10g、砂仁 6g、白豆蔻 6g、白术 10g、大枣 7 枚。10 剂，水煎，日 1 剂。

2016 年 9 月 20 日三诊：近半月来诸关节疼痛消失，肿大部位无明显变化。化验：血沉 14mm/h，C 反应蛋白 6mg/L，类风湿因子 1∶64U，抗链球菌溶血素 O 抗体 80U。脘腹舒，纳正常，舌胖大，齿痕微显，脉细双关弦。痹为顽疾，患者又生活拮据，拟制丸剂：鹿茸 30g、桂枝 150g、制附子 200g、干姜 100g、红蚂蚁 150g、土鳖虫 60g、地龙 60g、炙甘草 120g、砂仁 60g、白豆蔻 60g、白术 70g、大枣 70 枚。焙干，共研制蜜丸，每丸重 9g。每服 1 丸，日 3 次，空腹服。嘱其坚持服用 1 年以上。

类风湿病多发生于女性，但是该患者长期从事屠宰工作，环境潮湿，条件简陋，常受风冷，致风寒湿久侵而成痹痛，又不能及时医治而引起多处关节肿大变形，实在是疼痛难忍才来医治。予服中药 15 剂，临床疼痛消失，血沉恢复正常，C 反应蛋白降低至正常，但是肿大的关节并没能变小，类风湿因子仍示 1∶64U，根据条件只能制丸常服。病属顽痹，风寒湿久侵，驻筋入骨，故方选桂枝附子汤祛风逐寒、助阳化湿、温经止痛。方中加红蚂蚁以补肝肾、强筋骨、行气血，助桂枝附子汤祛风湿顽痹，是现代人推荐的一味"扶正祛邪药"。见临床多家报道，又受蚂蚁丸的启发，笔者常将之用于治疗风湿痹痛的处方中。地龙于《神农本草经》中已有收载，立为下品，其功清热息风、通络止痛。李时珍于《本草纲目》中记载其具有搜风活络之功。土鳖虫具有逐瘀破积，通络理伤，消肿止痛之功。取地龙，其一，制附子之燥烈。其二，合土鳖虫逐瘀破积、通经搜络，引诸药直达病所，这也是先师印会河教授治疗痹证的必用药。诸药共奏驱逐寒湿、温经通络、消肿止痛之功。丸药中减附子用量而增加鹿茸，一则减少了附子用量，避免长时间服用附子的毒性，更多的是意在鹿茸能助附子温阳之力，鹿茸的功效是强筋骨、补气血、益精髓、壮元阳、强壮肾气以扶正祛邪。这也是风冷寒痹用丸剂治疗和巩固疗效的必用之品。

2. 痹证（类风湿关节炎）

李×，女，69 岁，农民，2016 年 9 月 12 日初诊。

主诉： 双手多关节反复疼痛 20 年，加重 1 月。

患者多年来以制作"柳林碗团"谋生，长期接触冷水、凉面。20 年来先有早上起床后周身不适，手背僵硬困重，劳作活动后消失、缓解。历半年许而双手关节疼痛肿胀，渐至活动受限，受冷、换季、变天时更甚。早晨起周身强直更增，勉强活动劳作两小时许缓解，但关节疼痛加剧。1 月前因变天感冒后关节疼痛更增，近年来常易感冒。长期服用去痛片、布洛芬片及芬必得可以缓解。行走方便，下肢活动自如，无疼痛。两臂明显强直，但肘、腕关节无明显肿疼，触痛（±），双手拇指、食指、中指掌指关节明显肿大变形，无名指掌指处稍肿，皮下多处结节，微硬、活动可，触痛（＋＋）。经常劳作、易汗，出汗后感觉强直缓解。喜暖怕凉，仲秋天气，身着厚衣仍然怕凉。精神差，纳少，消瘦（体重 34kg）。大便利，日解一两次。面色黄白，苔薄白润，舌质淡红，脉细双关弦（74 次/分）。化验风湿系列：血沉 20mm/h，C 反应蛋白 8mg/L。抗链球菌溶血素 O 抗体 200U，类风湿因子 1：64U。X 线片示：双肘向内微曲。双手掌指骨质疏松，拇指、食指、中指、无名指后明显。

诊断： 痹证。长期从事风冷水湿作业，风寒湿久侵而成痹。

诊治： 驱寒逐湿，益气祛风，通络止痛。

方药： 桂枝附子汤合黄芪桂枝五物汤。鹿茸（研冲）

2g、桂枝 12g、制附子（先煎）15g、生黄芪 12g、白芍 10g、土鳖虫 6g、地龙 6g、炙甘草 10g、砂仁 6g、生姜 20g、大枣 7 枚。10 剂，水煎两次，日 1 剂，分 3 次空腹服。

2016 年 9 月 28 日二诊：服上药 10 剂后，双手关节疼痛止，遇冷水时仍疼，纳谷较前增，食前知饥。出汗较前减少，精神仍差，依上方：生黄芪 18g、鹿茸（研冲）2g、桂枝 12g、制附子（先煎）25g、土鳖虫 6g、地龙 6g、白芍 10g、炙甘草 10g、砂仁 6g、生姜 25g、大枣 7 枚。10 剂，水煎，日 1 剂。并嘱咐患者尽量利用半机械化方式加工碗团，如使用和面机、洗碗机，少接触冷水。

2020 年 11 月 7 日三诊：患者因慢支受感，咳嗽气喘来诊，问及 4 年前的类风湿关节炎，服中药 20 剂后疼痛再未发作，但是遇换季、变天仍强直不适，关节肿大似较 4 年前松解，自认为痊愈。

这个患者自幼体弱消瘦，气血常虚，又长期接触寒湿，秋冬冷风，风寒湿久侵而成痹，从这个患者的临床表现，可知长期接触寒冷水湿的危害。因为她下肢脚踝从未肿疼过，明显是风冷寒湿伤其手指而发病，所以处方桂枝附子汤祛寒逐湿，祛风通络。平素血虚气弱又患着痹，故合《金匮要略·血痹虚劳病脉证并治第六》黄芪桂枝五物汤，补益气血，助通血痹，加鹿茸以增强扶正祛邪之力。

类风湿关节炎从西医角度研究，病因尚未确定，属于自身免疫性疾病。临床主要表现以关节损害为主，患者群主要为女性，任何年龄都可发病，但是以 20～40 岁为多。根据其不同阶段的临床表现，当以中医行痹、着痹论治，因风冷寒湿引发或加重为多，以驱逐寒湿、祛风通络为大法。《伤寒论》《金匮要略》中的乌头桂枝汤、附子汤、桂枝附子汤、竹叶汤（易汗虚损者）、桂枝芍药知母汤均可酌情选用。上述案例男性患者主方为桂枝附子汤，第二例女性患者实际是桂枝汤去芍药加附子合黄芪桂枝五物汤。一张处方，两个方名，实由方中附子的用量悬殊而分别命名。所以先师任应秋教授特别强调，背经方时必须是方证、药量同时记诵，这样才能正确理解、使用经方。此证在临床上是常见病，也是个顽固病，方证合宜后要守法守方，患者亦须耐心坚持，才能取得远期疗效。

3. 厥逆（雷诺综合征?）

雷×，女，23 岁，2017 年 7 月 27 日初诊。

主诉：手足冰冷时轻时重 4 年，加重 5 天。

患者从 17 岁初冬起手足常冷如冰，时轻时重，加衣取暖缓解后移时又发。近 3 年来不论冬夏，天气变化或者阴天亦发，但入秋后症状加重而且发作频繁，有时情绪激动也可发作，但症状轻，容易缓解。此际立秋未至，厥冷又发。就诊时依嘱发作时来诊：手足冰冷，如握冰柱！双手皮肤苍白，3 分钟许肤色红赤，移时暗红瘀滞。即予电热水袋取温，历 12 分钟由紫变红，变淡红后，立即令患者紧握拳头两分钟，然后曲肘平腰松开双手，缺血的肤色明显比平时发作后恢复慢了很多。去年以来发作时伴鼻尖冷，两耳冰，随手足冷暖而变化。体胖（身高 160cm，体重 72kg），喜暖，很少出汗，皮肤细嫩，发作过后肤温正常。饭量不多，脘腹舒，大便日解一两次，尿利。口常干，不喜饮水，平时无他疾。月经 32～40 天一行，经血不多，偶有痛经。带下绵绵无异味。面白胖明润，下睑微肿。舌暗红微胖，边有齿印，苔薄白润，脉细沉弱。连续两次做冷水试验，均为阳性。

诊断：厥逆（阳弱气虚，风冷寒侵），雷诺综合征。

诊治：祛风散寒，温经通阳。

方药：当归四逆汤合桂枝附子汤。当归 10g、桂枝 10g、制附子（先煎）30g、生姜 30g、白芍 10g、细辛 10g、木通 7g、炙甘草 7g、大枣 10 枚。10 剂，水煎，日 1 剂，分 4 次空腹服。

2017 年 8 月 20 日二诊：服上方 10 剂后适逢经期，自己停药至今。入秋来天虽变凉，但是厥冷发作次数明显减少，发作时肤冷至红赤，再没有变成过青紫瘀滞，手足冰冷亦有缓解。遵上法：当归 12g、桂枝 10g、制附子（先煎）30g、生姜 30g、白芍 10g、细辛 10g、木通 8g、炙甘草 8g、白豆蔻 6g、大枣 10 枚。10 剂，水煎，减为两日 1 剂。

讨论：手足厥逆冰冷，不一定都是雷诺综合征。女孩子到了发育期，月经初潮前后，经常手足冰冷，有的人盖被加温亦久久不能暖和。但是做握掌试验、冷水试验、束臂试验等，均引不出阳性体征。余无他苦，就是手足冰冷。随着发育成熟，年龄到二十七八岁时，多能自行缓解。此类患者我们常用的是当归四逆加吴茱萸生姜汤，多入鹿茸研冲。案中患者于同年孟春笔者也用此方予以调治，服 10 剂后结果未效。该患者体胖怕冷，舌胖润，脉细弱。因此改服当归四逆汤合桂枝附子汤，增强祛寒温经之力方取效。大法一致，加重助阳温经而已。

桂枝附子汤一方，1982 年笔者在整理编制"伤寒、金匮方歌"时，认为与桂枝去芍药加附子汤是同一张处方，所以在编写"方证方歌"时就把它归入桂枝去芍药加附子汤方中。后来在背诵《金匮要略》时才发现处方中用了三枚附子，在经方中用附子应该是最大量了，这才引起我的重视。无怪乎《吴佩衡医案》中重用附子治大病、疗重疾，起死回生。吴氏后半生于教学之余集中精力研究仲景学术思想，"吴附子"之美称概源于此。笔者正是读了《吴佩衡医案》后才对桂枝附子汤有了新的认识，在后来的临床中逐渐地重用附子，研究附子的使用规律：第一，要选对体质，过敏体质慎用，即便对证施用，也要先从 3g 开始，之后根据服药情况递加，不适则立即停服。第二，阳热体质不用，如舌红苔黄，便干尿黄，脉数有力者。第三，未曾服过附子，且对其病史不了解的患者，必须从小剂量开始，依《中国药典》规定之 5g 起递加。第四，需较长期服用者减附子量，加鹿茸为宜。特别提醒：处方中如有超剂量的附子，假如有医疗纠纷，责任自负。大家一定要牢记药王孙思邈的名言："胆欲大而心欲小，智欲圆而行欲方。"

再说炙甘草汤

概述　炙甘草汤又名复脉汤。方出《伤寒论》第177条："伤寒脉结代，心动悸，炙甘草汤主之。"《千金翼方·卷十五》载："炙甘草汤，一云复脉汤。治虚劳不足，汗出而闷，脉结、悸，行动如常，不出百日，危急者十一日死。"

原文解析　我们先讨论结脉和代脉。结脉，是在正常脉搏跳动的过程中突然增跳了一小节拍，如果用声音描述是这样子的：答—答—答答—答—答……代脉是在正常脉搏跳动的过程中突然少了一小节拍，如果用声音描述是这样子的：答—答——答—答……如果两种脉象同时在一个患者身上出现，就是结代脉，用声音描述是这样子的：答—答——答答—答—答……用文字表达，仲景是这样描述的："脉按之来缓，时一止复来者，名曰结。又脉来动而中止，更来小数，中有还者反动，名曰结，阴也；脉来动而中止，不能自还，因而复动者，名曰代，阴也，得此脉者必难治。"（《伤寒论》第178条）本条分两段记叙。前面的"脉按之来缓……名曰结，阴也。"是论述结脉体状和属性的。脉来迟缓，时有1次歇止，歇止后随即搏动者，这是结脉。结是阻滞不通，气血凝滞。若能自还，再来时搏动间歇时间缩小，所以说"更来小数"。若止后能还，止中反动，即脉搏随即又跳动，这种脉是为邪气留结，故名曰结，属于阴。后一段"脉来动而中止……名曰代，阴也"。是描述代脉的形象：代脉的止歇，略略始动，"不能自还"，即不能随即再跳动，而要间歇一点时间再动。或待下次搏动而复动者，即为代脉。代，是代替的意思，反映心脉气血虚甚，较结脉更甚，属于阴脉。

我们从声音形容，仲景从文字描述了结代脉，这样归纳分析应该是很明白了，但实际应用时还不是很清楚。临床上脉体在微、弱、细的脉象上出现了结代脉，就凭我们的指感，没有五至十年的功夫，还是很难确定的。为此，笔者还是听师父所言，利用听诊器听心律（率），心律失常肯定会出现不规则脉。所以笔者在听诊中听到心律失常，就按结代脉辨治。用如此方法边听边摸，慢慢地指下也就明白了。还有心律规则也有结代脉的脉象，那是因为心气过虚，脉气鼓动无力之故，当是极少数。

如果在发病过程中出现了结代脉，都属于病情危重之象。成无己说："结代之脉，一为邪气留结，一为真气虚衰。脉来动而中止，若能自还，更来小数，止是邪气留结，名曰结阴，若动而中止，不能自还，因其呼吸，阴阳相引复动者，是真气衰极，名曰代阴，为难治之脉。"结代脉的鉴别在于：结脉之止，一止即来，代脉之止，良久方至。皆候脏气虚衰，脾气脱绝之象（《注解伤寒论》）。

结脉、代脉、结代脉，是临床常见的脉象。但是，"伤寒脉结代"则表明新感之邪不解，寒从火化；或病本伤寒，失治、误治而传入少阴，出现脉结代、心动悸等症。这都是由于伤寒外邪不解，传入少阴心肾，心脉因之受阻，脉道因之失充、不畅，而致脉搏不续，不规则，形成结代脉。因心主血脉，脉裹血液而周流，凡脉搏节律不齐，都是心主血脉的功能失调所致。因此，可以断定，本条脉结代系太阳伤寒之邪传入少阴心肾，尤其是影响心主神明、主血，脉道不通而致。后面还补叙"心动悸"，意在说明心脉、心神受累，心之阴阳气血俱虚，心无所养，则有心慌慌然、悸动不安之感。"动悸"，言心脏筑筑然悸动，形容心跳动得很厉害。这就说明"脉结代，心动悸"，概括了心气、心血虚的病理。在临床实践中，我们观察到"伤寒脉结代"的患者，大多数是平时就有心脏功能不全、心律失常的基础病，是因"伤寒"而引发、加重，出现了"心动悸"，其脉象平时可能就是结代脉。当然也有平时健康的心脏因为"伤寒"而引发的结代脉，如感染性、过敏性心肌炎，这种脉结代的患者多有"胸中大气下陷"的表现，首选升陷汤。

我们读《伤寒论》第177、178两条，理解其实质在于：第一，本病伤寒而继发心脉阴阳气血诸虚之证，虽有表证，切不可强行攻邪。第二，论中讲补之法，有补阴、补阳之区别：《伤寒论》第100条的小建中汤开伤寒补阳之法程，而炙甘草汤开伤寒补阴之先河。第三，炙甘草汤列于太阳病篇之末，说明伤寒由表及里的病变过程，尤其是太阳与少阴为表里，太阳之邪传入少阴，则表现出气血不足的病证，从而体现出仲景的辨证论治精神。第四，脉见结代，心见动悸，特别是在伤寒病的过程中出现，提示病重。所以成无己强调："得此脉者必难治""生死之机，在于反掌。"

方证解析

【组成】炙甘草四两（12g）、生姜（切）三两（9g）、人参二两（6g）、生地黄一斤（50g）、桂枝三两（9g）、阿胶（烊化）二两（6g）、麦门冬半升（30g）、火麻仁半升（25g）、大枣（擘）三十枚。

（上）九味，以清酒七升，水八升，先煮八味，取三升，去滓，纳胶烊消尽，温服一升，日三服。一名复脉汤。

按

炙甘草汤君以甘草而以名方，意在养胃益气，以资脉之本源，人参、大枣补中焦，炙甘草滋化源，生气血，以复脉之本。生地黄、麦门冬、阿胶、火麻仁养阴补血，但是，阴无阳不能化气，故佐以桂枝、生姜宣阳化阴，更有半斤清酒（我们临床常用黄酒）通经隧、活血脉，则血脉复而悸动安。

方后忽然一句"一名复脉汤"。依先师任应秋教授考证，应当是宋代后收集整理《伤寒论》的学者引据《千金翼方·卷十五》载的"炙甘草汤，一云复脉汤"而补注的。

因为其在收集整理《伤寒杂病论》时，发现《金匮玉函经》一书中已经附记了《千金》炙甘草汤（任应秋讲《金匮要略》）。也正因为《千金翼方》记载炙甘草汤用"治虚劳不足，汗出而闷，脉结、悸，行动如常，不出百日，危急者十一日死"。因此，后世将炙甘草汤不仅仅用治"伤寒脉结代，心动悸"，凡内伤杂病出现脉结代、心动悸者，首先施以本方，结果都取得了很好的疗效。也正因为笔者背诵了《伤寒论》和《金匮要略》，所以，在临床上如果遇到迟、缓、平脉的患者出现"脉结代，心动悸"，首先便选用炙甘草汤，不效，才另图他法。我们还要注意本方的"方后注"。大家在读桂枝汤、麻黄汤、葛根汤等方时，方后注云："得汗，止后方。"但是，炙甘草汤方后注则没有此言，这说明服用本方时应该坚持多服，以愈为度，虽言"伤寒脉结代"，但是已从内伤杂病角度进行调治了。

笔者用于记诵的方歌：

炙甘草汤即复脉，草四枣卅三姜桂，
半升麻麦一斤地，二两参胶酒水兑，
虚劳肺痿黏沫痰，伤寒心悸脉结代。

炙甘草汤是历代医家的临床常用处方，但是也备受历代一些医家的批评。主要争议点在于甘草，他们认为甘草在本方中只用了四两，而生地黄用了一斤之多，故而不应该用炙甘草命名，必定是传抄之误。另一种评论更为偏激，认为甘草在本方中可有可无，更不可以甘草命名。这些医家的评论，令人不得其解。近日偶然读到北京中医药大学肖相如教授对甘草的述评，实为客观贴切之言："在所有的中药中，可能没有什么药比甘草更常用，使用的频率更高。《伤寒论》中共有113方（实为112方），用甘草的方达72首，正是因为太常用了，所以被认为所有的方都可以加甘草，反过来说所有的方加不加甘草都无所谓，也就是说，对方剂而言，对治疗而言，甘草是可有可无的。你以为呢？在72个用甘草的方中，哪个方的甘草都不能去掉，不信你试试。"

甘草干姜汤、甘草泻心汤、甘草汤和炙甘草汤，甘草不仅是方中的主药，而且还以甘草命名，能去掉甘草吗？不仅不能去掉甘草，而且甘草的量用小了也不行。笔者的一个学生毕业后在心血管科工作，经常碰到心动悸、脉结代的炙甘草汤证，第1次用的时候无效，打电话问笔者怎么办？笔者告诉他炙甘草用量不够，用30g试试。果然，他之前用了6g炙甘草，改成30g就有效了。

还有很多方名中有甘草的方，如桂枝甘草汤、芍药甘草汤、茯苓桂枝白术甘草汤、茯苓桂枝甘草大枣汤、茯苓甘草汤等，你去掉甘草试试，去了甘草那还是原方吗？还会有你想要的功效吗？即便是你认为甘草在方中可能是最不重要的药，即大家常说的使药，调和一下药性什么的，你也去不了甘草，你同样也可以试试。麻黄汤的甘草是使药吧，去掉甘草了还能算麻黄汤吗？四逆汤中的甘草能去吗？不能！去了就是干姜附子汤了，二者的功效和适应证是不一样的，干姜附子汤需要快捷取效，所以去掉甘缓的甘草，并且要急煎顿服；四逆汤需要回阳救逆的功效持久，所以要用甘缓而守的甘草，同时需要去除附子的毒性。

甘草载于《神农本草经》上品："甘草，味甘平，主五脏六腑寒热邪气，坚筋骨，长肌肉，倍力，金疮肿，解毒。"《名医别录》载："无毒，主温中下气，烦满短气，伤脏咳嗽，止渴，通经脉，利血气，解百药毒，为九土之精（即九州大地之精华），和七十二种石、一千二百种草。"综合《神农本草经》和《名医别录》的记载，甘草的功能有：清热解毒，通利血脉，温中下气，益气，止咳，止渴，调和诸药。在时方里面用其调和诸药的功效最多，其次是益气健脾和中，再次是清热解毒。甘草虽然平和，但是却有温通之性，凡是心阳虚都必须用甘草，桂枝甘草汤、炙甘草汤是最典型的代表，其他的如桂枝甘草龙骨牡蛎汤、桂枝去芍药汤、桂枝去芍药加附子汤、桂枝去芍药加蜀漆牡蛎龙骨救逆汤、桂枝加桂汤、茯苓桂枝白术甘草汤、茯苓桂枝甘草大枣汤等，都是用桂枝和甘草配伍，取其温通心阳的功效。

《灵枢·终始》篇亦曰："阴阳俱不足，补阳则阴竭，泻阴则阳脱，如是者可将以甘药，不可饮以至剂。"甘草不就是甘药的代表吗？炙甘草汤所主的"心动悸，脉结代"，病机就是心之阴阳气血皆虚，故取炙甘草甘温益气健脾，实脾以复气血阴阳生化之源。这就是甘草通血脉的功能，所以炙甘草汤必须用甘草。

笔者在临床上治疗"结代脉"的常用处方有三张，第一为炙甘草汤，功用、治法本文已阐述。第二是升陷汤，方出《医学衷中参西录·卷上》，张锡纯这样记载："胸中大气下陷，气短不足以息；或努力呼吸，有似乎喘；或气息将停，危在顷刻。其兼证：或寒热往来，或咽干作渴，或满闷怔忡，或神昏健忘。种种病状，诚难悉数，其脉象沉迟微弱，关前尤甚。其剧者，或六脉不全，或参伍不调。"（《医学衷中参西录·第四卷》）我们注意炙甘草汤的主证，虽然都是"六脉不全或参伍不调"的结代脉，确实没有张氏所载的自觉、他觉的喘喝短气，动则更甚，患者会表述"连一口气也出不上来了"。做个比喻：平时缺乏锻炼的人被迫狂奔长跑后的气短喘促表现，升陷汤的短气喘喝就是这个样子。其他症状就是升陷汤的兼证了。笔者在临床上的习惯用量：生黄芪 20～25g、知母 18g、升麻 5g、柴胡 6～20g、桔梗 6g。汗出过多者加山茱萸 20～60g、生龙牡各 30g，常加生晒参或红参 10g。水煎，日 1～2 剂，一般服一两天即效。张氏对本方是这样解说的："升陷汤，以黄芪为主者，因黄芪既善补气，又善升气，且其质轻松，中含氧气，与胸中大气有同气相求之妙用，唯其性稍热，故以知母之凉润者济之；柴胡为少阳之药，能引大气之陷者自左上升；升麻为阳明之药，能引大气之陷者自右上升；桔梗为药中之舟楫，能载诸药之力上达胸中，故用之为向导也。至其气分虚极者，酌加人参，所以培气之本也；或更加萸肉，所以防气之涣也。至若少腹下坠或更作疼，其人之大气直陷至九渊，必需升麻之大力者以升提之，故又加升麻五分或倍作二钱也。方中之用意如此，至随时活泼加减，尤在临证者之善变通耳。"（《医学衷中参西录·治大气下陷方》第四卷）第三为柴胡加龙骨牡蛎汤。笔者在临床上如果遇到迟、缓、平脉的患者出现"脉结代，心动悸"时，首先选用炙甘草汤。如果患者出现自觉、他觉的喘喝短气不能支者，即予升陷汤。如果是脉跳稍快或数脉（75～90 次／分）而见结或结代脉者，方选柴胡加龙骨牡蛎汤。症状是：脉搏在每分钟 75 次以上见结代脉，常有心慌，遇事紧张，神不安宁。惊悸，稍有异常即慌张不知所措，对外客、声音、强光极为敏感。胸闷烦躁，喜欢与人诉说往事、心事，常有委屈之叹，絮絮不绝。甚至语言偏激，或发错语。口干口苦，纳谷不匀，大便常干。处方柴胡加龙骨牡蛎汤和解少阳，彻表通里，清热镇惊。诸多神经兴奋证转为安静而结代脉随之消失。在后来的临床中，只要碰到滑、数的结代脉，患者表现"健康"，即没有心衰的症状，容易兴奋者即处以本方，多可收到良效。笔者的习惯用量：柴胡 25g、生龙牡（先煎）各 12g、茯神 12g、黄芩 12g、桂枝 10g、磁石（代替铅丹）12g、生晒参 10g、生姜 12g、半夏 15g、大黄 6～10g、大枣 10 枚、炙甘草 12g、小麦 30g。水煎，日 1 剂，分 3 次，饭后 1 小时服。

病案讨论

1. 心悸怔忡（病毒性心肌炎）

康×，男，38 岁，工人，2019 年 2 月 26 日初诊。

主诉： 心跳、胸闷憋痛 6 天。

患者 1 周前先有"感冒、发热"，当时体温 38.6 ~ 39℃。即服洛索洛芬钠片、新复方大青叶片，两天后退热。忽觉心跳不止，胸闷憋痛，上坡、急行则气沉，不咳嗽。干呕恶心，纳少，有时食入则吐。胃脘不适，大便稀，日解二三次。精神不支，周身酸困。体瘦（体重 54kg），近两日体温 37.5℃。舌质暗红，苔薄白少津。脉结代（62 ~ 65 次/分）。

双肺呼吸音粗糙。心界叩触不大，心脏听诊：心音低，心率 60 ~ 66 次/分，律不齐，未闻及杂音及心包摩擦音。化验血：白细胞 4.0×10^9/L，中性粒细胞 60%，淋巴细胞 26%。红细胞 5.0×10^{12}/L，血红蛋白 120g/L，血清肌酸磷酸激酶 240U/L，血清乳酸脱氢酶 270U/L。心电图报告：平均心率 64 次/分。①窦性心律。②T 波低平，ST 段抬高。③频发室性早搏。

诊断： 心悸、怔忡（阴阳虚弱，心脉失养，外感引发），病毒性心肌炎？

诊治： 益气滋阴，通阳复脉，佐以达邪外出。

方药： 炙甘草汤加味。炙甘草 12g、生晒参 10g、生地黄 50g、瓜蒌 45g、麦门冬 30g、火麻仁 25g、阿胶（烊化）

6g、桂枝 10g、生姜 15g、大枣（擘）10 枚。5 剂，黄酒、水各半煎两次，日 1 剂，分 4 次服，5 剂。小柴胡颗粒 2 袋，日 3 次。

2019 年 3 月 3 日二诊：体温 36.4℃，心跳心慌不明显，胸闷憋痛减轻，身困痛、乏力均减，多行、快走仍气沉，并觉心跳。上方继服 10 剂，停服小柴胡颗粒。

2019 年 3 月 15 日三诊：近 1 周来心跳胸闷痛未发，正常活动已不短气，精神好，纳正常，二便利，舌暗红，苔薄白润，脉缓，偶尔结代（64～66 次/分）。上午做心电图：①窦性心律。②偶发室性早搏。③大致正常心电图。调整方药如下：炙甘草 12g、生晒参 6g、生地黄 50g、麦门冬 30g、火麻仁 25g、阿胶（烊化）6g、瓜蒌 35g、桂枝 10g、砂仁 6g、生姜 15g、大枣（擘）10 枚。10 剂，黄酒、水各半煎两次，两日 1 剂。嘱患者不可大意。

这是笔者近几年来用中药治疗的一例急诊重症患者，患者发病后住院系统检查，拟诊为急性病毒性心肌炎。患者先有流感病史，继发心肌炎。症状、体征均符合"伤寒脉结代，心动悸"。所以处方炙甘草汤益气滋阴，通阳复脉。加瓜蒌利气开郁，宽胸散结，助通阳复脉之功。就诊时仍有寒热身倦，体温偏高，说明邪热仍有在表之象，加小柴胡汤解郁，达邪外出。经治两周后自觉症状消失，心电图基本正常。病情深重，嘱患者必须坚持服药，不可留"大心脏"的后遗症。

2. 虚劳（风心病）

杨×，女，52 岁，农民，2019 年 9 月 13 日就诊。

主诉：自觉心跳过快、气短，动作加重两年。

患者于 18 岁发现"风湿性心脏病"，无自觉症状。婚后生一男孩，于怀孕晚期常有心跳、短气，稍劳则重，产前多次检查为：风心病失代偿期，心功能 Ⅱ 级。所幸顺产，得以将息，心慌、心跳、气短均愈，不影响正常活动。两年前先因意外怀孕，妊娠反应剧烈，不能进食，熬到 59 天忽然小产，出血量多，予妇科"诊刮"方止。流产后四五天，觉气短不足息，动则更甚，心慌、心跳过快，至夜即发呼吸困难，端坐不敢平卧。即服依那普利、美托洛尔，症状一度得以控制。今年以来用药从未间断，心慌、气短又发，至夜不能平卧，端坐呼吸，不能劳作、行动，今日来诊。面虚浮，下睑微肿，唇黯红，唇周发绀。呼吸喘喝，稍近即可听到。手足烦热而怕凉，活动稍多则汗，平时汗少。仍心慌、心跳过快、短气，不能活动。头昏、头闷，纳少，口干不能多饮，胃脘憋闷。大便一两天一行，不干燥，尿少尿黄。停经三年。听诊：呼吸急促（26 次/分）。心率 61 ~ 64 次/分，心律不齐。剑突下微隆起，触痛（±）。肝未及。腹水征（±）。下肢水肿（＋）。舌质瘀暗，苔薄白乏津，舌下静脉瘀滞。脉结代。两次心电图示：①心律失常。②室性早搏，逸搏。③T 波低平，ST 段抬高。超声心动示：射血分数 45%，左心功能不全。

诊断：心悸、怔忡（阴阳俱虚，心脉失养），风心病、心衰Ⅲ级。

诊治：益气养阴，通阳复脉。

方药：炙甘草汤加味。炙甘草12g、生地黄50g、桂枝10g、鹿茸（研入）3g、生晒参10g、火麻仁25g、麦门冬30g、阿胶（化入）8g、生姜皮10g、葶苈子15g、大枣10枚、白豆蔻6g、黄酒300ml入煎。5剂。水、酒煎药，日1剂，频服。

2019年9月19日二诊：西药依那普利、美托洛尔各1片，日两次，至今未停。加服中药5天后心跳快、气短喘喝稍减，可以多走几步。初诊方继服10剂。

2019年10月4日三诊：近几天来晚上平卧，气短也不加重，心慌、心跳快可以忍受，正常活动后气短也不明显，双腿仍沉重，下肢水肿（±），这两天还少做点家务。饭量有加，上腹部饱胀不明显。二便利。面微黄，浮肿（±）。舌质暗红，舌下静脉瘀滞，脉结代（64~67次/分）。方药：炙甘草12g、生地黄50g、麦门冬25g、阿胶（化入）8g、火麻仁20g、鹿茸（研入）3g、生晒参10g、生黄芪18g、桂枝10g、生姜15g、葶苈子12g、大枣12枚、瓜蒌45g、砂仁6g，黄酒300ml。20剂，水、酒煎药。依那普利、美托洛尔各1片，减为日1次。

2019年10月31日四诊：正常活动，少做家务，晚上高枕可以仰卧，气急及心跳快、心慌很少。稍劳则气沉、气短仍明显，纳正常，脘腹不胀，精神明显好转。二便利，唇暗红，唇周发绀已不明显。下肢水肿（±）。自己停服西药已7天。舌质暗红，苔薄白，舌下静脉瘀滞。脉结代。再予三诊方20剂。

2019年12月7日五诊：本次20剂药一两天1剂，于12月3日才服完。已停服西药40多天，正常活动没问题，家务基本能胜任，稍劳则发气短、胸闷，心慌。心跳过快很少发。昨天做心电图示：①窦性心律。②T波低平，ST段抬高。③偶发室性早搏。舌质暗红，舌下静脉瘀滞。脉弦大，仍有结代脉。病情稳定，一则贫困农家，再则从长远计，制丸：炙甘草60g、生地黄260g、麦门冬130g、火麻仁100g、阿胶珠80g、鹿茸25g、生晒参50g、龙眼肉80g、桂枝50g、生姜皮25g、瓜蒌150g、葶苈子75g。共研制蜜丸，重9g/丸，每服两丸，日3次。服1个月后心悸、气短有减，则改为每次1丸，日3次。

在笔者治疗的炙甘草汤证中，本例患者虽属急诊重症，却是这类患者中疗程最短的。一大部分"风心病、心衰"患者适用本方的患者，在取得疗效后，疗程一般都在半年以上，控制症状，1年以上心电图才会明显改善。用药方法：先汤百剂，后改丸巩固，方可取得远期疗效，停服地高辛等抗心衰西药。说来容易，其实并不容易。患者要坚持，医生临证要有定力，更要有一定的社会声誉，得到这类患者足够的信任，才能使其配合治疗，取得远期疗效，这是笔者的老师任应秋教授所言。

吴茱萸汤方证探究与应用

概述 吴茱萸汤于《伤寒论》阳明病、少阴病、厥阴病篇均有论述。在《金匮要略·呕吐哕下利病脉证并治第十七》篇记载吴茱萸汤证两条，其中后一条与《伤寒论》第378条方证相同。

原文解析 我们先读第378条："干呕，吐涎沫，头痛者，吴茱萸汤主之。"

本条应该按照语句的顺序来理解文义。仲景先述干呕，继述吐涎沫，后述头痛。所述三症，都反映出病情的加重。呕而无物，谓之干呕，干呕多为胃虚逆气上冲所致。"吐涎沫"，意思是只吐清稀涎沫，或如蛋清，或如清水，或夹白沫，但吐出的不是食物，这都是厥阴肝寒、浊阴壅盛所致。若浊阴循经上逆，则见头痛，其痛多以巅顶为主。综观本条，是论肝寒犯胃，浊阴上逆之证治，所以治以温肝暖胃、降浊散阴的吴茱萸汤。

吴茱萸汤在《伤寒论》中，涉及阳明、少阴、厥阴三经病变，因此，对吴茱萸汤主治的干呕、呕吐涎沫之病机，究竟是在肝还是在胃，多有争议。笔者认为吴茱萸汤应该是厥阴肝经主方，其功当然是温肝降逆。我们首先来看本条三个症状，无不与肝经经脉循行有关：因足厥阴肝经的循行是夹胃属肝，上贯膈布两胁，上入颃颡，连目系，上出与督脉会于巅顶。只有寒伤厥阴经脉犯胃，才能引起"干呕，吐涎沫，头痛"三症。再则我们从吴茱萸汤在《伤寒论》三处的证治来看：阳明食谷欲呕，少阴吐利烦躁，厥阴干呕、吐涎沫、头痛，均以呕吐逆气为主，在这里充分证明肝胃虚寒为病变的根本。再从吴茱萸汤见于少阴和阳明来考究，可以从肝主疏泄，为交通心肾水火之枢机去理解，而胃为中土，万物所归，所以阳明、少阴皆可见到吴茱萸汤证。我们再详细考察方中君药吴茱萸，《神农本草经》载其：温中下气，止痛，治咳逆寒热，逐风邪，开腠理。《名医别录》言其：主痰冷，诸冷实不消，中恶，心腹痛，逆气，暖肝，利五脏。主药吴茱萸在《伤寒论》中只用过两次。其一为当归四逆加吴茱萸生姜汤，其二就是吴茱萸汤。我们细考当归四逆加吴茱萸生姜汤，也是因为肝经虚寒而致厥冷。综合以上的探究，我们认为吴茱萸汤证应当是厥阴经、脏同病，用之才会有良效。这里要指出的是：三阴经病本无头痛，唯厥阴例外，这是因为厥阴之脉与督脉交会于巅顶，故厥阴病可有头痛。当然厥阴头痛也有寒热之因，阴证、阳证之别，仲景这里论述的是厥阴肝寒，浊阴上逆而发的头痛。综上所述，我们认为厥阴病篇吴茱萸汤是本方证的纲领，因此我们开宗明义先读第378条。

吴茱萸汤证见于阳明病篇："食谷欲呕，属阳明也，吴茱萸汤主之。得汤反剧者，属上焦也。"（第243条）

条文言简意赅，依症就中、上二焦寒热呕吐进行了鉴别分析。"食谷欲呕，属阳明也"，明确指出阳明属胃，呕吐即是胃气上逆。胃家虚寒本不能消谷，即虚寒不能腐熟食物。现在饮食入胃即见欲呕之象，说明胃家虚寒不能受纳食物，因此胃气上逆"食谷欲呕"。这"欲呕"是想吐但未吐，这是厌食不能进物之象。它不同于"食已即吐"的大黄甘草汤的郁火证和干姜黄芩黄连人参汤（第359条）的湿热壅阻证；也有别于少阳病"喜呕"的小柴胡汤证（第96条），这里是胃气虚寒所致。胃气虚寒则易生饮邪，可能伴有脉细或弦、胸闷、呕吐涎沫等症。治宜吴茱萸汤温胃散寒，降逆止呕。如果辨证正确，就可收到药到病除之效。若是辨证有误，药不对证，"食谷欲呕"不减，反而出现呕吐、气逆等变症，则属于上焦胸膈有热，用辛温之味组成的吴茱萸汤自不相宜，故"得汤反剧"。提示医者不可再用吴茱萸汤，当重新辨证。关于本条注解，历代医家多有争议，首先认为本条文不应该放到阳明篇，应归属厥阴。这就是见仁见智了，笔者认为其隶属厥阴，但应当放在阳明篇，理如前述。当然，按照常理"阳明之为病，胃家实是也"（第179条）。但是不可以说无胃家虚寒，首先因为脾与胃相表里，太阴脾寒，必然影响到阳明胃寒；其次，因为足厥阴肝经的循行夹胃属肝，所以在阳明病篇也完全可以出现"肝寒胃寒"、肝胃虚寒证。"得汤反剧者，属上焦也"。我们从吴茱萸汤辛温之味组方，以方测证，应该是上焦热郁气逆引起胃气上逆而病证反剧。至于是否出现"寒热错杂""阴盛格阳"，这里无须争辩，根据变证，医者细心诊断就是了。

吴茱萸汤证见于少阴病篇："少阴病，吐利，手足厥冷，烦躁欲死者，吴茱萸汤主之。"（第309条）

本条论述的是少阴病，吐利，烦躁的可治之证。疾病的运动变化，由于邪、正双方力量消长不同而有不同的趋势，可表现出量变和质变的过程。量变即是慢慢地变，本质不变。质变则是突变，是疾病的性质起了变化。本条与第296条"少阴病，吐利躁烦，四逆者死"，就存在一个量变和质变的问题。两条看上去大致相同，但本条可治，第296条则主死。"少阴病，吐利，手足厥冷"，是讲述少阴病阳虚寒盛的基本矛盾没有变化。由于少阴寒邪伤及脾胃，脾胃受伤，升降失司，则上吐下泻。阳气被郁，不能温运四肢，故手足逆冷。手足逆冷与"四逆"程度不同，四逆为四肢厥冷，上可过肘，下可过膝，比手足逆冷要严重。"烦躁欲死"是阳气内争，因阳气被抑，但尚能与阴邪相争，阴阳交争而使患者十分烦躁，"欲死"是患者的自觉表述，由此知道烦躁的严重程度。其根源还是因为少阴肾阳虚衰，水火不济，火不生土；肝肾同源，肾阳不足则肝气亦乏，是以肝虚气逆而浊阴上犯，可见吐利兼作。故曰本条证隶属厥阴，但在少阴病篇完全可以出现，如果四肢逆冷进一步恶化，就可以是四肢厥冷，那就是厥阴病了，治宜温中散寒、降逆止呕的吴茱萸汤。"烦躁欲死"之状，我们注意脏腑与经脉的密切关系，就可以完全理解手足厥冷、烦躁欲死的由来。所以，这里不用四逆汤而用吴茱萸汤温中泄浊通阳。

吴茱萸汤症见于《金匮要略·呕吐哕下利病脉证并治第十七》篇："呕而胸满者，茱萸汤主之。"

尤在泾如是解释："胸中阳也，呕而胸满，阳不治而阴乘之也，故以吴茱萸散阴降逆，人参姜枣补中益阳气。若出现干呕、吐涎沫、头痛，是上焦有寒也。头者，诸阳之会，为阴寒之邪上逆而痛，故亦宜吴茱萸汤散阴气而益阳气。"（《金匮要略心典·卷下》）

系统探究《伤寒论》《金匮要略》对吴茱萸汤共五处的论述，归纳其主治症状有：①干呕，吐涎沫，头痛。②阳明胃逆，食谷欲呕。③少阴病，脉微细，但欲寐。见吐利，手足厥冷，烦躁欲死。④胸满胁痛，干呕。本方证可见吐利，但是以干呕为主。

方证解析

【组成】吴茱萸（洗）一升（15g）、人参三两（9g）、生姜（切）六两（18g）、大枣十二枚。

上四味，以水七升，煮取二升，去滓，温服七合，日三服。

【功效】温肝暖胃，降逆止呕。吴茱萸为君，故冠以名方。方中吴茱萸苦辛而大热，善暖肝胃而下浊气。无论是浊阴上干阳明，或厥阴中相火为寒邪所遏，或少阴阳衰阴盛之呕吐，都可用吴茱萸直入肝脉散寒平肝。辅以人参、甘草、大枣补益中气，扶土抑木。重用生姜温胃、散寒化饮。可使呕逆、吐利、逆冷、烦躁诸症得愈。

笔者用于记诵的方歌：

> 茱萸一升六两姜，枣十二枚参三两，
>
> 吐涎头痛脉微细，呕利肢冷烦躁康。

近代医家对吴茱萸汤证阐述很多，证治范围也广。个人体会还是要先从经文入手，"原汁原味"最为正确，至于加减化裁，那就看个人的功夫了。北京中医药大学肖相如教授，对吴茱萸汤证辨证要点的归纳甚是贴切。

关于吴茱萸汤的特异性方证：

（1）干呕、吐涎沫、巅顶疼痛，有寒象没有热象者，吴茱萸汤主之。原文："干呕，吐涎沫，头痛者，吴茱萸汤主之。"（第378条）

注：寒热可以从舌、脉、大小便等方面进行辨析。

（2）食谷欲呕，有寒象无热象者，吴茱萸汤主之。原文："食谷欲呕者，属阳明也，吴茱萸汤主之。得汤反剧者，属上焦也。"（第243条）

（3）少阴病（脉微细，但欲寐），呕吐下利，以呕吐为主为重，烦躁欲死，手足寒冷，无热象者，吴茱萸汤主之。原文："少阴病，吐利，手足逆冷，烦躁欲死者，吴茱萸汤主之。"（第309条）

（4）呕而胸满，有寒象无热象者，吴茱萸汤主之。原文："呕而胸满者，茱萸汤主之。"

（5）呕吐有胸、胁、少腹、睾丸、巅顶等部位胀满冷痛等肝寒特征者，吴茱萸汤主之。原文："呕而胸满者，茱萸汤主之。"

笔者认为，读仲景之书就要像肖相如教授这样归纳对比，才能够正确使用经方。

临床报道吴茱萸汤可以治疗：①以呕吐清水、涎沫为主症的神经性呕吐、妊娠恶阻、急性胃炎、贲门痉挛、幽门痉挛等。②以剧烈头痛为主症的高血压脑病、血管神经性头痛、习惯性头痛等。另外，慢性胃炎、消化性溃疡，以干呕、哕逆为主的神经官能症等。使用本方的要点，正如肖相如先生所言：有寒象而没有热象者。

病案讨论

1. 头痛（血管性头痛）

薛×，女，38，教师，2017 年 10 月 16 日初诊。

主诉：间断性头痛两年，再次发作两天。

患者近两年来常发头痛，或前额，或左侧，发作时疼痛剧烈，痛处跳动刺痛直钻脑内，痛甚则恶心呕吐，怕光。两次脑部超声检查：血流速度快，左右不对称。脑电图示：轻度异常脑电图。多次神经内科诊为血管性头痛，"偏头痛"。平时喜暖和。遇睡眠不好、受冷、月经前即发头痛。昨天早上骑车，少穿衣服而受凉，回家即发，至今上午头痛不休，但无其他感冒现象。体温36.4℃，少汗，口常干，不喜饮水，纳少，心下闷不饥，消瘦（体重43kg）。常有"消化不良"，大便利，日解二三次。月经30～34天一行，血少，或发痛经，末次月经第二十七天。白带不多。舌质暗红，边微现齿痕，苔薄白。脉细、双关弦细（67次/分）。

诊断：头痛（先因受凉，又值经前，引发厥阴浊气上逆）。

诊治：暖肝降浊，祛寒止痛。

方药：吴茱萸汤加味。吴茱萸15g、生姜20g、生晒参10g、防风15g、藁本15g、白芍15g、炙甘草15g、大枣6枚。5剂，水煎频服，日1剂。

2017年10月27日二诊：上方服两剂后头痛忽然消失，至今未疼。脘闷舒，纳谷加，精神无比清爽。多年痼疾，患者犹豫，恐头痛再发来诊。喜暖怕冷，大便利，日解一二次，尿利。本次月经第6天，经血行4天。舌暗红，少见齿痕，苔薄白，脉细，右关细弦。上方加健脾开胃之品，脾土健则肝自宁。方药：吴茱萸15g、生晒参12g、砂仁6g、白豆蔻6g、生姜20g、防风12g、藁本12g、白芍15g、炙甘草15g、大枣6枚。5剂，水煎，两日1剂。

按

血管性头痛（偏头痛）、神经性头痛是笔者多年研究的专题，有协定的"专病专方"。处方均以郁火立论，疗效肯定。无奈该患者系"伤寒体质"，纳差，脘闷，消瘦，平素即是肝胃虚寒之体，由风冷气恼，血气失和，引发厥阴浊气上逆而致头痛。处方吴茱萸汤暖肝温胃降浊，加防风、藁本散寒祛风止疼，合芍药甘草汤缓肝舒经止痛。复诊时头痛已止，顾护脾胃，脾土健则肝自宁，是为长远之计。

2. 胃脘痛（急性胃炎）

段×，男，37，司机，2018 年 1 月 14 日初诊。

主诉：上腹剧痛、干呕恶心 3 天。

患者近 3 年来常有"消化不良"，饮食稍有不慎即发上腹部疼痛，3 年来多服中、西药不愈。3 天前稀饭稍冷，食后即感胃脘不适，次日早晨六时许即发上腹部疼痛。服兰索拉唑、藿香正气水、腹可安，至今疼痛不止，伴发干呕、恶心，今晨起呕吐 1 次。口淡、口干不能饮，饮水或食物入口则呕恶更甚。3 天来寒热身冷，但体温一直正常，手足常冷，头昏，今早上吐后头脑清醒很多。大便稀，日解两次，尿利。面微黄，体瘦（体重 56kg），舌暗淡红，边有齿痕，苔薄白，水滑苔，脉弦双关明显（68 次/分）。前后 3 次胃镜诊为非萎缩性胃炎、十二指肠炎。

诊断：胃脘痛（肝胃虚寒，寒湿中阻），慢性胃炎急性发作。

诊治：温肝暖胃，祛寒止痛。

方药：吴茱萸合理中汤。吴茱萸 15g、生姜 20g、红参 10g、炒白术 12g、苍术 12g、炙甘草 10g、川芎 15g、白豆蔻 6g、砂仁 6g。3 剂，水煎，日 1 剂，频服。

2018 年 1 月 17 日二诊：从昨天中午至今天下午疼痛未发，干呕、恶心止。胃脘仍闷满，食入更甚。口干、口淡。遵初诊法：吴茱萸 15g、生姜 20g、红参 10g、炒白术 12g、苍术 12g、川芎 12g、炙甘草 6g、茯苓 12g、泽泻 12g、砂仁 8g、白豆蔻 8g。10 剂，水煎，日 1 剂。

按

西医诊断为"慢性胃炎急性发作"，经中、西药多方治疗而痛不休。细考所用处方，多从湿热、气滞或气滞血瘀调治而不愈。这次来诊依消瘦体形、弦缓脉、口淡、脘闷诸症，改从肝胃虚寒、寒湿中阻论治，处方吴茱萸合理中汤取效，在后来的治疗方案只加入淡渗利湿之茯苓、泽泻，方案基本不变，随访两年，胃脘痛未复发。大凡仲景处方，若方证合拍则见效快，远期疗效均佳。

3. 噎膈（贲门失弛缓症）

刘×，男，57，工人，2018 年 1 月 17 日初诊。

主诉：吞咽困难伴胸正中疼痛 12 年。

患者 12 年前因家庭变故，致忧思气郁，一日午饭中忽觉咽下困难。嗣后每次吃饭皆小心翼翼，速度很慢，一碟一碗亦需一两小时方可吃完，因此食量很少。曾做 X 线钡餐造影、胃镜检查，均诊为"贲门失弛缓症"。多年饮食习惯，致常食冷饮、凉饭。体重锐减，形体消瘦（身高 178cm，体重 56kg），怕凉喜暖，手足不温，少汗，常发头昏、头痛，多年来饭量远不如病前，因为吃饭问题，极少外出，口干、口淡，胃脘满闷，泛恶，偶然吐出食物或"胃液"。大便两三日一解，不干。睡眠不实多梦。多服中、西药调治不效。舌暗淡红，边有齿痕，苔薄白润，脉细双关弦。X 线钡餐造影：食管下端钡餐潴留，约 2cm 长、对称的、边缘整齐光滑，呈漏斗状。食管中、上段扩张，蠕动（－）。第二次造影中试含服硝酸甘油后，食管、贲门口变松弛，钡剂顺利进胃。胃镜示：食管中上段扩张，下段狭窄，黏膜充血、水肿。并做病检，均诊为"贲门失弛缓症，非萎缩性胃炎"。

诊断：噎膈（痰气寒湿凝滞，浊阴上逆），贲门失弛缓症。

诊治：温中降逆，行气豁痰宽胸。

方药：吴茱萸汤合五磨饮。吴茱萸 15g、红参 10g、乌药 12g、生姜 25g、木香（后下）10g、枳实 12g、槟榔 10g、姜半夏 20g、瓜蒌 45g、生龙牡（先煎）各 15g、大枣 7 枚。7 剂，水煎，日 1 剂，频服。嘱患者要吃温食，忌冷饮，

2018 年 1 月 26 日二诊："吞咽困难"缓解，吃饭较前顺利，饭量有加，睡眠较前安然，噩梦很少，病有向愈的希望，心情也明显好转。心下仍满，干呕、恶心时发。大便一两日一解，尿利。近日饮水后无明显呕吐，饮水亦加，口干渴缓解，口仍淡、乏味。头昏偶疼。舌暗淡红、有齿痕，苔薄白，脉细双关弦。遵上法：吴茱萸 15g、红参 10g、乌药 12g、木香（后下）10g、生姜 25g、枳实 12g、姜半夏 20g、槟榔 10g、瓜蒌 45g、生龙牡（先煎）各 15g、制附子（先煎）15g、大枣 7 枚。10 剂，水煎，日 1 剂，频服。

2018 年 1 月 30 日三诊：饭量增加，咽下困难约减四分之三，吃饭时间基本和家人同步。一双儿女，现在的家庭也很和睦，情绪很好，大便量多，一两日一解。体重加了 1 千克许。春节将至，想回老家过年，要求多开几剂。二诊方不变，继服 20 剂。

按

　　贲门失弛缓症是由于食管贲门部的神经肌肉功能障碍所导致的食管功能障碍，引起食管下段括约肌迟缓不传，食物无法顺利通过而滞留于食管以内，从而逐渐使食管张力蠕动力减低及食管扩张的一种疾病。临床表现主要为吞咽困难、胸骨后疼痛、食物反流等。依据这些主要症状表现，当属中医"噎膈"的范畴。

　　这位患者由于长时间的精神抑郁，导致"噎膈"的发生，实为痰气寒湿凝滞，闭阻脾胃的升降之能，胃气因之上逆则加重了痰气寒湿的凝滞，加之咽下困难，热饭都成了凉食，北方人自幼是热饭温饮的习惯，忽然长期摄入冷饮、凉饭客观地加重了寒湿的凝滞，而成噎膈顽疾。治以温中降逆、行气豁痰，处方吴茱萸汤温肝胃、降逆浊，五磨饮理气散结，瓜蒌豁痰宽胸散结，加制附子温经助阳以散寒结，生龙牡镇静安神以解患者焦虑的情绪。全方共奏温中降逆，行气豁痰宽胸之功。患者以前也让笔者诊治过几次，曾套用启膈散、半夏厚朴汤、越鞠丸、逍遥散等未效。他也是到处求医仍不能取效，又来求治。由患者期望、信任之"逼迫"，最后才从经方中寻求，立此治疗方案。病也少见，确是顽疾，一波三折方取疗效。

再说麻黄细辛附子汤

概述　麻黄细辛附子汤与麻黄附子甘草汤均出自《伤寒论·辨少阴病脉证并治》篇。第 301 条云：少阴病，始得之，反发热，脉沉者，麻黄细辛附子汤主之。

原文解析　提到少阴病，我们就应该想到"脉微细，但欲寐"。这是少阴病的提纲、必有症。这是因为少阴为水火心肾两脏，肾主水、主蛰，封藏之本。心主火主血，藏神之君。心、肾两脏水火之偏可致少阴病。寒邪直中或邪传或误治，也可引起少阴病。但其病理机转总以少阴阴阳两虚为主，阴虚甚则邪从火化，阳虚甚则邪从水化。"脉微细"是少阴病的纲脉，脉微主阳虚，脉微细兼见，主阴阳两虚。心肾阴阳两虚都可以出现微细脉。心肾阴阳两虚都可出现"但欲寐"，即似睡非睡，精神不振，但不是嗜睡。嗜睡是深睡、多睡仍想再睡，"但欲寐"是一直想睡觉但睡不踏实或睡不着，但是精神困倦。这是因为卫气行阳则寤，行阴则寐。肾阴阳皆虚，卫气是根于肾阳的，卫气行于阴而不行于阳，故但欲寐。心藏神，神是人体生命活动的外在表现。心阴阳俱虚，神不守舍，也可引起但欲寐。肾藏精，与心神相互为用。若心肾阴阳俱虚，则都可出现但欲寐之症。由此可知，"脉微细，但欲寐"，可以概括少阴病的心肾病变。但因为阴虚或阳虚各有偏差，微脉细脉并不少见。细细区别，则阳虚见微脉为主，阴虚则细脉为主。但是，"但欲寐"则为少阴病必见症。所以《医宗金鉴》强调这是"少阴病之提纲，后凡称少阴病者皆指此脉证而言也"。

但是，我们要强调的是，少阴病有寒化证和热化证之不同，所以我们在理解少阴病提纲的时候，还要结合患者的全身症状综合分析。回过头来再往下看第 301 条："少阴病，始得之，反发热，脉沉者。"这一组症状，才能得知这是太阳、少阴两感证。本条首起"少阴病"三字统之，可见其主要矛盾是少阴病，而且可以推论应当有"脉微细，但欲寐"之症。"始得之"是说明少阴病尚在初期，或者说患病时间很短。说明阳虚的症状并不严重，也没有四肢厥冷、下利清谷等症。"反发热"三字是本条的辨证要点。因为少阴病本为阳虚，应以无热恶寒为主。因为"无热恶寒者，发于阴也"（第 7 条）。而现在见症是"反发热、脉沉"，以"反"增强语气，提示不应该发热而反而见到发热。这里的发热，既不是第 293 条"少阴病八九日，一身手足尽热者，以热在膀胱必便血"，转入太阳之蓄血证，从病期八九日和病状必便血可以鉴别，明确记述本条证是"始得之"。也不是吐、利之后的"手足不逆冷反发热"（第 292 条）的阴盛阳衰，阳气来复之时。若是阳复，则阳复前有吐利逆冷之症，阳复之时可能有"脉不至"之现象。现在是既无逆冷吐利之症，却见脉沉之象。那么，"反发热"就可以判断为太阳、少阴两感之证。因为太阳与少阴为表里，其气紧密相通。寒中少阴，少阴主里，故"脉沉"。外连太阳，所以"反发热"。麻黄细辛附子证还应与第92条四逆汤证相比较，这两组条文同样都有发热、脉沉的症状，但治疗却不相同。我们细心对比才能有所区分，首先，"病发热头痛脉反沉"，虽然也是太阳、少阴两感，但侧重于太阳，因为沉脉前有一个"反"字，当然太阳病脉应浮而反沉，是不应该见的。与本条"反发热"正是对比鉴别。第92条"若不瘥"为转折处，意思是已经用过太阳发汗法解太阳之邪而不解。可能还有下利清谷等伴见症，里虚为急，故以四逆汤急救其里。本条则是里虚不甚而表实无汗，故宜温阳、发汗并用。无问太阳、少阴，可知仲景于辨治表里同病时有先后缓急之序。

如果我们对于少阴病之麻黄细辛附子汤证还不能确定时，还可参考282条"小便色白者，少阴病形悉具"。因为"小便白者，以下焦虚有寒，不能制水"而致。小便白指尿液是清的。反之若见尿赤、尿黄者则不是麻黄细辛附子汤证，要考虑从阴虚热化之证了。这样我们就初步总结出麻黄细辛附子汤证：起病急，病程短，但欲寐，发热或不发热，小便清长，脉沉或脉微细。历代还用之治疗稍有外感而发暴喑，即突然发不出声音，言语困难；暴聋，即突然什么声音也听不到，或突然头痛，有紧束感，脉微细、沉。

方证解析　麻黄细辛附子汤由麻黄二两、细辛二两、附子一枚组成。因三味药无君、臣、佐、使之分，故三味药均冠以方名。方中麻黄解太阳在表之寒邪。细辛味辛气温，散少阴之寒而助麻黄之发散。附子辛热，温少阴之里寒，补命门之真火。麻黄、附子相伍，附子护阳，免麻黄过汗伤阳。麻黄走而不守，又助附子温运阳气而无不到之处。细辛又能引入少阴之经。三药配伍，温散兼施。虽发汗而不伤阳，温经而不损阳，治疗伤寒就要时时顾护人体之阳气。

同样是麻黄细辛附子汤证，但是"得之二三日"，处方用"麻黄附子甘草汤微发汗，以二三日无（里）证，故微发汗也"（第302条）。

都是太阳、少阴两感证，"得之二三日"，其实与第301条"始得之"是一个意思，只是文字变换了修饰手法，都是发病初期，所涉症状也应该有但欲寐、发热、小便清长、脉沉或脉微细等症状。但是同时还有短气、乏力的气虚证，所以去细辛之辛散，还嫌其发散太多，换了甘草以益气和中，缓和麻、附温散之力，以达"微发汗"的目的。前贤为此条（第302条）注释论述了许多。依柯韵伯的释义，关键性问题是：其一，抓住了时间，"少阴病得之二三日"。其二，抓住了空间，"以二三日无（里）证"。在辨证论治上，张仲景既抓住了客观存在的空间，又抓住了发展变化的时间。本条虽然仅仅二三十个字，却体现出时间和空间结合进行辨证论治的必要性。"少阴病得之二三日"，仅提供了时间上的辨证依据。第 301 条说"始得之，反发热，脉沉"，本条云"得之二三日"。因"始得之"延及"二三日"，两条所组方药都是麻黄、附子配伍。这就说明本条虽然"二三日"，也应当有反发热、无汗、脉沉等症。由于已患病"二三日"，里虚较第 301 条更明显，所以立"微发汗"的方法。随后自注"以二三日无（里）证也"，也就是说明没有吐利、烦躁、口渴等里证。从而抓住了客观存在的空间上的辨证依据，无里证成为辨证的要点。若有吐利、烦躁等里证，就应当用急救其里的方法，而不应该"微发汗"……还有好多其他论述。依笔者拙见，不就是个麻黄细辛附子汤证的加减吗？不过这麻黄附子甘草汤还有一个功效，能治疗"少阴水肿"：跗肿，其腹大，四肢苦重，少气，小便难，脉沉细（《金匮要略·水气病脉证并治第十四》）。我们研究讨论经方的每一个方证时，一定要把仲景条文前后参照对比，深入了解仲景的制方本意，就可以执简驭繁，正确地应用于临床。

笔者用于记诵的方歌：

> 麻辛各二附一枚，神困欲寐脉细微，
> 或去细辛入草二，助阳解表缓急揣，
> 少阴脉沉反发热，暴喑暴聋小便白。

病案讨论

1. 暴喑（急性咽喉炎，声带水肿?）

刘×，女，63 岁，2018 年 12 月 21 日初诊。

主诉：忽然声嘶不能发音 4 小时。

患者平素体弱易感，昨天上午稍感困倦神疲，身凉头疼，查体温 37.8℃，未介意。今晨六时起床后不能发声，自觉用尽力气说话别人亦不容易听清，咽喉不适，咽下疼痛，今天早饭只喝了点牛奶。仍感身冷怕风，头疼身痛，神困乏力，不咳嗽。大便日解一两次，尿利。咽疼、咽干，热饮可减。体温 37.6℃，面黄白明润，睑淡红，咽部充血（±）。舌暗淡红，苔薄白润，脉细。

诊断：暴喑（太少两感，寒邪伤肾），急性咽喉炎，声带水肿?

诊治：助阳解表，解毒利咽。

方药：麻黄细辛附子汤。炙麻黄 10g、细辛 10g、制附子（先煎）15g、全蝎 6g、僵蚕 10g、蝉蜕 6g。3 剂，水煎，日 1 剂，频服。

2018 年 12 月 24 日二诊：服药第二天即可发出声音，咽痛消失，吞咽食物也不疼，患者笑曰："上次开了那么几味药就把我打发了，将信将疑，结果三天药还没吃完就好了。"昨晚、今晨体温 36.4℃。虚弱体质，常易感冒，予服小柴胡颗粒，日 3 次，每次两小袋，最少用 1 周，一则巩固疗效，二则正值流感期间，预防再次感冒。

> **按**
>
> 《伤寒论》中以证用药最多，好多条文并没有脉象记载，但是如果提出脉象处，我们就要特别注意，这脉象就成了主症之一。发热而脉反沉或脉微细，是提醒我们诊断时不可以一般的"外感"辨治了。就要考虑"合病、并病""太少两感"等。本案结合患者精神不振，喜卧，二便利，突然不能发音，当诊为"太少两感"，现在人称"大寒犯肾"。处方麻黄细辛附子汤助阳解表，合僵蚕、蝉蜕升清降浊，清喉利咽（《伤寒瘟疫条辨》），此为杨璿治疗咽喉病之心法。加全蝎祛风通络，解水毒、利咽喉最验。暴喑、暴聋，只要辨证用药合宜，都是两三剂即效，如果两三天不效，必是辨证有误。

2. 鼻鼽、哮喘（过敏性鼻炎伴支气管哮喘）

侯×，男，57 岁，2018 年 12 月 27 日初诊。

主诉：流涕、喷嚏连连又发第 3 天。

患者发"过敏性鼻炎"多年，每因受寒即发，无问冬夏，只要温差变化就发作或加重，经中、西药调治未愈。前日变天，晨起即发鼻痒，喷嚏连连，清涕不休，双目怕光。气沉、气喘喉鸣，少咳。喜暖怕凉，少汗，头闷、头痛，困倦乏力非常，神困想睡，睡后鼻塞减轻，喷嚏可止，醒来起床后又发。一贯纳差少食，身体消瘦，大便日解一两次，尿利。口干渴，不喜饮水。体温 37℃，有黑眼圈，双睑浮肿，面暗黄。舌暗淡红，苔薄白。脉细无力（72 次/分）。

电光窥鼻：双下甲水肿，充血（±），双鼻清涕不停。咽部充血（+）。

听诊：呼吸音粗糙，双肺布明显哮鸣音。

诊断：鼻鼽，哮喘（肾气素虚，寒伤肺卫），过敏性鼻炎伴支气管哮喘。

诊治：助阳解表，宣肺平喘。

方药：麻黄细辛附子汤合射干麻黄汤。炙麻黄 12g、细辛 10g、制附子（先煎）15g、射干 12g、款冬花 12g、紫菀 12g、制半夏 15g、五味子 10g、干姜 10g、杏仁 18g、厚朴 18g、全蝎 6g、柽柳 15g。5 剂，水煎，日 1 剂。

2019 年 1 月 3 日二诊：哮喘停，喷嚏减，清涕少，偶咳，精神好了许多。纳谷稍加，脘闷近日不明显。二便利。双肺呼吸音粗糙，仍闻及哮鸣音。方药：炙麻黄 12g、细辛 10g、制附子（先煎）15g、射干 12g、炙款冬花 12g、炙紫菀 12g、制半夏 15g、五味子 6g、干姜 10g、杏仁 15g、厚朴 15g、苍耳子 12g、全蝎 6g、柽柳 15g。10 剂，水煎，日 1 剂。

> **按**
>
> 　　过敏性鼻炎引发哮喘在临床上常见，古今医案多载。该患者发过敏性鼻炎多年，经中、西药调治终不能愈。细查患者常有神困喜卧，精神不振，纳少消瘦，喜暖怕凉，大小便利，脉细无力。因受寒痼疾又发，处方

> 麻黄细辛附子汤助阳解表；射干麻黄汤宣肺平喘；再入杏仁、厚朴降气平喘；全蝎祛水毒而通肺窍；桎柳疏风解表，宣肺开窍。全蝎、桎柳对鼻塞、喷嚏、流涕都有很好的疗效。与主方共奏宣肺开窍之功，只因该患者重点是鼻鼽（鼻炎），哮喘是个并发症，过敏性鼻炎需长时间服药，疗效方可巩固。

3. 感冒

薛×，男，47 岁，教师，2019 年 1 月 7 日初诊。

主诉：鼻塞头痛难忍又发两天。

患者经常"感冒"，昨天晨起天冷未介意，回家后即发剧烈头痛，鼻塞喷嚏，时发咳嗽，怕冷发热，少汗，查体温 37.8℃。周身疼痛，神困思睡，干呕脘闷，食欲不振，大便稀软，尿利。咽部充血（±），面微黄，有黑眼圈。舌淡尖红，边少齿痕，苔薄白润，脉细无力（82 次/分）。

诊断：感冒（脾肾阳虚，风寒外袭）。

诊治：助阳益气，解表祛湿。

方药：麻黄细辛附子汤合败毒散。炙麻黄 10g、细辛 10g、制附子（先煎）15g、生晒参 6g、炙甘草 10g、川芎 10g、柴胡 20g、羌活 10g、独活 10g、桔梗 10g、白前 12g、枳壳 12g、茯苓 10g、蔓荆子 12g。5 剂，水煎，日 1 剂，空腹分 4 次服。

2019 年 1 月 14 日二诊：头痛及周身疼痛 3 天未发，鼻塞通，喷嚏很少，怕冷发热停，近两日体温 36.4℃。知饥，纳稍加，精神仍差，喜卧。舌淡红，边少齿痕，苔薄白润，脉细（72 次/分）。依上法制散：鹿茸 20g、制附子 40g、生晒参 60g、炙麻黄 40g、细辛 40g、炙甘草 40g、川芎 40g、柴胡 60g、羌活 40g、独活 40g、桔梗 40g、白前 60g、炒枳壳 60g、茯苓 60g。共研极细末，日 3 次，每服 5g，温开水送服，空腹喝。

按

　　该患者经常感冒，精神不好，喜卧，平时喜暖怕凉，纳差，胃脘满闷，大小便利，脉细无力。当诊为脾肾阳虚，卫阳不固，寒湿因之反复侵扰。治宜助阳益气，解表祛湿，扶正祛邪。汤药取效后制散常服，方可久效。方取麻黄细辛附子汤助阳解表，败毒散益气解表，制散方中加鹿茸而减附子用量，一则增强补肾壮阳之功，二则为减少附子用量免长服"中毒"之虑。有感冒症状时用少量人参以免恋邪，感冒症状消除后加重人参用量，合鹿茸、附子以增加温补脾肾之力，脾土健、元阳壮则外邪自不能侵。

附子汤方证的探究与应用

概述　《伤寒论·少阴病》篇共收处方 16 张，其中含附子的依次为：麻黄细辛附子汤，麻黄附子甘草汤，附子汤，白通汤，白通加猪胆汁汤，真武汤，通脉四逆汤，四逆汤。笔者个人认为，要想理解、学好扶阳学说，就应该认真读懂《伤寒论》。特别是少阴病篇的条文和方证，我们必须认真地学习研究，只有这样，方可明白扶阳学说的来龙去脉。

方证解析

【组成】制附子（先煎）二枚（30g）、茯苓三两（9g）、白术四两（12g）、芍药三两（9g）、人参二两（6g）。水煎两次，每次 30 分钟，取汁分 4～6 次服。

【功效】温经助阳，祛寒化湿。

【功能主治】①背部恶寒，肢体拘急，关节冷痛或剧痛，或头晕，小便不利，脉沉者。《伤寒论》第 305 条说："少阴病，身体痛，手足寒，骨节痛，脉沉者，附子汤主之。"

②《千金要方》《古今医统》《类聚方广义》中还将附子汤用于治疗各种痛证，疼痛剧烈，如割如锥，或肢节弛

缓，行走不便，见手足厥冷，下肢为甚，或小便不利，心下痞硬或悸动，脉沉细无力者。

③《金匮要略·妇人妊娠病脉证并治第二十》篇载："妇人怀娠六七月，脉弦发热，其胎愈胀，腹痛恶寒者，少腹如扇，所以然者，子脏开故也，当以附子汤温其脏。"就是讲妊娠六七月后，腹胀（也称"胎胀"），腹痛恶寒，少腹如扇，发热而精神萎靡，其脉弦者，也是因为肾虚胞寒，感受寒湿而发，处方附子汤。

附子汤的证治机理是脾肾阳虚，寒湿侵犯：脾阳虚则水湿蕴聚，肾阳虚则气化不行，脾肾阳虚则水湿不运，加之寒邪外侵，我们知道"寒甚则痛"，经脉闭阻不通，不通亦痛，故有周身疼痛，如割如锥；筋脉拘急，行走不便；寒客胞宫致肾阳更伤，而发胎胀、腹痛，腹冷如有扇扇。怕冷畏寒，脉沉细，或脉弦，均是脾肾阳虚，寒湿侵袭之象。

【方解】方中用大量附子扶阳，去脏腑沉寒，补助阳气不足。《医学启源》载附子温经祛寒镇痛，主阴毒寒疝、中寒、中风；《用药心法》中说茯苓淡能利窍，甘以助阳，除湿之圣药也。味甘平补阳，益脾逐水，生津导气。白术健脾益气，主水饮内停、小便不利、水肿、痰饮眩晕、湿痹酸痛，合茯苓健脾逐湿，助附子祛寒除湿功宏。人参扶正，安五脏，除邪气，补益元气。芍药和血通痹，助附子解络脉之寒滞，外治身痛，内疗腹痛。诸药共奏温经助阳、祛寒化湿之功。

笔者用于记诵的方歌：

> 附子少阴寒湿侵，二枚附子二两参，
>
> 四两白术三芍苓，背寒肢冷骨节疼。

我们注意经方中大剂量应用附子多以止痛为目的，本方名"附子汤"，附子作为主药用了两枚之多。与真武汤相比，除了附子大剂量应用外，白术的剂量也增加了1倍。大量的术、附配伍，对寒湿痹痛有很好的止疼作用，因此，可以认为本方是振奋元阳、散寒止痛之方，后世对本方的应用也多如此。我们有意地比对了一下，附子汤与真武汤的同异，附子汤只是真武汤加人参，减去生姜。但是，真武汤治少阴之里水，而附子汤是主少阴之表寒，一味之差，功效则大不一样。正如伤寒大家柯琴所论："此大温大补之方，乃正治伤寒之药，为少阴固本御邪之剂也……此与真武汤似同而实异，此（附子汤）倍术、附去姜而用参，全是温补以壮元阳，彼（真武汤）用姜而不用参，尚是温散以逐水气，补散之分歧，只在一味之旋转耳。"（《伤寒来苏集》）的确，从药味上看，本方与真武汤的差别仅在生姜和人参上，但在功效上却大相径庭。就相同之处而言，二方所主均属少阴阳虚，水邪泛滥所致。但病有轻重、邪有主次、正有虚实，种种微妙，使得处方遣药亦随之而变通。

真武汤虽然也有寒证，但轻于附子汤证，这从方名的寓意和附子的用量上，都可以看出来。从真武汤各药的比例来看，茯苓、白芍、生姜各三两，药量均等，而白术只用了二两，所以可以认为真武汤所主的病证中，"头眩，心下悸""呕吐""腹痛""小便不利"当为主症。并从《伤寒论》第386条理中丸方后注"吐多者，去术，加生姜三两"，可反证真武汤少用白术的道理，况且生姜又能发散水饮、和胃止吐。真武汤还有一个主症"四肢沉重疼痛"，这个症状在《金匮要略·痰饮咳嗽病脉证并治第十二》篇溢饮条下，尤在泾是这样解释的："水气流行，归于四肢，当汗出而不汗出，身体重痛，谓之溢饮。"依尤怡所论，身体沉重疼痛，就是溢饮，而且后世诸多医家认为，这是"溢饮"的经典解说，所以我们认为真武汤证还有溢饮的兼证，但是，溢饮并不等于水肿。综合而言，真武汤中"此为有水气"一语，是方中主要含义所在。

附子汤和真武汤的异同，从柯琴后多有医家因为方中"一味药之差"而常常相提并论，这就是"名人效应"。其实我们细做比较，两个处方还是有明显差别的。我们先看真武汤的组成：茯苓三两、芍药三两、白术二两、生姜三两、附子（炮）一枚。再看附子汤的组成：制附子二枚、茯苓三两、白术四两、芍药三两、人参二两。两方同名同量的只茯苓、芍药两味。不同的是，第一，真武汤有生姜，附子汤则无。第二，白术之剂量相差一半。第三，附子之剂量相差一半。第四，更明显的是加人参三两。在仲景制方中，这两张方是变化很大的处方，并不是"一味之差"。这里我们有例为证：如桂枝汤在《伤寒论》中是治疗伤寒中风的，若原方加重桂枝用量则是治疗奔豚之气上冲胸，名桂枝加桂汤；若是加重芍药用量则用于治疗腹痛，名桂枝加芍药汤。很典型的是桂枝汤加重桂枝的用量，就是治疗奔豚病的一个效方。奔豚病与太阳中风是两个完全不同的病证。第二例：小承气汤药只三味，枳实（大者）三枚（15g）、厚朴二两（6g）、大黄四两（12g），用于治疗阳明腑实的心下痞闷、腹胀满、大便干；如果改枳实为五枚、厚朴为八两，就是厚朴三物汤，用治腹胀为甚，气喘上顶；若改大黄为八两、厚朴为一尺（约30g），则名厚朴大黄汤，用于治疗支饮胸满、短气喘促者。三方只因为三味药的剂量改变而治疗症状不同，且方名各异。至于"一味之差"的处方，如桂枝加葛根汤、桂枝加附子汤、桂枝加黄芪汤……比比皆是，而且都是真正的一味之差，学者一看便知。

由上所述，两张处方的组成从仲景方的组合变化是很大的，临床主症也是有明显区别的。真武汤的证治机理是：阳虚水泛，水湿流注四肢肌肉而致心下悸动，四肢沉重、困痛，全身空虚感，肢摇、身颤不能自持，"振振欲仆"，生怕跌倒。舌苔白滑，脉沉细。附子汤的证治机理是：脾肾阳虚，寒湿侵犯，寒邪为重。因为寒主收引、主痛，症见周身疼痛，背部剧痛，如割如锥，畏寒肢冷，舌苔白滑，脉沉细。

关于附子汤证，《伤寒论》有两处条文论述，第304条：

"少阴病，得之一二日，口中和，其背恶寒者，当灸之，附子汤主之。"与第305条"少阴病，身体痛，手足寒，骨节痛，脉沉者"应该互参，综合分析。也就是说，寒湿侵袭过重，一二日即可出现附子汤证，但一般情况下，附子汤证是一个病程长，慢慢发生发展的病证，这是我们在临床上常见的附子汤证，这从方中白术、茯苓、人参的配伍是可以看得出来的。而且"附子汤主之"一语，正说明本证的严重性。虽得之"一二日"，但是因为阳虚邪重，所以才内外合治，取效于发病初期，以免病实人虚，变生败象。从术、附大量运用止痛，并结合桂枝新加汤中"身疼痛，脉沉迟"加人参的用药经验来看，也说明附子汤证身体和关节疼痛的程度是很严重的，要远远甚于真武汤证。本方还用了人参，因此扶正的力量明显强于真武汤，对于一些临床久治不愈和年老体弱的患者，也适合用本方温阳益气、祛寒止痛。

本方为治疗寒痛之方，因此，附子剂量很大，一般用30g到50g。而大剂量运用附子则必须先煎、久煎，一般应多煎40分钟以上。其"背恶寒"要与太阳病和阳明病的相关方证做鉴别：起码肌肤不灼手，体温正常或偏低。《金匮要略·妇人妊娠病脉证并治第二十》用附子汤治疗妊娠胎胀、腹痛腹冷，辨证确切方可使用，因为这个病证是在妊娠期，我们处方当然应该更加细心，虽然"大积大聚，其可犯也"，但是一定要用之适度，"衰其大半而止"，切不可过量，注意母子平安。对于顽痹，根据条文的提示，在使用附子汤的同时，可以配合艾灸，也可以配合针刺等物理疗法来综合治疗。

关于附子汤的现代应用：以恶寒、疼痛为主症的神经、肌肉和关节疾病，如偏头痛、丛集性头痛、三叉神经痛、梨状肌综合征、慢性腰肌劳损、颈肌筋膜炎、类风湿关节炎、痛风、颈椎病、肩周炎、强直性脊柱炎、腰椎间盘突出、腰椎管狭窄、肥大性腰椎炎、变形性膝关节炎等均有报道。前提是：脾肾阳虚的体质，因寒发作或加重，或者秋冬发作或加重，以疼痛、僵直、活动不便为主症，舌淡红或暗淡，苔不燥或水滑苔，舌体偏大，脉沉细弱或弦大不力，这些都是附子汤的应用指征，我们必须熟记这些症状，不论西医诊断为什么病，"有是证便用是方"。

病案讨论

1. 痛痹（痛风）

刘×，男，27岁，2018年11月7日初诊。

主诉：间断性左拇趾跖处剧痛暗红、肿胀4天。

2017年7月体检时发现"高尿酸血症"，当时血生化报告：尿酸580μmol/L，未予注意。2017年11月2日忽然觉左拇趾根部剧痛、灼痛，历五六小时局部红肿、疼痛加剧，急诊去某人民医院。化验血尿酸560μmol/L，24小时尿酸、血常规、血生化系列均在正常范围。彩超查红肿的关节，关节液中疑似结晶，诊断为痛风。予服洛索洛芬钠分散片、吲哚美辛肠溶片，疼痛缓解，历两周肿疼全消。2017 年 12 月 31 日饮酒约 300ml，晚上九时左右左拇趾根部忽然剧痛，伴红肿微紫，即服洛索洛芬钠等药物，疼痛剧烈不能支，加服秋水仙碱片，局部热敷 7 天后疼痛逐渐消失。2018 年春、夏一直未发。从 2018 年深秋以来疼痛反复发作，虽长期服药不能完全停止，来诊时已是入秋以来第四次发作，每次发作时用热毛巾敷关节处可以缓解。平时喜温暖，少汗，尤其是双脚受冷则疼痛不舒。不耐劳作，稍有劳累则腰酸疲乏，纳好，大便利，日解一两次，尿利。舌暗红，体大，边有齿痕，苔微腻水滑，脉细滑（82 次/分）。

诊断： 痛痹（脾肾阳虚，寒湿外侵），痛风。

诊治： 温经助阳，祛寒化湿。

方药： 附子汤加味。制附子（先煎）30g、红参 10g、茯苓 15g、白术 18g、白芍 10g、紫苏叶 6g、吴茱萸 12g、桔梗 15g、木瓜 12g、防己 12g、槟榔 10g、生姜 30g。3 剂，水煎，日 1 剂，分 4 次空腹喝。并嘱咐其戒烟酒、海鲜、豆制品，少吃肉，忌食动物内脏。

2018 年 11 月 10 日二诊：左脚趾疼痛止，行走稍多仍疼。纳正常，大便日解两三次，可能是疼痛自然缓解期。方药：制附子（先煎）30g、生姜 30g、红参 10g、茯苓 15g、白术 18g、白芍 10g、紫苏叶 6g、吴茱萸 12g、桔梗 15g、木瓜 12g、防己 12g、槟榔 10g、白豆蔻 10g。原法继服 10 剂，水煎，日 1 剂，预防复发。

2019年2月23日三诊：自服上次药10剂后疼痛再未发作，自主停药。值同学相聚，连喝两顿酒，今晨起左脚第一趾跖部疼痛瘀肿又发，随即来诊。患者喜暖怕凉，痛处热敷可以缓解，舌胖，少有齿痕，苔薄腻水滑，脉沉滑（78次/分）。处方仍宜祛寒除湿，温经助阳。附子汤合鸡鸣散（初诊方药就是附子汤合鸡鸣散）：制附子（先煎）45g、生晒参10g、茯苓15g、白术18g、白芍12g、吴茱萸12g、紫苏叶6g、桔梗15g、生姜皮10g、陈皮15g、木瓜15g、槟榔6g、白豆蔻10g。5剂。

2019年2月28日四诊：脚疼基本停止，行走稍多仍疼，今日血生化检验：尿酸420μmol/L。宜制丸巩固：制附子70g、鹿茸50g、生晒参50g、茯苓75g、炒白术80g、炒白芍60g、吴茱萸50g、紫苏叶30g、桔梗70g、生姜皮50g、陈皮75g、木瓜75g、炒槟榔30g、白豆蔻30g。共制蜜丸，每丸重9g。日3次，每服2丸，10天后减为日3次，每次1丸，空腹吃，坚持服药3月以上。嘱其长期注意饮食宜忌。

2019年6月8日五诊：痛风再未发作，饮食宜忌也很注意，嘱其勤查血尿酸，如果尿酸增高或有疼痛时随诊。

讨论：痛风是个西医病名，是一种单钠尿酸盐（MSU）沉积所致的晶体相关性关节病。与嘌呤代谢紊乱、尿酸排泄减少所致的高尿酸血症直接相关，属于代谢性风湿病范畴（顺便提一下，痛风必然有高尿酸血症，但高尿酸血症不等于必须发生痛风，它能引起好多种病，这个我们要有所了解）。笔者辨证，认为该痛风患者是由正气不足，脾肾阳虚，寒湿所侵，致使气血不畅，经络闭阻，不通则痛。就是岐伯说的"痛者寒气多也，有寒故痛也"（《素问·举痛论》）。当然这种病也有湿热下注，闭阻经络而发者，但是，因为寒湿闭塞者多。我们知道附子汤的功效是温经助阳，祛寒除湿，所以这个患者宜选用附子汤，基本是原方量比例加重茯苓、白术利湿之力。本方合鸡鸣散取效，是因为鸡鸣散具行气降浊、温化寒湿之功，它本来就是主治"湿浊流注脚足，痛不可忍，用索悬吊，叫声不绝，筋脉肿大"（《类编朱氏集验医方》）的良方，痛风导致寒湿凝滞于下焦，只因湿浊过甚，黏裹寒邪，闭阻经络而痛，该患者又是个"酒家"，原本内有湿浊而感寒，故加鸡鸣散相得益彰。痛风的发病特点是"单一关节发病"，容易复发。为巩固疗效，降低尿酸，制丸以图久治。制丸时减附子的用量而加鹿茸，代替附子温阳之力而减少附子的毒性。再则鹿茸的功效是壮元阳，补气血，益精髓，强筋骨。《日华子本草》言其能破瘀血，《名医别录》记载其主四肢酸疼、腰脊痛。与痛风由脾肾阳虚，寒湿闭阻之症情相宜。这里需要说明的是，一般的痛风治疗大法是：发作期多从湿热壅滞经络论治，处方用加味二妙散改汤，静止期则应从脾肾阳虚，寒湿侵袭论治，处方就是附子汤。该患者为"酒家"，又长期生冷不节，所以因寒发作或加重，因此在发作期也用附子汤取效。

2. 痛痹（风湿关节炎）

程×，男，38 岁，农民，2018 年 10 月 6 日初诊。

主诉： 双肘、双膝困痛 14 天。

1 年前先有"感冒"，咽干、咽痛，两周许觉双肩困痛，背痛，双踝关节疼痛，两股内环型红斑 4 处。2017 年 10 月 12 日化验：血常规系列在正常范围，C 反应蛋白 8.2mg/L，血沉 32mm/h，抗链球菌溶血素 O 抗体 320U。2017 年 10 月 13 日心电图示：窦性心律，心率 78 次/分，PR 间期延长。经西药对症治疗后，长期肌注苄星青霉素至今。咽干、咽痛再未发生，两股内红斑历两月消失，C 反应蛋白 3.0mg/L，血沉 14mm/h，抗链球菌溶血素 O 抗体 120U，双肩及两踝关节疼痛消失，又发上背困痛，两胯困痛，继之出现双腕、双踝关节困痛，时轻时重 3 周许，又发双肩关节及背困痛，近两周来又发双肘、双膝困痛，双膝肿大微红，肘关节微肿。周身未发现红斑，咽部充血（±）。近日又化验"风湿系列"，均在正常范围。肘膝关节疼痛，适遇变天又困痛难忍，秋冬以来不定部位疼痛不休，受冷更甚，衣着厚于常人仍不觉暖。少汗，纳正常，二便利，1 年来常因关节困痛不能熟睡，偶有心悸（心脏彩超未发现心肌病变和二尖瓣改变），口干不喜饮水，舌暗红，边有齿痕，脉缓（64 次/分）。

诊断： 痹证（风、寒、湿三气杂至，以寒为甚），风湿性关节炎。

诊治： 祛风寒，化湿浊，温经助阳。

方药：附子汤加味。制附子（先煎）30g、生姜 30g、生晒参 5g、红蚂蚁 12g、白术 12g、茯苓 10g、白芍 10g、羌活 12g、防风 12g、细辛 10g。5 剂，水煎，日 1 剂，分 6 次服。坚持用苄星青霉素 120U，两周 1 次，肌注。

2018 年 10 月 18 日二诊：服药第二天肘膝疼痛减轻，昨天以来基本不疼，双膝微肿。近日胃脘满闷，纳差（风湿性关节炎的发病特点是：疼痛部位经两三周后有自愈性。就是说我们不用什么药，肘膝疼痛也可以自行消失，随即其他关节再疼，加之这几天气候平和，也不敢断定是服药的效果还是机体自行缓解）。为巩固疗效，嘱患者继续服药。方药：制附子（先煎）30g、生姜 30g、生晒参 5g、红蚂蚁 12g、茯苓 10g、白术 12g、白芍 10g、羌活 12g、防风 12g、细辛 10g、砂仁 6g。10 剂，水煎。

2018 年 11 月 12 日三诊：自服药以来关节疼痛再没发作，所以后来的中药每剂煎了 3 次，基本是两日 1 剂。恐再次发作，要求制丸巩固，方药：制附子 75g、生晒参 50g、鹿茸 30g、红蚂蚁 100g、炒白芍 60g、茯苓 70g、白术 80g、羌活 90g、防风 90g、细辛 50g。共制蜜丸，重 9g/丸，日 3 次，每服 1 丸，空腹服。

讨论：风湿性关节炎西医认为是继发于溶血性链球菌感染的自身免疫性疾病。可以发生于任何年龄，但多发于青少年。发病特点是多发性、对称性关节肿痛，有自愈性但反复发作的特点。寒冷、潮湿是风湿关节炎的重要诱因，西医就是这样认为的。中医将风湿性关节炎归属于"痹证"的范畴，这个病案就是《素问·痹论》篇所言的"风、寒、湿三气杂至，合而为痹也"。疼痛部位多变，时发时止为风邪致病的特点，患处肿痛，因寒发作和加重，为寒湿所致。治宜祛风寒，化湿浊，温经助阳。方选附子汤加羌活、防风、细辛，增祛风通络止痛之力。还加了红蚂蚁，红蚂蚁的功效为补肝肾，强筋骨，行气血，祛风湿顽痹，是现代人推荐的一味"扶正祛邪药"，笔者常将之用于治疗风湿痹痛的处方中。

　　附子汤对许多寒性疾病都有很好的治疗价值，但重点是对风湿性关节炎、痛风、类风湿关节炎疗效理想。附子汤的用药指征是寒、寒湿、风寒，主症是疼痛因寒发作或加重。桂枝附子汤、桂枝去芍药加附子汤的用药指征可与附子汤互参。

大家都说乌梅丸

概述　大家都说乌梅丸，笔者在这里说的"大家"有两层含义，其一，做代词，就是说好多人都在研究乌梅丸这张处方。其二，做名词，就是指有造诣的医学大家，可以用国医大师做比喻。为什么有好多人来研究这张处方？笔者想是因为乌梅丸这张处方的功效奇特，能给我们解决一些沉疴痼疾、疑难杂症，但是临床应用时又不好掌握。好多知名医家谈到该方时都说："乌梅丸方证变化多端，是很难把握的方证……关键在于证据难以综合辨析。"（黄煌《经方体质研究》）

原文解析　我们再重温仲景对乌梅丸的记载。《伤寒论》第338条："伤寒脉微而厥，至七八日肤冷，其人躁无暂安时者，此为脏厥，非蛔厥也。蛔厥者，其人当吐蛔。今病者静，而复时烦者，此为脏寒，蛔上入其膈，故烦。须臾复止，得食而呕，又烦者，蛔闻食臭（xiù）出，其人当自吐蛔，蛔厥者，乌梅丸主之。又主久利。"但在《金匮要略·趺厥手指臂肿转筋阴狐疝蛔虫病脉证治第十九》篇，只载："蛔厥者，当吐蛔。令病者静，而复时烦，此为脏寒，蛔上入膈，故烦。须臾复止，得食而呕，又烦者，蛔闻食臭出，其人当自吐蛔。蛔厥者，乌梅丸主之。"两书论述蛔厥的内容是一致的。

这里论述了两个内容：其一，伤寒病历七八日，脉微细欲绝，四肢冰冷，周身不温（肤冷），患者极度烦躁，没有一刻安静的时候，这就是脏厥，是因为真阳虚极而致四肢厥冷，虚阳浮越而躁扰神烦。其二，蛔厥，蛔厥的典型症状是"其人当吐蛔"，就是说蛔厥的患者可以吐出蛔虫，也可以从鼻孔里钻出来，这在临床上笔者都遇到过，特别是在笔者早年行医时。患者一会儿安静，一会儿烦躁，这是因为平素脏寒，蛔虫因为肠寒而循热上行，或因为我们吃东西时蛔虫闻到食物的味道"蛔闻食臭出"而"上入其膈"，又引起烦躁。如果蛔虫静止不动时，患者也就不疼不烦而安静下来。大家仔细想想，仲景文中记述的乌梅丸证，不就是个典型的胆道蛔虫症吗？如果这个病在以前，确实是个很难处理的顽疾。但是如果我们现在诊断是胆道蛔虫症，两片阿苯达唑，连服6天了事，这乌梅丸驱虫安蛔就派不上用场了。因为仲景当时立乌梅丸方的主要目的是治疗蛔虫病的，所以说乌梅丸的"证据"难找。难得的是最后四个字"又主久利"。下面我们就依据经文原意，结合历代医家的诠释和临床经验，给乌梅丸找找辨证的依据。

我们先找"痛"和"烦"。因为蛔虫躁动上窜，胃气因之上逆，气机因之失和，腑气因之不通，患者出现烦躁异常、疼痛难支，所以，疼痛和烦躁是乌梅丸的必有症。为什么要把疼痛和烦躁并立而讲？有人解释，这蛔虫能从口吐出，从鼻腔爬出来，哪有不疼的？其实这是不接触临床的主观臆测，蛔虫从口鼻而出时患者多泛恶躁烦，并不疼。有的患者并无任何感觉，睡眠中蛔虫就从鼻腔钻出。如果蛔虫要钻进胆管，那才叫疼，疼得要命！痛厥身冷，轻则躁烦，甚至昏厥。在笔者早年行医时，那时候的人们普遍缺少文化知识，医学常识也很匮乏，又不注意个人卫生，这吐蛔、蛔厥（胆道蛔虫症）是个常见病。如今整体国民素质及卫生条件，真是发生了天大的变化，大家都注意饮食卫生，成年人很少有蛔虫寄生，加之市面上出现了方便有效的驱虫药，这胆道蛔虫病就成了稀罕病了。再说说呕吐、"吐蛔"。吐蛔必须是胃气上逆，上逆就会呕吐。另外是"厥"，只要在疾病变化过程中出现厥逆，则表示病情非常严重，在这里是说明疼痛和烦躁很厉害！当然厥有轻重，我们摸摸患者的手足，可能重如握冰，也可以是比常人稍凉一些。厥还可以理解为晕厥、昏倒，其实，厥的本义就是气闭、昏倒的意思。表现为突然昏倒在地，甚至抽搐。《伤寒论》第337条云："凡厥者，阴阳气不相顺接，便为厥。"阴阳气不相顺接就可以导致四肢厥冷、昏厥、昏倒。还有就是"久利"，那西医的什么病可以出现久利？如慢性肠炎、慢性非特异性过敏性结肠炎、肠易激综合征、溃疡性结肠炎、结肠息肉、克罗恩病。另外，糖尿病、甲亢等也可以"久利"。特别是"久利"中的这个"久"字，我们要用心体会，它启发我们在临床上遇到久痼顽疾时，应该想到乌梅丸证。关于久利，上面涉及西医的这么多病，大家看看，哪一个病不是久痼顽疾？

方证解析

【组成】乌梅三百枚（45g）、细辛六两（18g）、干姜十两（30g）、黄连十六两（48g）、当归四两（12g）、附子（炮，去皮）六两（18g）、蜀椒（出汗）四两（12g）、桂枝（去皮）六两（18g）、人参六两（18g）、黄柏六两（18g）。

上十味，异捣筛，合治之。以苦酒渍乌梅一宿，去核，蒸之五斗米下，饭熟捣成泥，和药令相得，纳臼中，与蜜杵二千下，丸如梧桐子大，先食饮服十丸，日三服，稍加至二十丸。禁生冷、滑臭等。

君药乌梅，味酸，性平，入肝、肺、脾、大肠经，功效酸涩收敛，主久泻、久咳、出血。生津止渴，主内热津少而致的口渴、口干。驱虫止痛，治疗蛔虫腹痛。近年研究发现，乌梅有抗过敏作用，可用于治疗多种过敏性疾病。依次是黄连，味苦，性寒，归脾、胃、肝、胆、大肠经，功效清热燥湿、泻火解毒。主泻痢，黄疸，心烦不寐，心悸不宁，疮肿湿疹，擅长除烦。干姜味辛，性温，归脾、胃、肾、心、肺经，功效温中散寒、温肺化饮、回阳通脉、温经止血，主风寒感冒、脘腹冷痛、呕吐腹泻、肺寒饮停的咳嗽气喘，以及心肾阳虚的亡阳厥逆，脉微欲绝者，虚寒出血如咯血、吐血、便血、月经过多等。附子味辛甘，性大热，归心、肾、脾经，功效回阳救逆、补火助阳、散寒止痛，主亡阳虚脱，肢冷脉微，胸痹心痛，脘腹冷痛，虚寒吐泻，阳痿宫冷，痹痛，水肿。人参（党参）味甘，性平，归心、脾、胃经，功效补中益气、止渴、健脾益肺、养血生津。桂枝（官桂）味辛甘，性温，归心、肺、膀胱经，功效发汗解肌、温通经脉、助阳化气，主外感风寒、胃寒腹痛。官桂味辛甘，性热，归肾、脾、心、肝经，功效补火助阳、散寒止痛、温经通脉，主畏寒肢冷，阳痿尿频，食少泄泻，完谷不化，虚寒腹痛。细辛味辛温，有小毒，归肺、心、肾经，功效祛风散寒止痛、解表化饮。黄柏味苦，性寒，归肾、膀胱经，功效清热燥湿、泻火除蒸、解毒疗疮。当归味甘辛，性温，归肝、心、脾经，功效补血活血、调经止痛、润肠通便。川椒味辛，性温，归脾、胃、肾经，功效温中止痛，杀虫止痒。全方共奏寒温并调，补泻兼施，安蛔杀虫，涩肠止泻之功。

乌梅丸的药物组成要比薯蓣丸、大黄䗪虫丸少得多，但是方中寒热温凉平俱陈，酸苦甘辛杂合，有大辛大热的姜、附、桂、椒，苦寒泻火的黄连、黄柏，补气之人参，养血之当归，酸涩生津之乌梅……从药物性味的复杂配伍，即可推论其适宜于寒热错杂、阴阳气血失调的证候。再从《伤寒论》第338条文末载"又主久利"一句，我们得知乌梅丸宜于沉疴痼疾。

经过我们多方面的探究，知道乌梅丸是一张寒热温凉平俱备，酸苦甘辛组合的处方，其功能不仅仅是温脏安蛔，还具清上温下、平调寒热、缓急止痛的功效。目前我们已知的乌梅丸临床适应证为阵发性腹痛或其他部位的疼痛。间断性烦躁，情绪波动。四肢厥冷，时轻时重，或怕凉肤冷，手足不温，或伴晕厥。这种剧烈的疼痛和晕厥，患者的表现十分严重，但是多数情况下查不出相关的阳性体征。大便不畅或久泻不休。或有干呕泛恶。面色明润，乍青乍黄。舌质暗红糙老，脉微细或微细欲绝，或弦，或弦大，或弦硬。有学者还提出许多"乌梅丸证"，由于个人临床经验的局限，并没有得到印证，因此从略。就我们的体会而言，凡是久治不愈的顽疾，疑难杂症不易辨识的，具有上面症状、体征者，处方乌梅丸多获良效。有学生问笔者，为什么对乌梅丸这么感兴趣？因为任应秋教授在世时，曾几次提到他的老师刘有余就因擅用乌梅丸治疗疑难杂症而名噪巴蜀。另外，我们再看看厥阴病开篇第一条："厥阴之为病，消渴，气上撞心，心中疼热，饥而不欲食，食则吐蛔，下之利不止。"（第326条）如果我们把第338条的最后一句移过来，就是"蛔厥者，乌梅丸主之。又主久利"。所以，许多学者认为，乌梅丸是厥阴病的代表方，也因为大家的认同，我们还认为乌梅丸可用于治疗消渴。

笔者用于记诵的方歌:

乌梅十五归椒四,六两附柏参桂细,

十六两连干姜十,腹痛躁烦肢厥逆。

病案讨论

1. 腹痛

刘×,男,48 岁,干部,2012 年 7 月 12 日初诊。

主诉:腹痛时发时止 1 年半。

患者于 2011 年清明节前喝冷饮、吃温饭后,忽发左腹及腰剧烈困痛不能支。即服腹可安、颠茄片等药后疼止。嗣后每隔半月至二十天即痛作,多在左腹及腰背,每次发作时间多在 1 小时左右,服解痉类西药可以停止。今年以来左腹剧痛频发,持续时间延长,每次发作持续时间 20 ~ 30 小时方得缓解。疼痛时手足冰冷,周身怕冷喜温,少汗。干呕恶心,自觉左季肋灼热,但摸之肤冷,纳好,口干,大便稀,便滞。患者曾多次去北京及省城三甲医院住院治疗,几次彩超、磁共振,肝、胆、脾、胰未见异常,胰淀粉酶在正常范围。胃镜诊为慢性浅表性胃炎。两次肠镜:齿状线上痔核,余未见异常。两次出院诊断:①腹痛待诊。②肠痉挛。就诊时发作过后 3 小时许,仍有肢冷,怕凉喜温。上腹不适,泛恶。腹痛停止后纳正常。近几天大便稀,日解一两次,便后腹疼似有缓解,尿利。面黄明润,触摸双手比常人冷,腹壁柔软，左上腹压痛（±），肤温正常。舌暗红，不润，苔薄微褐，脉弦大（74 次/分）。

诊断：腹痛（病历年余，寒热错杂，从厥阴论治）。

诊治：清上温下，平调寒热。

方药：乌梅丸改汤。乌梅 30g、制附子（先煎）12g、生晒参 12g、官桂 12g、细辛 12g、黄柏 12g、黄连 35g、干姜 20g、当归 10g、川椒 10g、炒白术 10g、炒白芍 15g、防风 12g。2 剂，水煎两次，分 6 次服。不适随诊。

2012 年 7 月 15 日二诊：服上方 2 剂，无不适，腹痛在缓解期。上方 10 剂。

2012 年 7 月 31 日三诊：近 20 天腹痛未发，依上半年以来的规律应该再次发作了。纳谷正常，脘腹无不适，大便利，便滞感未发。昨天受凉挟感，鼻塞，喷嚏，以前有鼻炎病史。舌暗红，舌下静脉瘀滞，苔薄白，脉弦（74 次/分）。

方药：炙麻黄 10g、桂枝 12g、乌梅 30g、制附子（先煎）15g、生晒参 12g、细辛 12g、黄柏 12g、黄连 35g、干姜 20g、当归 10g、川椒 10g、炒白芍 15g、炒白术 10g、防风 12g。5 剂，水煎，两日 1 剂。

按

　　患者由生冷引发腹痛，经年累月不休，已属顽证。发作时自觉剧痛难忍，但做了许多检查均未发现明显阳性体征。这两项是使用乌梅丸的重要体征。先紧后慢，服上方共 17 剂，腹痛再未发生。这是乌梅丸的奇妙之处，只要方证合拍，见效快并且远期疗效好。方中乌梅丸清上温下，平调寒热，祛寒止痛。合痛泻要方增强补脾柔肝，缓急止痛之力。三诊时患者季节性鼻炎又发，将方中官桂改为桂枝，加入炙麻黄，与方中制附子、细辛组合成麻黄细辛附子汤，又成为治疗寒性鼻炎的效方。

乌梅汤处方时一定要有个观察期，实际是试验期。其顾虑有三：其一是仲景条文的简略，记述的乌梅丸证只有"温脏安蛔"和"久利"两个内容。至于其他证候，都是后人根据组方内容"以方测证"和历代医家临床经验的归纳总结，故处方辨证就可能有不确定性。其二，附子用量稍大，便要考虑其毒性，其实是恐怕遇上过敏体质。其三，"细辛不过钱"的规定，方中按比例用 12g 细辛，折算旧制应该是四钱，都超过 4 倍了。观察两天，若患者无不良反应就可放胆用之。经笔者处方的乌梅汤和其他含"毒性药"的处方，从未出现过用药纠纷。所谓"胆欲大而心欲小"，医生就应该心细胆大。

2. 下利（溃疡性结肠炎）

马×，男，57 岁，2021 年 9 月 2 日初诊。

主诉：腹痛、腹泻又发 8 个月。

12 年前因腹痛便脓血，多次大便常规检查，以及肠镜、病检，诊为溃疡性结肠炎。来门诊服中药近 30 剂，腹痛、腹泻、大便脓血停止，临床症状消失。后来每隔三五月即发腹痛、腹泻，便中常夹脓血。因在外地做工，服调整胃肠、抗杆菌类西药，多能控制症状，今年春节饮食不节，喝酒抽烟，熬夜不眠，至腹痛、腹泻频发，虽多服西药，也服中药，腹痛脓血便不止，无奈辞职，返乡来诊。近1月来腹痛则泻，每日七至十次不等，便后腹痛可减，移时又作，伴腹鸣作响。干呕恶心，但饭量正常。形体消瘦，1年前体重70kg，昨日体重56kg。困倦乏力，肤冷怕凉，睡眠不实早醒。舌质暗红，苔薄黄糙，脉弦缓（62次/分）。

2021年8月23日行血常规：白细胞10×10^9/L，中性粒细胞80%，红细胞3.0×10^{12}/L，血红蛋白80g/L。大便常规：外观黏液脓血，以脓为多。红细胞6~8个/HP，脓细胞（+），隐血（++）。涂片检查发现少量的多核巨噬细胞。2021年8月24日肠镜检查：直肠、乙状结肠黏膜粗糙，弥漫性充血水肿，血管纹理模糊，轻触出血，间附脓性分泌物。乙状结肠多处糜烂伴浅表溃疡。直肠、乙状结肠结肠袋变钝。肠镜报告：直肠、乙状结肠溃疡性结肠炎。

诊断：下利（寒热积滞，气虚血瘀），溃疡性结肠炎。

诊治：平调寒热，补气活血，排脓行郁。

方药：乌梅丸合透脓散改汤。生黄芪30g、生晒参12g、制附子（先煎）12g、乌梅30g、皂角刺15g、当归12g、川芎12g、官桂12g、细辛12g、黄柏12g、黄连35g、干姜20g、川椒10g、生地黄20g。5剂，水煎3次，每次20分钟，分4次，两天1剂，空腹服。

2021年9月14日二诊： 近5天来腹痛轻，干呕恶心未发，大便日解三四次，黏液脓血便明显减少。困倦乏力、肤冷怕凉似有减轻，睡眠不实。舌质暗红，舌下静脉瘀滞，苔薄微黄，脉弦（64次/分）。腹痛、腹泻减，增补气生血之味：鹿茸（研）3g、生黄芪30g、当归12g、生晒参12g、制附子（先煎）12g、乌梅30g、皂角刺15g、川芎12g、官桂12g、细辛12g、黄柏12g、黄连35g、干姜20g、川椒10g、生地黄20g。10剂，水煎，两日1剂。

2021年9月28日三诊： 近几天腹痛肠鸣未发，大便日解两三次，仍有黏液，肉眼脓血（±）。纳好，精神增，9月26日化验：白细胞$9×10^9$/L，中性粒细胞78%，红细胞$3.0×10^{12}$/L，血红蛋白95g/L。大便常规：外观黏液少许，脓血（±）。隐血（±）。舌质暗红，苔薄黄白相兼，脉弦重按无力。症状减，患者又想外出打工，予二诊处方30剂，两日1剂。两月后再做肠镜。

溃疡性大肠炎习惯称溃疡性结肠炎，是形成糜烂及溃疡的大肠炎症性疾病，主要侵害黏膜及黏膜下层。直肠一定会有炎症产生，原因不明，出现腹泻、便血、发热、贫血等症。一般由腹泻及黏血便开始，黏血便持续时间较长。随着病灶范围的扩大，逐渐出现腹痛、发热、脓样便等。这是一种病因尚不清楚的结肠和直肠慢性非特异性炎症性疾病，属于炎症性肠病的一种，病因和发病机制尚未完全明确，往往需要终身治疗。此病属顽疾，西医认为是一种终身性疾病。久痢不休，正合乌梅丸证之"又主久利"，故首选乌梅丸清上温下，平调寒热。大便有黏液、脓血，肠镜下有遍布乙状结肠的脓汁。故合透脓散补气行瘀，排脓散郁。入生地黄凉血止血。诸药共奏平调寒热，补气活血，排脓行瘀之功。此病用乌梅丸改汤，已经临床治愈数例，坚持服用中药1年以上者4人，随访两三年未复发，现在还有两例治疗观察，处方都是乌梅丸。笔者将乌梅丸还用于慢性肠炎、过敏性结肠炎、肠易激综合征的治疗，容我们以后继续讨论。

当归四逆汤方证探究

原文解析 当归四逆汤出自《伤寒论》第351条："手足厥寒，脉细欲绝者，当归四逆汤主之。"第352条："若其人内有久寒者，宜当归四逆加吴茱萸生姜汤主之。"

按

手足厥寒，厥是重点。厥的本义是憋气用力，引申为气闭、昏倒。但是在《伤寒论·辨厥阴病脉证并治》篇里仲景是这样记述的："凡厥者，阴阳气不相顺接便为厥。厥者，手足逆冷是也。"（第337条）明确划定本篇所论的"厥"是指手足逆冷，并且提出其病机是"阴阳气不相顺接"。但是，导致阴阳气不相顺接的原因是很多的，就厥阴病篇而言，第一为热厥。因热邪深伏，阳气内郁，不能外达，因而四肢厥逆冰冷，因热郁程度而见轻重，所谓"厥深者热亦深，厥微者热亦微"。如果厥逆伴见大便不通，痞满燥实者，当服承气剂，仲景说这种厥"应下之"（第335条）。如果是"伤寒脉滑而厥者，里有热"（第350条），还可伴见胸

281

腹灼热,喜凉怕热但手足逆冷,烦渴喜冷饮,尿黄,大便通,这是因为邪热结于阳明经表,不能外达。当用白虎汤清气泄热,生津达郁。第二为蛔厥。其人体内素有蛔虫,由于脏腑内寒,蛔虫因之躁动不安,"蛔上入其膈",致脾胃气机逆乱而阳气外达受阻,导致四肢逆冷,腹痛躁烦神不安宁,仲景称为"蛔厥"。治以温脏安蛔,处方乌梅丸(第338条)。第三为冷结而厥,是由厥阴肝寒及肾,阴冷之气结于膀胱,少腹拘急冷痛,阳气不能外达而致四肢厥冷。大家主张壮元温经通脉之法,处方"附子汤温其脏",因为附子汤能疗子脏受寒的下焦寒冷证(《金匮要略·妇人妊娠病脉证并治第二十》)。第四为大汗、大下"亡阳"。这"亡阳"是阳气损伤太甚的形容词,真正阳气已亡,生命也就停止了。这里是阳气过伤,元阳衰微,四肢不能温煦则厥冷,同时必有身凉怕冷、冷汗自出、下利清谷、脉微欲绝等症。治宜回阳救逆,处方四逆汤(第29条)。第五为痰饮食积而厥。由于痰饮留驻,宿食不化,结于胸脘,痹阻胸阳则阳气不能达于四肢;宿食停于胃腑不化,中阳闭塞不能达于四肢,而致四肢厥冷,并可见胸痹、心下剧痛,其脉乍紧。最快捷的治法是"当须吐之,宜瓜蒂散"(第355条)。第六为水停心下而厥。水饮停聚中焦,胃阳被水寒所抑,阴来搏阳,所以心下悸。因水饮阻遏阳气而不得宣通，阴阳之气不相顺接，可致手足厥冷。治以温阳化水，处方茯苓甘草汤（第356条）或五苓散（第71条）。第七为阳虚寒凝而厥。素体脾肾阳虚，又受寒湿侵袭，凝滞经脉而致手足寒，骨节疼，背疼身疼，舌白，脉迟或沉细。治宜健脾壮阳，温经散寒，处方附子汤（第304条）。第八为阳郁厥逆。是由肝脾不和，气滞阳郁而致四肢逆冷，伴见胁肋胀闷，脘腹疼痛，或腹痛即泻，或泄利下坠，脉弦。治宜疏肝理脾，透邪解郁，处方四逆散（第318条）。

我们今天要讨论的是"手足厥寒，脉细欲绝"的当归四逆汤证。手足厥寒已如上述，单独说它是一个症，与阴、阳、寒、热、水、饮、食积、蛔扰的病因相合，才是一个证候或者说一个病。本条的着眼点是"脉细欲绝"，各家对"欲绝"的理解不同，历代公认的伤寒大家柯琴（柯韵伯）如是解释："此条证为在里，当是四逆（汤）本方加当归，如茯苓四逆汤之例，若仅用桂枝汤攻表，误矣。既名四逆汤，岂得无姜、附？"（《伤寒来苏集》）这里，柯琴解释之误有三：其一，"既名四逆"，请问为什么非用姜、附不可？仲景于第337条明言"厥者，手足逆冷是也"。就是说在仲景笔下，四肢逆冷是一个症状，不是阳气衰亡的专用病名。其二，单单从厥阴病篇就列出阴、阳、寒、热、水、饮、食积、蛔扰等都可以导致"四逆"，不独四逆汤。其三，以文测义，猜想柯氏于临床并没有使用过当归四逆汤，有纸上谈兵之嫌。其实"欲绝"一词，是个形容词，用来修饰微细脉的程度，就比如说"牙疼得要命""头疼死了"一样，其实也要不了命，死不了人。所以任何大家，也会有千虑一失。正如古人所言："熟读王叔和，不如临证多。"微脉，笔者在记诵脉学时是这样背的："微脉极细，而又极软；似有若无，欲绝非绝。细脉，细直而软，累累萦萦；状如丝线，较显于微。"（《濒湖脉学白话解》）它们共同主病词：诸虚劳损，气血衰弱，梦遗泄利，下元冷惫。阐明了细为血少，细极则是微脉。"微者薄也，属阳气虚；细者小也，属阴血虚。"（《医学衷中参西录》）因血虚寒郁，故细而欲绝。那寒盛阳衰的"寒厥"如何与血虚寒郁而致的厥冷鉴别？尤在泾如是解释："手足厥寒，脉微欲绝者，阳之虚也，宜四逆辈。脉细欲绝者，血虚不能温于四末，并不能荣于脉中也，夫脉为血之府，而阳为阴之先。故欲续其脉必益其血；欲益其血，必温其经。"（尤怡《伤寒贯珠集》）故以当归四逆汤补血散寒，温通经脉为法。再则，因为脉细，病不在气分，而在血分，故唐容川（唐宗海）说："此因脉细，知其寒在血分，不在气分，故不用姜附，而但用桂辛以温血也。"（《伤寒论浅注补正》）绝大多数医家认可，本证纯为血虚寒厥而致的"手足逆冷"。

方证解析

【组成】当归三两（9g）、芍药三两（9g）、桂枝三两

（9g）、细辛三两（9g）、炙甘草二两（6g）、通草二两（6g）、大枣（擘）二十五枚。

上七味，以水八升，煮取三升，去滓，温服一升，日三服。

当归四逆汤即桂枝汤去生姜倍大枣，加当归、通草、细辛组成，本方将"治肝五法"修治于一方之中。王晋三曰："以桂枝之辛以温肝阳，细辛之辛以通肝阳，当归之辛以疏肝，甘枣之甘以缓肝，白芍之酸以泻肝。复以通草利阴阳之气，开厥阴之络。"（《绛雪园古方选注》）也可以说：归、芍润而滋之，甘、枣甘而养之，桂、辛温以行之，通草续脉而温厥。可以看出，本方并无大辛大热之味，但是治四肢逆冷奇效。

第352条载"若其人内有久寒"，可以理解为第351条的加减。"内"，指内脏而言，厥阴属肝，应当是指肝寒或肝寒犯胃；"久寒"，是指沉寒痼疾，诸如寒疝癥瘕，冷积膀胱而少腹冷痛，或者卒心痛等，都是久寒痼疾。因此加吴茱萸温肝寒，生姜散寒饮，还加入清酒以和之，增加本方温通散寒之力。由方测证，这"久寒"不但滞在经络，而且滞在脏腑，所以用吴茱萸、生姜直走厥阴经和脏，以散其久滞之沉寒。

综合以上两条分析，因肝为刚脏，虽有沉寒，亦不可用辛热燥劫阴气，免伤一阳生生之气。独取生姜以宣泄，吴茱萸以苦降，分经、脏而调治，散寒而不助火，养营而不滞邪，这就是治疗厥阴病之关键。

综上所述，依方剂学归纳总结，当归四逆汤功能为温经散寒、养血通脉。凡厥阴伤寒，血脉凝滞，手足厥冷，脉微细欲绝；或腰、股、腿、足冷痛；或肠鸣腹痛，下利不止；或阴癫疝气，睾丸㿗痛，牵引少腹者。这都是历代医家使用当归四逆汤的经验总结。现在常用于治疗雷诺综合征、手足冻疮、类风湿性关节炎、血栓闭塞性脉管炎、动脉硬化性脉管炎、肩周炎、痛经、盆腔炎、结肠炎、腹股沟淋巴结炎等，其特征是肤冷、肢冷（自觉、他觉），不问冬夏，或因寒受冷发作或加重，舌淡红润，脉细。

病案讨论

1. 肢厥（雷诺综合征）

杜×，女，27 岁，教师，2020 年 10 月 2 日初诊。

主诉：手足末端冰冷微疼又发两周。

患者从 14 岁月经来潮后渐发手足发凉，冬重夏轻，逐年加重。近 3 年来无问冬夏手足发冷，于换季、变天则更冷，但仍是以冬天为甚。近半月来秋凉变天，又是手足冰冷，指尖麻木。双手由指尖至指掌关节更甚，握之如冰。双手指紫红相兼。指背汗毛正常，指甲无粗糙、变形。周身皮肤无皮疹、结节、溃疡。手足逆冷但躯干及四肢近端不怕凉。月经期迟（34～37 天），经血少。口干饮少，一贯食少，体瘦（身高 164cm，体重 44kg），大便偏干，一两日一解。眠可，近半月来因为肢冷睡觉时被"冻醒"。平时无他苦。舌暗红，不燥，苔薄白，脉沉细（74 次/分）。手掌以上微凉，尺肤上肤温正常。两次做冰水试验（＋），握拳试验（＋）。

诊断：肢厥（血虚失充，寒凝经脉），雷诺综合征。

诊治：温经散寒，养血通脉。

方药：当归四逆加吴茱萸生姜汤。鹿茸（研冲）3g、红蚂蚁 15g、当归 12g、桂枝 10g、细辛 10g、白芍 12g、炙甘草 12g、木通 10g、吴茱萸 12g、生姜 15g、龙眼肉 15g。5 剂，水煎，日 1 剂，空腹服。

2020 年 10 月 10 日二诊：手足冰冷明显改善，自觉手凉但"不冻"，晚上睡觉再没有被"冻醒"。纳增知饥，大便日一行。遵上法：鹿茸（研冲）3g、红蚂蚁 15g、当归 12g、桂枝 10g、细辛 10g、白芍 12g、炙甘草 12g、木通 10g、吴茱萸 12g、生姜 15g、龙眼肉 15g、白豆蔻 6g。继服 10 剂后改丸巩固。

按

雷诺综合征好发于 20～40 岁的女性，男性很少。女孩子到月经来潮，青春期开始，好发两个症状，第一是手足冷，第二是便秘，这两个症状青年男性很少发。手足厥冷见于两种情况，一种与情绪有关，一种与寒冷相关，换季、变天亦发，秋冬重，春夏手足也冷。这一类型的就是血虚失充，寒凝经脉，如本例患者。治宜温经散寒，养血通脉。处方当归四逆汤，加吴茱萸疏肝散寒，生姜温中散寒。方中还加鹿茸温补脾肾以益精血，壮元阳以散寒；红蚂蚁补肝肾，强筋骨，除湿祛寒。二味相伍以助温经通脉之力。白芍、甘草加量等分，以增缓急舒筋之能。龙眼肉第一代替大枣健脾养血，调和诸药，第二增安神宁心之力，因为此类患者精神、情绪多不稳定，常有失眠多梦。加入龙眼肉能使患者安静，气血则易和顺，逆冷易愈。

2. 肢厥（肢端动脉痉挛?）

牛×，女，26 岁，会计，2020 年 10 月 12 日初诊。

主诉：手足指冰冷麻疼又发 7 天。

患者从 15 岁月经来潮后渐发手足发凉，每因情绪激动则发，无问冬夏，逐年加重。近几年来只要生气、忧伤、过怒即发，发作期受寒后更冷如冰。近 1 周来因其父重病愁苦，又是手足冰冷，指尖麻木。双手由指尖至指掌关节更甚，握之如冰。双手指紫红相兼。指背汗毛正常。手足逆冷但躯干及四肢近端不凉。情绪低落，叹息时发，体瘦（身高160cm，体重41kg），常有失眠，近 1 周来因为肢冷而几乎彻夜不能寐。胸胁上腹憋闷，纳可，口干不喜饮水，无明显寒热，少汗。头闷与失眠相关。大便偏干，一两日一解。近两年来月经不调，25～36 天一行，血少不畅。舌暗红，舌下静脉瘀滞，苔薄白，脉沉细（72 次／分）。手掌以上微凉，尺肤上肤温正常。两次做冰水试验（±），握拳试验（±）。

诊断：肢厥（血虚气郁，寒客经脉），雷诺综合征？

诊治：养血通脉，理气散寒。

方药：当归四逆汤合逍遥散。当归 15g、桂枝 10g、细辛 10g、白芍 12g、炙甘草 12g、茯神 15g、柴胡 12g、生白术 15g、知母 15g、炒酸枣仁 20g、川芎 10g、薄荷（后下）6g、生姜 10g。5 剂，水煎，日 1 剂，空腹服。

2020 年 10 月 20 日二诊：睡眠较前好，每晚能睡 6 小时以上。"头脑清醒了许多"，仍有心烦，纳谷知饥，情绪安定，近 3 天手足冷有减，肤温正常。二便利，仍觉后重下坠。月经行第二天，痛经未发。舌暗红，舌下静脉郁滞，苔薄白，脉沉细。遵上法：当归 15g、桂枝 10g、细辛 10g、白芍 12g、炙甘草 12g、茯神 15g、柴胡 12g、生白术 15g、知母 15g、炒酸枣仁 20g、川芎 10g、薤白 30g、薄荷（后下）6g、生姜 15g。10 剂，水煎，日 1 剂。

2020 年 12 月 24 日三诊：自上次复诊后，睡觉一直很好，每天超过 6 小时，有时情绪波动，双手又冷，但移时即恢复正常肤温。近两月月经基本如期，经期 5 天左右。处方：逍遥丸 9g／丸，早上、午后各 1 丸。朱砂安神丸，9g／丸，晚 1 丸。坚持服两月以上。

按

雷诺综合征致手足逆冷，最常见两种情况，第一种类型是血虚受寒而发，气温变化，受凉寒冷则发，如案一所叙。第二种类型是血虚气郁，经脉失充而感寒，与情绪变化密切相关，这一类型的患者以年轻女孩最多，平时纳少体瘦，睡觉一般不好，瘦弱体质还爱生气，就像曹雪芹笔下的林黛玉。如果从雷诺综合征诊断，做冰水试验、握拳试验时，阳性体征往往不典型。施治处方是当归四逆汤祛寒养血通脉，合逍遥散理气养血通脉。方中还有一方，是《金匮要略·血痹虚劳病脉证并治第六》篇的酸枣仁汤，该方专主此类体质的"虚劳虚烦不得眠"，当属治病求本之法。睡觉质量好了，情绪就容易稳定，气血因之和顺，四肢逆冷不治自愈。

3. 痛经

田×，女，18 岁，学生，2018 年 8 月 7 日初诊。

主诉： 小腹绞痛两天。

患者从 14 岁月经初潮起即发痛经，每次月经前四五天即发脐下绞痛，继之前后阴坠胀，困坠并及股内，伴发干呕、恶心。经血量不多。多用中药调治未愈，至每次月经来不能上学。平时纳差，体瘦（体重 44kg）。大便少解、偏干，尿利。手足常冷，秋冬为甚。面白，有明显黑眼圈。舌暗红，苔薄白，舌下静脉瘀滞，脉弦细。

诊断：痛经（血虚失充，寒凝胞脉）。

诊治：养血活血，散寒止痛。

方药：当归四逆汤加味。当归 25g、白芍 50g、桂枝 10g、官桂 10g、细辛 10g、木通 10g、炙甘草 10g、川芎 15g、益母草 20g、吴茱萸 12g、生姜 25g、大枣 7 枚。7 剂，水煎，日 1 剂。嘱下次月经来潮前复诊。

2018 年 9 月 9 日二诊：今天为经行第一天，前 3 天即有腹痛，但是可以忍受，因学习紧张，今天才来诊。小腹疼痛较以往稍减，但仍然困痛下坠难支，不恶心，饭量还行。大小便利。平时带下绵绵。近来天气虽凉，但手足厥冷未发。黑眼圈仍明显。舌暗红，舌苔薄白，舌下静脉瘀滞。脉细滑（78 次/分）。遵初诊方加开胃消食之品，方药：当归 25g、炒白芍 50g、茯苓 15g、泽泻 20g、桂枝 10g、官桂 10g、细辛 10g、川芎 15g、木通 10g、炙甘草 10g、吴茱萸 15g、干姜 10g、益母草 20g、桃仁 15g、砂仁 10g、白豆蔻 6g。10 剂，水煎，日 1 剂。

"手足逆冷"的女孩还易发痛经，也是用当归四逆加吴茱萸生姜汤治疗，具体处方如以上案例中之组成，方中常合当归芍药散。多家报道"当归四逆汤治痛经神效"，其实它是用于"伤寒体质"即亚健康的女孩时才显"神效"。

4. 手足冻疮

王×，男，24 岁，司机，2020 年 11 月 2 日初诊。

主诉：手指手背足趾发痒、烧灼又发两周。

患者于 4 年前冬天因车辆故障，在野外修理一整天未停，嗣后即发手足、双耳尖、鼻尖冻伤，多用冻疮膏、复方酮康唑软膏得愈。于 3 年前开始每到入冬即发手指、手背、足趾发痒、烧灼，局部皮肤肿胀、红赤，继之紫红，起小水疱，稍有触碰即溃烂渗液，近日指趾水疱增多融合，行走不便来诊。近两年来双耳、鼻尖皮损未发。纳正常，二便利，余无他苦。查：双手指背及指掌处布水疱，部分融合溃破，流清黄水。手背上方小片红赤皮肤，边界清，按压即淡，随之复原。双脚趾背布水疱，部分融合溃破，流清黄水。舌质暗红微胖，苔薄白，脉缓（62 次/分）。

诊断：冻疮（寒湿瘀滞，血行不畅）。

诊治：祛寒除湿，温通血脉。

方药：当归四逆合鸡鸣散。当归 15g、桂枝 10g、细辛 10g、白芍 12g、炙甘草 12g、木通 10g、紫苏叶 6g、吴茱萸 6g、桔梗 15g、槟榔 6g、木瓜 12g、陈皮 12g、生姜皮 10g。5 剂，水煎，日 1 剂，空腹服。

2020 年 11 月 8 日二诊：手足末端水疱未加，流水少，上方继服 5 剂。

2020 年 11 月 15 日三诊：手足肿胀消退，水疱全消，结痂，不流水，极少数皮损开始蜕皮，调整方药：当归 15g、桂枝 10g、细辛 10g、白芍 12g、炙甘草 12g、木通 6g、紫苏叶 6g、吴茱萸 6g、桔梗 10g、槟榔 6g、木瓜 12g、陈皮 12g、生姜皮6g。嘱其必须坚持服完10剂，第一是为了巩固疗效，第二是为了防止来年再发。

> **按**
>
> 　　本案冻疮，笔者有意写成"手足冻疮"，希望学者注意，因为手足冻疮与耳部冻疮的治疗方案是不一样的。耳部冻疮和耳周湿疹的发病机理一致，均属湿热为患，主方为甘露消毒丹。手足冻疮则多是寒湿侵袭，瘀滞血脉而发，处方当归四逆汤养血通脉，以祛寒为先，合鸡鸣散行气降浊，宣化寒湿，以祛湿毒为主。二方相合，治疗Ⅱ度冻疮，临床痊愈快，预防来年复发也很理想。

　　当归四逆汤笔者常用于"四肢逆冷"的治疗，也用于治疗冻疮、痛经、脾胃病等，使用指征是瘦弱体态、手足不温、脉细弱微。

第二部分

各家学说探究

再说《温疫论》

概述 传染病对人类的危害之大不言而喻，在明、清两代，疫情频繁发生。据统计，明代276年间发生了传染病大流行64次，而清代266年间发生了74次，可见传染病流行之频繁。因此历代医家对瘟疫（传染病）的防治均十分重视，如《黄帝内经》《伤寒论》《诸病源候论》《千金方》《外台秘要》等经典名著中都有防治瘟疫的经验记载，但是，这些记载都不系统。第一部系统论治瘟疫的专门著作，是清代吴有性所写的《温疫论》。也是因为明清时期瘟疫的频繁流行，如布鲁菌病、鼠疫、天花、霍乱、伤寒、副伤寒、斑疹伤寒等，所以从明清时期的医籍中都可寻到其踪迹。

吴又可与《温疫论》。吴有性，字又可，是明末姑苏（今江苏苏州）人。吴有性所处的时代，正是传染病大流行的时候。明朝末年，在公元1641年，正当吴有性49岁的时候，瘟疫遍及山东、浙江、河南、河北等地。当时许多医生都找不到新的治疗办法，多是遵循《伤寒论》处方，以致治疗效果很差。正如吴氏序言中所述："崇祯辛巳，疫气流行，

感者甚多，于五六月益甚，或阖门传染。"（《温疫论·序》）
因为这种瘟疫初期与"伤寒"感冒相似，故当时的医生多
采用治伤寒法治疗，结果死者甚众。吴有性亲眼看见当时一
些瘟疫流行地区"一巷百余家、无一家幸免，一门数十口，
无一口仅存"的惨象，于是刻苦钻研医理，不顾自己安危，
深入传染病流行区进行医疗实践，通过对当时流行的传染病
的详细研究，"静心穷理，格其所感之气、所入之门、所受
之处，及其传变之体，平日所用历验方法"。从病因、病机、
临床表现、治则、方药等方面对当时流行的瘟疫阐述了独到
的认识，终于在崇祯十五年（1642）写成了《温疫论》一书。

　　吴氏在《温疫论》中指出，当时人们拘泥于"疫病"
的病因是："非其时而有其气。"（《温疫论》）吴氏则认为，
伤寒等病是由于感受天地之常气而致病，而"疫病"则是
"感天地之疫气"致病，应将瘟疫与其他热性病区别开来。
通过认真系统的研究，提出这种瘟疫并非是传统认识的"非
其时而有其气"，其致病原因"非风、非寒、非暑、非湿"，
而是"天地间别有一种异气所感"（《温疫论·序》）。感染
者"无论老少强弱，触之者即病"。从而使瘟疫病因突破了
前人"六气学说"的束缚，并且明确命名这种异气叫"戾
气"。在我国医学史上第一次提出了以机体抗病功能不良，
感染"戾气"为发病原因的新论点。

　　《温疫论》指出"戾气"的传染途径是通过空气与人接
触，由口鼻进入而致病。这种"戾气"侵入人体后，"内不

在脏腑，外不在经络，舍于夹脊之内，去表不远，附近于胃，乃表里之分界，是为半表半里，即《针经》所谓横连膜原者也"。因为"胃气能敷布于十二经中而荣养百骸，毫发之间弥所不贯。凡邪（气）在经为表，在胃为里，今邪在膜原者，正当经胃交关之处所，故为半表半里。其热淫之气浮越于某经，即能显某经之证（《温疫论·原病》）。由此创造了病位"膜原"的病证名称。

《温疫论》中还指出戾气有特异性，只有某一特异的戾气才引起相应的传染病。明确分辨"至于无形之气，偏中于动物者，如牛瘟、羊瘟、鸡瘟、鸭瘟，岂当人疫而已哉！然牛病而羊不病，鸡病而鸭不病，人病而禽兽不病，究其所伤不同，因其气各异也"（《温疫论》）。真是一段精彩绝伦的论述！就差一个细菌培养、菌群分类了。因此老先生还是没有明确了牛、羊、猪瘟会传染给人。吴氏还认为疔疮、发背等外科病也可以是由于杂气感染，不单是由于"火郁"，首次把外科感染疫病与传染病的病因划入同一范畴。

吴有性也十分重视机体抵抗力的重要性。书中认为："本气充满，邪不易入。"机体抵抗力强，则虽有接触传染的可能，但不大会发病。假如"本气适逢亏欠，呼吸之间，外邪因而乘之"，机体抵抗力减低，又受到传染，则可以发病。但是，"若其年气来盛厉，不论强弱，正气稍衰者，触之即病"（《温疫论·原病》）。如果是瘟疫暴发，则一般人都会致病，这就是瘟疫的一般流行与暴发的区别。同时还提出了瘟疫的传染途径是"有天受，有传染"。"天受"就是空气传染，"传染"就是相互接触感染。所以书中注明："凡人口鼻之气，通乎天气""呼吸之间，外邪因而乘之"（《温疫论》），并且明确提出瘟疫的传染形式可以是大流行，也可以散发。

吴有性所遇的瘟疫，其临床表现是起病急，变化快，发展迅速，一发即高热不退。吴氏记述："温疫初起，先憎寒而后发热，日后但热而无憎寒也。初得之两三日，其脉不浮不沉而数。（典型患者体温持续升高，发热而不怕冷，且是）昼夜发热，日晡益甚，头疼身痛，其时邪在伏脊之前，肠胃之后，虽有头疼身痛，此邪热浮越于经，不可认为伤寒表证。"（《温疫论·温疫初起》）同时伴见舌苔白腻，随即增厚，秽浊垢腻，甚至厚如积粉。异常困倦。在这种情况下，应当及时开达膜原，辟秽逐邪，处方达原散。服达原散后，患者体温得到遏制，如积粉苔转为黄苔，舌苔由厚变薄，这显示病情得到缓解，继续服用达原散即可痊愈。如果服用达原散症状未能控制，病情进一步发展，邪热稽留，久久不解，则高热不退，大汗口渴，舌苔由白腻转为黄厚干燥，脉数洪或长。此时的病机为"邪气适离募原，欲表未表"，侵犯阳明经所致，宜及时使用达原散或与达原散合用白虎汤及白虎加人参汤。如果病情在阳明经未能得到有效控制，继续发展下去，此时患者即可出现舌苔纯黄，甚至整个舌面变黑生刺，鼻如煤烟，高热、烦躁、昏谵，这是瘟疫邪毒最重的状态。疫邪已侵阳明之腑，结成阳明腑实证，应当"急投大承气汤"，这是张仲景的急下存阴退热之法。如果服大承气汤后，至午后能排出大便，一般到夜半可以热退身凉，随之舌苔即可退薄，舌面之刺也可消失。

我们依吴氏辨治瘟疫的用药轨迹：邪伏募原—阳明经证—阳明腑实。可以看出吴有性依据瘟疫的临床表现，从实践中总结出疫邪传变、治疗的基本规律，这就是吴氏的"治疫三部曲"，这是其常。然而，在临床实践中，这种瘟疫由于病程的长短、病情的轻重、患病的体质不同，其发展变化是复杂的。诚如吴氏所说："此一日之间，而有三变；数日之法，一日行之。"所以临证不可拘泥，必须细心诊查，随证加减化裁，但是"治疫三部曲"大法要铭记于心。其实最关键处是及时、正确地用药。所以吴氏谆谆告诫："因其毒甚，传变亦速，用药不得不紧。（假）设此证不服药，或投缓剂，羁迟两三日，必死。设不死，服药亦无及矣。尝见温疫两三日即毙者，乃其类也。"（《温疫论》）疫病依法治之，邪去体虚，吴氏明确提出：第一，不可随意用补，尤其慎用参、芪温补。第二，不可用破气之味，如枳实、槟榔、青皮之类，确有壅滞腹满，可选木香、砂仁、豆蔻、枳壳之味行气健脾。第三，不可过用寒凉，这是因为"壮火食气"，中气已虚，过用寒凉则遏伤生生之气。主张"大抵时疫愈后，调理之剂投之不当，莫如静养，节饮食，为第一"（《温疫论》上卷）。此论更宜现在人的病后调理：节饮食、慎起居便是关键。确实体虚神疲，心虚不寐，食饮无味者，吴氏慎出一方名安神养血汤：由茯神、枣仁、当归、远志、桔梗、芍药、地黄、陈皮、甘草，加龙眼肉，水煎服（《温疫论·劳复》下卷）。这就是吴氏的病后调补之法，由此方有学者提出：吴氏重视滋阴养血，安神养心。

在这里顺便说说吴氏的"疫有九传之论"。"邪气一离膜原，察其传变，众人不同者，以其表里各异耳。有但表而不里者，有但里而不表者，有表而再表者，有里而再里者，有表里分传者，有表里分传而再分传者，有表胜于里者，有里胜于表者，有先表而后里者，有先里而后表者，凡此九传其去病一也""不出乎表里之间而已。"而且还要明白，"所谓九传者，病患各得其一，非谓一病（人）而有九传也"（《温疫论·统论疫有九传治法》）。请注意：疫邪在表是瘟疫之常态，至变而所谓"九传"。其后还详列了九传之变的相关症状。吴氏用心详辨，细列"九传"的相关症状，还是为了纠正当时医生遵经泥古的思维习惯：不认识瘟疫的不同阶段表现，错把瘟疫当伤寒。其反复强调只要坚持用达原散等治疫方法，所谓"九传"之变的所有症状就会自行消退。

在《温疫论》中还将同属温热性质的温病与瘟疫进行了分辨。"温热与疫，各异病也。《阴阳应象》曰：冬伤于寒，春必病温。《金匮真言》曰：藏于精者，春不病温。此温之因也。"这是由于人体已肾精亏虚，时值春日，木气升发太过，阳气外泄，更致"肾水内竭，孰为滋养？生化之源既竭，木何赖以生乎？"（《温疫论》）即水不涵木，而发温病。关于这一论述，仲景《伤寒论》第6条亦有记载："太阳病，发热而渴，不恶寒者为温病。若发汗已，身灼热者，名风温。"就是说温病的内因是"冬不藏精"，肾精亏损，春日肝木过亢更伤阴精，水不能涵木，适遇气候变化，温病即可发生。瘟疫则不然，一年四季均可发生，以"五六月益甚"。一发则无问老小长幼，皆可受染，若某年某月疫邪凶险者，哪怕健壮体质，稍有劳困也可发病，因此说与一般的温病绝不相同。这和仲景的"寒疫"与一般的伤寒即风寒外感，以及西医的流感和感冒，都是不一样的，提醒我们于临证时，"温病与瘟疫、伤寒与寒疫"，以及西医的感冒与流感，必须辨别开来，不可混淆。

也有人报道，解释吴有性所著《温疫论》是针对疟疾的，这已属不了解《温疫论》全书的臆测。因为吴氏于书中专门提出温病与疟病的鉴别："凡疟者，寒热如期而发，余时脉静身凉，此常疟也，以疟法治之。设传胃者，必现里证，名为'温疟'。（此时）以疫法治者生，以疟法治者死。"（《温疫论》下卷）通过吴氏阐述，疟病转化为"温疟"时，用治疗温病的方法（达原散）可以治愈，但疟病不是吴有性所论的温病。

那么，吴有性所记载的瘟疫应该是西医的什么传染病？首先我们来了解一下布鲁菌病（简称为"布病"）。布鲁菌病发病的高峰是春夏季节，我国以羊种菌型、牛种菌型，即羊型及牛型布病为主。人群普遍易感，男女发病率相当。其传染途径首先是消化道，其次是呼吸道（请学者再读吴有性提出的疫邪传染途径：有"天受"，有"传染"），也可通过皮肤、黏膜接触引起。主要临床表现是反复高热，寒战，大汗，异常乏力，关节疼痛，肝脾及淋巴结肿大。再读吴氏之言："温疫初起，先憎寒而后发热，日后但热而无憎寒也……昼夜发热，日晡益甚，头疼身痛……"（《温疫论·温疫初起》）从其传染途径"自口鼻而入"，临床典型症状是反复高热，"日晡益甚，头身疼痛"。仔细比对后，吴有性所记载的瘟疫就是布鲁菌病，或者说包括布鲁菌病。特别是，吴氏记载的这种瘟疫，可以暴发，可以流行，也可以散发："其时村落中偶有一二人所患者，虽不与众人等，考其证，甚合某年某处众人所患之病纤悉相同，治法无异。此即当年之杂气，但目今所钟不厚，所患者稀少耳，此又不可以众人无有，断为非杂气也。"（《温疫论·杂气》）那么，"何以知其为疫？盖脉证与盛行之年所患之证纤悉相同，至于用药取效毫无差别。是以知温疫四时皆有，长年不断，但有多寡轻重耳"（《温疫论·杂气》）。吴氏这段论述是：这种瘟疫有一个特点，可以大流行，也可以散发，且一年四季均可发生，"以五六月益甚"。这些散发的患者与某一年某一个地方大流行所表现的症状完全一致，理法方药毫无差异。所以吴氏指出，"疫气不行之年，微疫转有"（《温疫论》下卷）。我们遍数西医记载的传染病，只有布病是既可以暴发流行，又可以散发的，特别是今天的布病，只见到"散发"。细考其他传染病，都不具备这一特点。

近 20 年来，秦、晋两地布病流行，患者多是牧羊人，或与羊产品密切接触者，如其家属、屠户，以及吃我们本地一种小吃羊杂碎的人。发病首先是高热憎寒，异常倦困，纳谷正常而不能劳动，甚者连身体自重也觉沉重难扛，整日卧床。体温虽然 39～40℃，但神志清醒。每日下午汗出不休，但体温仍高。面垢如日久不洗，困倦常闭眼不愿睁开，舌暗红，苔腻，或黄或褐，腐秽如臭豆腐夹黄褐苔，一部分患者呼出之气怪味难闻，脉滑数或数。我们多次解读《温疫论》，多年来探究吴氏学说，基于这些认识，即依吴氏温疫论治，处方达原散合白虎加人参汤，便不畅加枳实、大黄。时经 7～15 天调治，竟获痊愈。初起是见到这种病即依吴氏瘟疫论治，后来的患者都经疾控中心做布鲁氏杆菌标准凝集试验、虎红平板凝集试验，均诊为"羊型布鲁菌病"。

《温疫论》于传染病的病源、病因及免疫性、流行性的大量论述都十分科学。尤其在 17 世纪中叶细菌学出现之前，吴氏提出了："夫温疫之为病，非风非寒，非暑非湿，乃天地间别有一种异气所感。"这种异气即"戾气"，这种学说是十分先进的。吴氏对瘟疫的免疫性的论述也确实十分令人敬佩，书中说："至于无形之气，偏中于动物者，如牛瘟、羊瘟、鸡瘟、鸭瘟，岂但人疫而已哉？然牛病而羊不病，鸡病而鸭不病，人病而禽兽不病，究其所伤不同，因其气各异也。"（《温疫论》上卷）只差做细菌的培养、菌群的分类了。如果没有详尽的临床观察、系统睿智的思考，不可能完成这样一部划时代的"传染病"专著——《温疫论》。

《温疫论》记载了不少治疗瘟疫（传染病）的新方法。如书中认为传染病初起宜用达原散，等到病深些，疫热弥漫阳明胃经时则选白虎汤；病深入阳明胃腑即所谓"邪毒犯胃"时，不拘大便通还是秘，即不厌"急证急攻"，处方大承气汤。这些方法都为后世对瘟疫的治疗奠定了基础。因此《温疫论》对后世的影响很大，受到清代著名医家如戴天章、杨栗山、叶天士、吴鞠通等人的推崇，其他都或多或少地在《温疫论》的基础上有所发挥、创造。特别是清代名医杨栗山对吴氏《温疫论》推崇备至，继承并发扬了吴氏的学说。我国历代医家在与瘟疫（传染病）斗争的实践中创造了温病学说。综观温病学说，渊源于《黄帝内经》，孕育于《伤寒论》，产生于金元，成熟于明清。在温病学说的发展过程中，《温疫论》作为我国第一部治疗瘟疫的专著是被大家公认的。其所倡导的"治疫三部曲"，至今为我们临床所用，并且常可取得意想不到的佳效。为此专设《吴又可与达原散》一文，专题讨论吴氏学说在临床的具体应用。

吴又可与达原散

概述 明代医家吴又可（吴有性）所著《温疫论》一书，新中国成立后很少出版发行，其所创制的代表方"达原散"也鲜为人知，甚至在现行的教科书《方剂学》中也没有收录。因为近年来瘟疫流行，才被中医界有所重视。在20世纪80年代，笔者于北京中医药大学求学期间，遇到了两本书，一本是《伤寒瘟疫条辨》，另一本就是《温疫论》。先师任应秋教授反复提道：欲研究温病学，第一读本就是《温疫论》，中医治疗当今的传染病离不开这本书。因此，得到《温疫论》这本书后笔者就反复诵读，结合后世温病诸家进行比对总结，竟然发现手头的另一孤本，杨栗山所著的《伤寒瘟疫条辨》可以说是与《温疫论》一脉相承，看来做学问也需要机遇、缘分。读吴又可、杨栗山，再学《温病条辨》《温热经纬》《温病学》，基本抓住了温病学说之精髓，但是，诚如先师所言，《温疫论》是温病学说的开山之作。

方证解析 吴又可与《温疫论》我们已有专题讨论。他的主要学术成就是将伤寒与温病明确划分成两类不同性质的热病（传染病），从病因提出瘟疫是感受天地间的另一种异气，吴氏命名这种异气为"戾气"。其伤人体是由口鼻而入，客居"膜原"，蓄于中焦，邪郁胃气蕴热而发。受病于血分，由内而外，暴发成疫。其传有九，不外乎"表里"。其表由膜原而溃，游溢于经脉肌表；若经脉肌表不发则入里蕴胃，腑气闭郁而成里热。故于临证治疗瘟疫"非清则下"，是其治疫大法。对于瘟疫初起，出现先有恶寒、憎冷，而后发热，随即只发热而不怕凉。发病初期的两三日，其脉表现不浮不沉而数，昼夜发热不休，到下午最重，伴发头疼、身痛。这时疫邪正在伏膂之前，肠胃之后（吴氏命名"膜原"）。虽有头疼、身痛，系由邪热浮越于经脉肌腠，切不可认为是伤寒表证，错用麻黄、桂枝类强发其汗，"此邪不在经，汗之徒伤卫气，热亦不减。又不可下，此邪不在里，下之徒伤胃气，其渴愈甚，宜达原散主之"（《温疫论·温疫初起》）。达原散：

槟榔二钱、厚朴一钱、草果仁五分、知母一钱、芍药一钱、黄芩一钱、甘草五分。煎八方，午后温服。

【方解】方中槟榔味苦辛、性温，归胃、大肠经。其功消食祛痰，利水理气，祛除寒湿。《日华子本草》言其：除一切风，下一切气，通关节，利九窍。补五劳七伤，健脾调中，除烦，破癥结，下五膈气。《药性论》言其："宣利五脏六腑壅滞，破坚满气，下水肿。"吴氏解曰："槟榔能消能磨，除伏邪，为疏利之药，又除岭南瘴气。"厚朴属芳香化湿药，味苦辛、性温，入脾、胃、肺、大肠经。其功燥湿行气，消积平喘。《名医别录》言其："温中益气，消痰下气，疗霍乱及腹痛胀满，胃中冷逆，胸中呕不止，泄痢淋露，除惊，去留热，心烦满，厚肠胃。"吴氏言其"破戾气所结"；草果味辛性热，燥湿化痰，避解瘟疫，截疟祛痰。李东垣言其："温脾胃，止呕吐，治脾寒湿、寒痰；益真气，消一切冷气膨胀，化疟母，消宿食，解酒毒。"吴又可解曰："草果辛烈气雄，除伏邪盘踞。三味协力，直达其巢穴，使邪气溃散，速离膜原，是以名为达原也。热伤津液，加知母以滋阴；热伤营血，加白芍以和血；黄芩清燥热之余，甘草为和中之用，以后（这）四味不过调和之剂。"（《温疫论》）如果温疫流散诸经，也可加相关经脉受邪之药为引导："如胁痛、耳聋、寒热、呕而口苦，此邪热溢于少阳经也，本方加柴胡一钱；如腰背项痛，此邪热溢于太阳经也，本方加羌活一钱；如目痛、眉棱骨痛、眼眶痛、鼻干不眠，此邪热溢于阳明经也，本方加干葛一钱……务在临时斟酌，所定分两，大略而已，不可执滞。"如果是"感之重者，舌上苔如积粉，满布无隙，服汤药不从汗解，而从内陷者，舌根先黄，渐至中央，邪渐入胃，此三消饮证也。若脉长洪而数，大汗多渴，此邪气适离膜原，欲表未表，此白虎汤证。如舌上纯黄色，兼有里证，为邪已入胃，此又承气汤证也"（《温疫论》上卷）。这种瘟疫多是受染即病，也有延缓迟发或很长时间不发，潜伏于内，遇到再感外邪引动而发的，或正气有亏则发。既病以后如前所述，可有各种兼证、变证，临证在于医者细心观察，随证加减。

我们归纳达原散之功治：开达膜原，辟秽化浊，清热解毒。依吴氏所述，治疗疫邪伏于膜原，盘踞不去：疫发初期，憎寒壮热，日后但热而不恶寒，昼夜发热，日晡更甚，头痛身疼。舌苔布满全舌，白腻或黄腻，或秽浊黏垢苔，或干如积粉。脉数或滑数。

笔者用于记诵的方歌：

> 达原槟榔厚朴芩，知芍姜甘草果仁，
>
> 憎寒壮热苔秽浊，怪味异味温疫论。

依吴氏所说，如果是"感之重者，舌上苔如积粉，满布无隙，服汤药不从汗解，而从内陷者，舌根先黄，渐至中央，邪渐入胃，此三消饮证也。"我们看三消饮的组成：槟榔、厚朴、芍药、甘草、知母、黄芩、大黄、葛根、羌活、柴胡，姜、枣为引。

主方仍是达原散，只少了草果，加入邪溢"三阳"的引经药："如胁痛、耳聋、寒热、呕而口苦，此邪热溢于少阳经也，本方加柴胡一钱；如腰背项痛，此邪热溢于太阳经也，本方加羌活一钱；如目痛、眉棱骨痛、眼眶痛、鼻干不眠，此邪热溢于阳明经也，本方加干葛一钱。"并且又专叙了"表里分传"三消饮的具体应用指征："舌上白苔者，邪在膜原也。舌根渐黄至中央，乃邪渐入胃。设有三阳见证，用达原散三阳加法，因有里证，复加大黄，名'三消饮'。三消者，消内、消外、消不内外也（即吴氏所指的半表半里）。此治疫之全剂。以毒邪表里分传，膜原尚有余结者宜之。"（《温疫论》上卷）。

如果瘟疫见大渴大汗，通身发热，脉长而洪数，是白虎汤证。吴氏用白虎汤剂量如下：石膏一两、知母五钱、甘草五钱、炒粳米一撮，加姜煎服。

那如何把握白虎汤的使用指征呢？吴氏解说：白虎汤是"辛凉发散"之剂，清肃肌表气分之药。温毒邪气已从"膜原"溃散，中焦瘀滞逐渐散开，邪气已经分离膜原，虽然还没有出表，但是内外之气已通。所以表现出大渴大汗，通身发热，脉长而洪数。此时用白虎汤"辛凉发散"，服后或战汗，或自汗而解，病向痊愈。但是，如果在瘟疫初起，脉象虽是数脉，但未成洪大，这时候疫邪还盘踞"膜原"，宜用达原散。若过早地使用白虎汤则实无破结之能，但求清热，只是"扬汤止沸"。假若邪气已入胃，非用"承气"不可，这时如果误用白虎汤则既无逐邪之功，还易消杀胃气，遏郁邪气，致脉闭细小！此时切勿杂进寒凉或误用温补，急投承气汤缓缓下之则六脉自复。

温疫如果表现出高热不退，舌为纯黄色，吴氏指出："兼之里证，为邪已入胃，此又承气汤证也。"（《温疫论》上卷）

如果疫邪外不能达表，内不能郁结胃腑，流连于胸膈，出现胸膈满闷，心烦喜呕，欲吐不吐，或者虽吐而不得"大吐"，腹不满，欲饮不能饮，欲食不能食，就是疫邪流连于胸膈，宜瓜蒂散吐之。瓜蒂散组成：

　　甜瓜蒂一钱（如无瓜蒂，用淡豆豉一钱）、赤小豆二钱、生山栀仁二钱。水煎温服，以"大吐"为度，则邪去病愈。

　　吴氏开篇即论《疫有九传治法》，虽言"九传"，亦不外乎表里之间而已。"九传"，是说患者各有一种传变现象，而不是一个患者身上就会有九种传变。这是由于瘟疫邪气自口鼻而感，入于"膜原"，伏而未发，不知不觉。已发之后，渐加发热，脉洪而数，这是其常，处方达原散疏而散之。继而疫邪一离"膜原"，就要细心观察每个患者的病情传变情况，多有表里不同的症状表现：

　　有但表而不里者，其证头疼身痛，发热，而又现凛凛恶寒，内无腹满、腹胀等症，饮食正常，不烦不渴。这种情况是疫邪外传，由肌表而出，或斑出而愈，或汗出而愈。斑疹的表现形式有"斑疹、桃花斑、紫云斑"；出汗则有"自汗、盗汗、狂汗、战汗"（这就是吴氏所称的"四汗、三斑"）。这"四汗、三斑"均是病情向愈的佳兆，不必拘泥于哪一种表现形式。亦有个别人斑出隐隐不彻、汗出不畅者，此时用白虎汤合托里举斑汤（白芍一钱、当归一钱、升麻五分、白芷七分、柴胡七分、穿山甲二钱，水、姜煎服。）调之即愈。

若但里而不表者，外无头疼身痛，继而无"三斑、四汗"。胸膈痞闷，欲吐不吐，或稍有呕吐而不快，此时疫邪郁于胸膈，重在上焦，宜瓜蒂散吐之。邪从吐减，邪尽病愈。如果在里之邪传于中下胃肠者，则心腹胀满，不呕不吐，或大便秘结，或热结旁流，或协热下利，或大肠胶闭，均选承气汤泻腑逐邪，邪尽病愈。也有上、中、下三焦郁闭不通者，这种情况下不可用吐法，吐之则逆！仍宜承气汤通之、导之，则上、中、下三焦随势而通，呕哕、腹胀渐消而病愈。

于临床上少数患者还有"表而再表者，有里而再里者，有表里分传又分传""有先表而后里者，有先里而后表者……"是因为疫邪溃离膜原后所散经脉不同，加之个体差异，所以传变症状多样，还须医者细辨，"知犯何逆，随证治之"。读吴氏"九传"辨治，不由地心生敬意，辨证如此明细，治学如此周详，令后人汗颜。

吴氏于承气剂的使用独具心得，开篇点题"逐邪勿拘结粪"。温病可下者有三十多证，不必悉具。但见舌苔黄，腹痞满，大便干，即于达原散中加大黄下之。假若邪在膜原，已有行动之机，欲离未离之际，得大黄泻腑通下，实为开门驱贼之法，即使疫病没有痊愈，但是邪气就不能久留了。两三日后，余邪入胃，仍用小承气汤彻其余毒，大凡客邪，贵乎早治，乘人气血未乱，肌肉未消，津液未耗，患者不至危殆，投剂不至掣肘，愈后亦易平复，实为万全之策。不过，要辨明人之虚实、疫邪之轻重、病情之缓急，分析邪气离膜原之多少，处方施药恰到好处。依仲景自大柴胡汤以下立三承气汤，根据轻重缓急酌情而予，切不可拘泥于"下不厌迟"之说。依证辨为应下之证，但见下后并无结粪，以为下之太早，或认为不应下而误投下药。殊不知承气本为逐邪，而非专为结粪而设也。假使遇证非要等到结粪方用承气，而血液为邪热所搏，致变证蜂起，其实是酿病贻害，这就是医者之过。何况有的患者不论邪热结滞深重，大便始终溏软，但是其味秽恶异臭，及时施以承气则秽恶浊气一去，病方得愈（《温疫论》上卷）。所以吴氏反复强调"温病下不厌早"，早投承气逐邪为要。看《伤寒瘟疫条辨》，便知杨璿深受吴氏启发，明确清热泻下为治疗瘟疫之大法。

吴氏创达原散开达膜原、溃散疫邪；选白虎剂"辛凉发散"，清溢经之邪热；力荐三承气通腑逐秽，开门驱贼。这就是吴氏的"治疫三部曲"，而三消饮一方则含三法于中。

病案讨论

1. 布鲁菌病

郭×，男，46 岁，牧民，2019 年 2 月 20 日初诊。

主诉： 异常困倦，时发高热 3 个月。

患者从事牧羊业 13 年，近两年来羊群频繁流产，经国家防疫部门介入，羊群流产得以控制。近 3 月来反复高热，伴随出汗，持续七八天，可以低热两天，随即又发热，下午体温最高，清晨可以降低，体温波动在 39～40.5℃。神志始终清楚，食欲不振，脘腹满闷，大便一两日一行，便滞不畅，尿黄赤。精神极度困倦，患者自述"眼也不想睁，话也没力气说"。因为有流产羊群密切接触史，曾于吕梁市、榆林市两地疾控中心行各项检查，结果示：虎红平板凝集试验（＋），抗人体免疫球蛋白试验 1∶400 以上。即予四环素、多西环素，已服两个月高热不退。高热到 39℃ 以上则头痛，平时四肢关节及背部困痛，睾丸不适。近日纳更差，汗更多，口干喜饮。B 超示：肝脾轻度肿大，以脾脏明显。舌质暗红，舌下静脉瘀滞，苔薄黄微腻，表面秽浊似臭豆腐苔，脉滑数（120 次/分）。

诊断：瘟疫（湿热疫毒盘踞不散），布鲁菌病。

诊治：辟秽化浊，益气清热，解毒利湿。

方药：达原散合白虎加人参汤。槟榔 12g、厚朴 15g、草果（打）10g、生晒参 12g、生石膏 50g、知母 18g、黄芩 12g、白芍 6g、炙甘草 6g、大黄 10g、粳米（后下）30g。5 剂，水煎，日 1 剂，频服。抗布病西药继续按量服，加保肝药。

2019 年 2 月 26 日二诊：服药两剂后体温最高 37.5℃，至今 3 天体温正常。精神稍有好转，大便日解一两次，便滞有减，尿利、仍黄。脘闷松，知饥食加，近两日出汗也少，四肢关节仍疼，睾丸不适。黄浊腐腻苔稍退，脉滑数（84 次/分）。

方药：厚朴 15g、草果（打）10g、槟榔 10g、生晒参 12g、

生石膏30g、知母18g、黄芩12g、白芍6g、炙甘草6g、大黄10g、忍冬藤20g、络石藤15g、粳米（后下）30g。10剂。医嘱：切记个人卫生，饭前必须用肥皂、流动水洗手。

2019年3月9日三诊：两周来体温一直正常，纳谷好，食前知饥。大便利，小便淡黄，自诉干活有力气了。舌质暗红，苔薄黄微腻，脉滑双寸无力（76次/分）。3月6日化验抗人体免疫球蛋白试验1∶400以上。2019年2月26日处方15剂，两日1剂，1月后疾控中心复查，相关指标正常后停药。

按

本例患者高热3个月，用西药治疗两个多月体温不降，但是服中药第3天即恢复到正常体温。分析原因有二：第一，服西药两个月也应该"药物蓄积"起效。第二，吴氏达原散依邪入阳明，壮火食气，合白虎加人参汤方证合宜，是取得疗效的主要原因，因为在此之前的达原散证也有1剂退热的先例。

2. 布鲁菌病

郝×，男，42岁，农民，2019年4月2日初诊。

主诉： 左膝、右胯、右肩疼痛3个月。

患者自春节前后先有右胯、左膝困痛，午后发热，体温38℃上下，出汗，早上体温正常，还不影正常运动。约两周后又增右肩关节疼痛，胯膝困痛加重，行走不便。即赴某市人民医院风湿免疫科诊治，化验风湿、类风湿因子，均为阴性。血沉 26mm/h。追问病史，患者回忆春节前给屠户帮忙了两个多月。怀疑布病，嘱咐去本市疾控中心化验：虎红平板凝集试验（＋），抗人体免疫球蛋白试验 1：400 以上，拟诊为羊型布病致关节炎。予服四环素、利福平、美他环素20 天，近 3 周体温正常，但关节疼痛不减，来诊。体温36.7℃，右肩、右髋关节触痛（±），右上肢抬举不便，右髋关节活动受限。左膝关节肿大，触痛（＋），未发现红斑。无明显寒热，至夜盗汗，头闷，有时头痛。困倦喜睡，纳可，口干、口甜，大便偏稀，肛门下坠，尿黄。舌暗红，苔薄黄腻，舌下静脉瘀滞，脉滑（78 次/分）。

诊断：痹证（湿热疫毒蕴滞经络），布鲁菌病（关节型）。

诊治：清热解毒，化浊通络。

方药：达原散合加味二妙散。槟榔 12g、厚朴 15g、草果（打）10g、知母 18g、黄柏 15g、苍术 15g、薏苡仁 20g、川牛膝 12g、桑枝 25g、忍冬藤 20g、木瓜 15g、防己 15g、黄芩 10g、白芍 10g、甘草节 6g。7 剂，水煎频服。抗布病西药继续按量服，加保肝药。嘱用肥皂、流动水洗手，饭前必须洗手。

2019 年 4 月 12 日二诊：肩、背、胯、膝诸关节疼痛基本消失，微有酸困乏力。精神仍差，不能劳累。无明显寒热，体温 8 天来一直正常，少汗。口干微苦，纳可，近日心下满闷，大便溏，便时不畅，尿黄。方药：厚朴 15g、槟榔

10g、草果（打）10g、知母18g、黄柏15g、苍术15g、薏苡仁20g、川牛膝12g、木瓜15g、防己15g、桑枝25g、忍冬藤20g、黄芩10g、白芍10g、甘草节6g、白豆蔻6g、陈皮12g。10剂，两日1剂，嘱其服完后再次去疾控中心复查。

按

　　西医这样描述布鲁菌病，别名波浪热、地中海放松热、马耳他热，是由布鲁氏菌引起的一种自然传染病。本病以长期发热、多汗、关节痛、肝脾肿大为临床特征，易转为慢性，复发率高。该病在世界各地流行，我国疫情分布广泛，是个常见病。20年前笔者对此病亦一无所知，见到这一类患者的症状是：发热不休，精神困顿，关键是其舌苔黄腻腐垢，引起了笔者的注意，这不就是吴有性的达原散证吗？高热不退，汗出不休，但患者神志清晰，这还是热在气分，即与达原散合白虎加人参汤。首例患者来诊时发热已历1月，结果服药1剂即效，服药3天体温即降至正常。笔者回家后又翻陈钟英等人编的《发热待查》一书，才想到"布病"这个名字，忆及患者一直挂念自己的羊群，于是复诊时嘱患者去当地疾控中心检测，被诊为"羊型布鲁菌病"。嗣后诊治了十几例这样的患者，发热期间予吴氏达原散（饮）合白虎加人参汤，配合西药四环素、美他环素、利福平。在好长一段时间里，这成了笔者的"独门生意"，大有"布病专家"之称。有好书，读好书是做学问人之幸事。笔者初次治疗布病，就是得益于收藏的这部《温疫论》。

收治的患者多了，什么类型的布病都能见到，该型患者是慢性复发关节型的，亦具有反复发热、出汗、黄浊腻苔的达原散证，所以处方仍以达原散（饮）合印会河老师的加味二妙散。

3. 高热不退

庞×，男，36岁，司机，2019年7月12日初诊。

主诉：反复高热7天。

患者先有"感冒"，身疼发热，先后服多种"感冒退热药"不效，早上体温38℃上下，汗时出而热不退，汗臭异味。午后到上半夜至39.5℃以上，后半夜稍降。咽干、口苦，口气很重，头闷、头痛，无鼻塞、咽痛、咳嗽。近3天倦困神疲，脘闷纳差。大便一二日一解，便软、便滞不畅，尿少，色深黄。市、县两级医院查：血常规、血沉均在正常范围。以"发热待查"对症处理。上午来诊，体温38.4℃，面不红，神疲惫，白睛赤，目眵。舌暗红，尖赤，苔薄黄腻，少有腐苔，脉滑数（114次/分）。

诊断：温疫（湿热疫毒壅滞气分）。

诊治：化浊解毒，益气清热。

方药：达原散合白虎加人参汤。槟榔10g、厚朴15g、草果（打）10g、生晒参10g、生石膏50g、知母18g、黄芩12g、白芍6g、大黄10g、炙甘草5g、粳米（后下）30g。3剂，水煎服，日1剂。

2019年7月15日二诊：服药第二天热退，前天晚上体温37.3℃，昨天到今早上体温36℃（体温偏低才是真正的退热了）。神气清爽，语言有力，知饥纳增，大便日解一两次。舌暗红，苔薄黄腻，脉滑（78次/分）。初诊方再服3剂。医嘱：戒酒两月以上，忌冷饮肥腻。

按

高烧不退，"发热待查"为临床常见，为防万一，当做西医相关检查。从中医辨治，最常用的三张处方：第一，柴葛解肌汤。发热日短，伴头痛、目痛即眉棱骨痛，或牙痛，或咽痛，大便干或少解，舌红尖赤，脉数。第二，甘露消毒丹。发热或数日热不退，或发热缠绵不休，或咽痛，或颐肿，头闷，困倦，神志昏昧。泛恶，脘闷，便利或不畅，舌暗红，苔薄黄腻，脉滑数或数。第三，达原散（饮）。发烧缠绵不休，异常倦困懒动，虽发高热，但神志清楚，多有汗味、口气异常难闻，舌暗红，舌苔腻腐秽垢。脉滑或滑数。"病室、患者气味异常，腻腐秽垢苔（臭豆腐苔）"是其特征。

有报道称达原散可用于治疗肠胃型感冒、慢性肠炎、非特异性结肠炎、溃疡性结肠炎、"发热待查"、黄疸型肝炎、慢性胆囊炎……无问外感、内伤均宜。前提是适宜达原散证：异常乏力，病室、患者气味异常，腻腐秽垢苔（臭豆腐苔）"是其处方特征。再据证稍加相佐之味，即可收到意想不到的奇效。

再说《伤寒瘟疫条辨》

前言 《伤寒瘟疫条辨》是蒲辅周及其门人薛伯寿老师力荐的一本书，蒲氏曾说，巴蜀温病名家无不以本书为经典，由此引起笔者对此书的重视。但是，这本书在当时并没有发行，线装书也难买到，于是笔者花高价复印了这本书带回家。通过对这两本书的探究，写成《杨栗山与〈寒温条辨〉》，发表于《山西中医》1992 年第 8 卷第 6 期。后又写成《杨氏升降散为主治疗精神分裂症》，发表于《北京中医药》1991 年第 5 期。又有《栗山郁火说临证举隅》一文被收录于《中国青年中医药优秀论文荟萃》。也就是从那时起，笔者将杨氏郁火理念引入临床辨证论治中，把杨氏"治温十五方"广泛应用于临床各科多种病证的诊治中。但是，"星星之火"并没有燎原。多年来笔者从各类书籍和网上看到相关杨栗山与《伤寒瘟疫条辨》的文章不少，但是仔细阅读，却发现许多仍然停留在理论研究层面，并没有真正地付诸临床实践。所以多次激发笔者，想"再说《伤寒瘟疫条辨》"。

杨氏郁火说 杨栗山，名璿，字玉衡，号栗山。江苏溧水县（今江苏溧阳市）人，生于1705年。杨氏精通经典，广涉百家，对伤寒与温病颇有研究，一生中甚为推崇刘完素和吴又可的学术见解。他在自序中说："一日读《温疫论》，至伤寒得天地之常气，温病得天地之杂气，而心目为之一开。又读《伤寒缵论》，至伤寒自气分而传入血分，温病由血分而发出气分。不禁抚卷流连，豁然大悟。"杨栗山认为："论杂气伏郁血分，为温病所从出之源，变证之总""千古疑案，两言决矣。"由此他将伤寒与温病从病因、脉证、治法、方药进行了详细的分析，并结合自己丰富的实践经验，著成《伤寒瘟疫条辨》一书。杨栗山认为："温病之所由来，是因杂气由口鼻入三焦，伏郁内炽。"又指出："温病得于天地之杂气，拂热在里，由内而达外，故不恶寒而作渴。"这里所指的温病乃伏气温病而言。由于伏气温病初起即见里热较重的见证，故一旦气机闭塞不通，邪不能达表，则会呈现里热内郁之象。杨栗山认为：郁热证不仅新感温病有之，更是伏气温病的一个重要形成因素。其强调："世之凶恶大病，死生人在反掌间者，尽属温病，而发于冬月之正伤寒百不一二。"而当时医者"无人不以温病为伤寒，无人不以伤寒方治温病"。于是，其"集群言之粹，择千失之得，零星采辑，参以管见，著《寒温条辨》九十二则，务辨出温病与伤寒另为一门，其根源、脉证、治法、方论，灿然昌明于世，不复掺入《伤寒论》中，以误后学"（《伤寒瘟疫条辨·序》），其又于治疗上提出：若用辛温解表，是为抱薪投火，轻者必重，重者必死。唯用辛凉苦寒，如升降、双解之剂，以开导其里热，里热除而表证自解。据此杨氏创立了以升降散为代表的治疗温病的十五张处方，即医界常提到的"治温十五方"。

自明末清初吴又可著《温疫论》，其中历数瘟疫与伤寒的不同，在吴又可以后的二三百年间，温病学家辈出。众多医家丰富的临床实践，为中医辨治外感病增添了大量的经验。由于每个人师承、经历的不同，所出的著述也各有偏重，由此形成了清代温病学说精彩纷呈的繁荣局面。对外感热病的辨治，最能体现一个医家的水平，而对外感热病的发挥，医家又有各自独到的经验和体会。在这一时期，除了广为人知的叶天士的《温热论》外，几乎同一时代还有俞根初的《通俗伤寒论》、杨栗山的《伤寒瘟疫条辨》等。从《通俗伤寒论》的论治处方分析，伤寒与温病是分别施治的，但从论理则俞氏仍以六经立论，融寒温治法于一体。而到杨栗山《伤寒瘟疫条辨》则从病原相异立说，欲辨寒温辨治为两途。继吴又可后，把伤寒与温病"泾渭分明"者，当数杨氏。

《伤寒瘟疫条辨》全书共分6卷，卷一为总论，列论21则，分别从病因、病机、治法等方面阐述伤寒与温病的辨别。卷二、卷三共列71种伤寒与温病的临床鉴别。卷四、卷五共列方剂181首、附方34首，重点阐述"治温十五方"的具体应用。卷六辨药，列出12类、193种中药的性味、功效和药解。面对当时医家墨守伤寒辛温法治疗瘟疫的现状，杨氏紧随吴又可后，"条分缕析，将伤寒与温病辨明"，反复强调，务使"温病与伤寒另为一门，其根源、脉证、治法、方论灿然于世，不复搀入《伤寒论》中，以误后学"。并从这几方面进行了详尽的辨析：

（1）以寒温剖析病因脉证。对寒温的辨识，是临床治疗取效的前提。首先是对伤寒与温病的辨析，然后伤寒与温病又有各自不同的寒温诊治规律。杨氏正是循着这样的思路深入，直至具体方药的裁定。

《伤寒瘟疫条辨》从运气学说开始，强调一个"变"字。天变无常，故病变亦每每不同，当然治法也就没有定体。"今之非昔，可知后之非今"，因此临证不设成见，唯证为的，这正是一切从实际出发的精神。对于温病的病因，杨氏有过一个冥思苦想以至于顿悟的过程。前贤刘完素、王履，虽然也强调寒温为时不一，并立出不同方治。但对于温病所以然之故，终究未能阐发到底。杨氏"一日读《温疫论》，至伤寒得天地之常气，温病得天地之杂气，而心目为之一开。又读《伤寒缵论》，至伤寒自气分而传入血分，温病由血分而发出气分。不禁抚卷流连，豁然大悟"，所谓"千古疑案，两言决矣"！进而感悟《伤寒论·辨脉法》"清邪中于上焦，浊邪中于下焦"之说。杨氏的觉悟，深受吴又可的启发，故他对《温疫论》的观点多有继承，首先从病因的源头上将寒、温分清，即伤寒得天地之常气，风寒外

325

感，自气分而传入血分；温病得天地之杂气，邪毒内入，由血分而发出气分。伤寒为冬月感冒风寒之常气而发，温病为四时触受天地疫疠旱潦之杂气而成。如此，"小伤寒而大温病"，为在治法方药上的进一步展开确定了理论依据。

医之难，难在不识病本。从病因相异出发，杨氏在卷一总论中详细分出21则阐述自己的认识，有关于伤寒、温病的根源辨、脉证辨、治法辨。从病因、脉证、治法上将寒、温一一辨清，使之不再互相混淆。在卷二、卷三中列出证候71条，逐条逐句与伤寒相对照，"俱从《伤寒论》中驳出温病证治之所异来，令阅者了然于心"。从而不再以温病为伤寒，不再以伤寒方治温病。在这些章节中，杨氏针对临床常见的症状，具体解析出伤寒与温病的不同治法方药，使人有所遵循，杨氏的苦心卓识，于此可以体现。

杨氏除了强调伤寒与温病的表证不同外，还提出温病无风寒阴证，强调："温病本末身凉不渴，小便不赤，脉不洪数者，未之有也。"（《伤寒瘟疫条辨》）故在禁用麻、桂等辛温之剂外，还提出伤寒与温病的里证也各异，即温病无阴证的说法，强调温病由"热变为寒，百不一出，此辨温病与伤寒六经证治、异治之要诀也"。（《伤寒瘟疫条辨》卷三）温病之里，由邪热炽客于里所致，杨氏指出温病表现尽管变化多端而难以枚举，但"其受邪则一而已，及邪尽，一任诸证如失，所云知其一，万事毕"，即温病以热毒一贯到底，为他倡导清、泻二法治疗温病奠定了根基。

（2）以寒、温区分治法方药。杨氏提出，温病的治法无多，主要以清、下二法祛邪而已，这就使温病的治法更加简洁明了地呈现在世人面前。杨氏强调，伤寒与温病的治法在病变初期就有明显的不同：伤寒急以发表为第一要义，温病急以逐秽为第一要义。因为伤寒不见里证，一发汗则外邪即解，而温病虽有表证，实无表邪，一发汗则内热愈炽。若误用辛温，犹"抱薪投火，轻者必重，重者必死。唯用辛凉苦寒，如升降、双解之剂。以开导其里热，里热除而表证自解"（《伤寒瘟疫条辨》卷三）。

杨璿秉承了喻昌的观点。强调温病的逐秽，当与解毒并行，同时应当区分部位：如邪在上焦者，应升而逐之；邪在中焦者，应疏而逐之；邪在下焦者，应决而逐之。恶秽既通，乘势追拔，勿使潜滋。杨氏补充："所以温病非泻则清，非清则泻，原无多方，视其轻重缓急而救之。"同时，杨氏十分赞同吴又可"承气本为逐邪而设"的观点。同样是苦寒攻下，伤寒与温病的用法也大相径庭，如伤寒里实方下，温病热盛即下；伤寒下不嫌迟，温病下不厌早。因为伤寒之邪由表入里，而温病之邪是由里出表。攻下之后，邪去正衰，伤寒与温病的后期调治也有不同。如伤寒后期多补气，温病后期多养血。由于温病无阴证，纵有平素虚损之人，也不可峻用辛温，而是应该在温补中加入滋阴之品。

以上这些治疗上的一般规律，其实已为当时的温病学家所共识，杨氏皆能从容应对。

　　杨氏采摘前人的成方 181 首、附方 34 首，作为温病临证的参考，而杨氏留下的治疗温病的 15 首方剂，则是他的独创之处。15 首方皆以升降散为基础，升降散以僵蚕为君，蝉蜕为臣，升阳中之清阳；以姜黄为佐，大黄为使，降阴中之浊阴。另以米酒为引，蜂蜜为导。全方一升一降，使内外通和，则杂气之流毒顿消。升降散的应用贯穿温病治疗的始终，无论是初起憎寒壮热、头痛如破、烦渴引饮，或是病至吐衄便血、神昏谵语、舌卷囊缩，皆可运用。考升降散其方，在杨氏之前已有临床应用，如《万病回春》一书中治疗蛤蟆瘟的内府仙方（即升降散，用姜汁不用米酒），《伤暑全书》中也有该方的应用。在升降散的基础上，偏于清者有神解散、清化汤、芳香饮、大小清凉散、大小复苏饮、增损三黄石膏汤等，用于证情较轻者。在药物方面始终以银、翘、芩、连、知、柏相随，体现了早用、重用清热解毒药的治疗特色。偏于泻者有增损大柴胡汤、增损双解散、加味凉膈散、加味六一顺气汤、增损普济消毒饮、解毒承气汤等，用于证情较重者，在药物的运用上，以前者为基础，再增承气之类攻下，清、泻并投，速战速决，体现了杨氏临证的胆识。从这些方剂中药物的增损变化，可以看出杨氏对前人经验的继承和创新，正因为在根本上紧紧把握，所以当古方今病不尽相合时，杨氏都能够巧手化裁。杨氏辨析寒温，并不存在对伤寒、温病褒贬的问题，相反可以看出他对仲景心法的娴熟，杨氏本人也是从《伤寒论》中体悟出临证大法的。

正如他所说："读仲景书，一字一句，都有精义，后人之千方万论，再不能出其范围。"杨氏辨析寒温，也不存在舍弃辛温而偏爱寒凉的问题，他说："古方未有不善者，偏于温补而死与偏于清泻而死，其失等也。人之一身阴阳血气，寒热表里虚实尽之，临证者果能望闻问切。适得病情，则温清补泻，自中病情矣。"（《伤寒瘟疫条辨》）同样，吴瑭在谈到吴又可温病禁黄连时也有类似的话语："医者之于药，何好何恶，惟当之是求。"（《温病条辨》）清代医家之所以要另立出区别于伤寒的温病治法，也是出于临床实际的需要。时至清代，对温热病的治疗就如瓜熟蒂落，确定具体的治法，有别于既往的传统。那为什么温病学说成熟于清代呢？其实还有一个气候变化的大环境因素，因为自清代以来我国气候又处于一个温暖期，整个气候变暖则温病极易流行，所以有必要加以强调。杨氏如此执着地要区分温病于伤寒，曾被人问道："（你这样做）得勿嫌于违古乎？"杨氏理直气壮地答道："吾人立法立言，特患不合于理，无济于世耳，果能有合于理，有济于世，虽违之，庸何伤？"这是何等求实的精神！

（3）清代医家在温病证治方面所做的努力，分而言之，各有独到之处，合而视之，则是一个整体，而对寒温的辨析始终是个不容模糊的问题。而杨栗山和吴又可一样，不仅仅是对温病与伤寒列举出临床症状的不同，更可贵之处是对致病原因的根本探究，共同提出"因其气各异也"，所以引起的病证也不相同。我们读过西医的《传染病学》，就能完全理解古贤提出的致病原因不同自然引起的临床症状也不相同。如史书记载的鼠疫、天花、霍乱、伤寒、斑疹伤寒、布鲁菌病……都有各自的发病特点，当然临床表现也各不相同。而且大部分是在不同时期有过流行、大流行，也可以频繁流行，也可能是几十年或百年流行一次。在某一个流行时段遇到一两位睿智的医家，就可能把这一时段流行的一种或一类传染病发现、收集、整理，根据自己的临床经历、经验和睿智的思维，形成一套系统的理论。正因为任何传染病的流行时段可以是几十年，也可能是上百年才流行一次，因此某一位医家一生所遇到的传染病也就是一两种而已。人的寿命就是自然科学家的短板！医生也不例外。所以我们会读到某一位医学家发出的偏激之言："临证所见，悉见温疫，求其所谓正伤寒者，百无一二""春夏秋日皆是温病。"因为在他的有生之年就遇到过这样的瘟疫，其临床表现与《伤寒论》记载的就是不一样。或者说，同一种传染病，由于年运的不同也可以出现不同的临床表现，如西医说的霍乱弧菌引起的霍乱，王清任《医林改错》记载其病因、病机是郁火疫毒而致的上吐下泻，立法以凉血活血解毒为治，创制"解毒活血汤和急救回阳汤（《医林改错》）。而王孟英则从湿热疫毒论治，立法清热化湿、理气逐疫，处方连朴饮和蚕矢汤（《霍乱论》）。依物候学家论证，是由于气候的寒热变迁而影响到疾病性质的变化：整个气候变冷则伤寒流行，变温变暖则温病猖獗。寒温变迁基本是五百年一个周期。杨栗山多次强调："温病本末身凉不渴，小便不赤，脉不洪数者，未之有也。"（《伤寒瘟疫条辨》）就是说伤寒与瘟疫的临床症状是有明显区别的。客观陈述"今之非昔，可知后之非今"。杨氏所言客观，但不全面。其实是因为"因其气各异也"，说到底是致病因素不同及气候的寒温变迁，导致临床的表现各异。所以我们在研究中医热病或者说传染病时，就应该从有记载的《伤寒论》读起，广涉百家，不被一家之言所囿，并无"寒温之争"的必要。

（4）我们系统整理了杨栗山对当时"瘟疫"的临床表现的记载：憎寒壮热，遍身酸痛，头重头痛，头昏目眩，咽喉不利或咽喉疼痛闭塞，上气喘息；或头面浮肿，目不能开，或发斑疹，腰痛足肿，疮疡肿毒，瓜瓤瘟，疙瘩瘟，上为痈脓，便血如豚肝；或已发斑，头痛牙痛，心胸胁痛；或头沉面赤，耳聋目赤，口鼻出血，口干、口苦，唇干舌燥，舌红苔焦，口吐黄痰，口吐浊沫，涎如红汁，胸膈满闷；或胸膈疼痛，或腹如圆箕，手足抽搐，头肿舌烂，时有汗出，或大汗不休；或五心烦热，两目如火，鼻干面赤，目眩不食，热结便秘；或毒痢脓血；或热结旁流，舌卷囊缩，或痞满燥实，谵语错乱，形如醉人，哭笑无常；或手舞足蹈，神狂骂詈，目不能闭，舌绛苔黑；或唇口颊腮肿红，或天行大头，目不能开等等怪症。

再次查阅西医传染病学对鼠疫的记载：寒战、高热、体温骤升至39～41℃，呈稽留热，剧烈头痛，有时出现中枢性呕吐、呼吸急促、心动过速、意识不清、谵妄，受侵部位所属淋巴结肿大。好发部位依次为腹股沟、腋下、颈部及颌下淋巴结，多为单侧淋巴结肿大与发热同时出现，表现为迅速的弥漫性淋巴结肿大，典型的表现为淋巴结明显触痛而坚硬，与皮下组织粘连，失去移动性，周围组织显著水肿，可有充血和出血。由于疼痛剧烈，患者常呈被动体位。剧烈胸痛、咳嗽、咳大量粉红色泡沫痰或鲜红色血痰；呼吸急促并呼吸困难；寒战高热或体温不升、神志不清，谵妄或昏迷，进而发生感染性休克。病情进展异常迅猛者皮肤广泛出血、瘀斑、发绀、坏死，故死后尸体呈紫黑色，俗称"黑死病"。

笔者将鼠疫的临床症状与杨栗山记载的这种瘟疫进行了比对，结果却是惊人的相似，而且是记载了不同类型的鼠疫流行。特别是杨氏记述的高热斑疹、腰痛足肿、疮疡肿毒、瓜瓤瘟、疙瘩瘟，是鼠疫特有的淋巴结肿大。据史书记载，鼠疫在历史上曾多次流行，但是都没有像杨栗山所处的时代那样猖獗、惨烈，我们也没有发现历代医家再有过这样系统详尽的记述。我们读杨栗山："余治温病，'双解''凉膈'愈者，不计其数……数年以来，以二方救活者，屈指以算，百十余人。"（《伤寒瘟疫条辨》）杨氏之言，首先阐明增损双解散、加味凉膈散两方治疗瘟疫的有效性。其次，"数年以来，以二方救活者"，说明当时这类瘟疫流传的持久性和广泛性。

我们通过系统的阅读、探究和多年的临床验证，才认识到杨氏"郁火说"与其制订的"治温十五方"，广泛地适用于内外妇儿各科病证，并不局限于温病，所以我们另设专题讨论《杨璇治温十五方》。

杨璿治温十五方

概述 我们系统研究《伤寒瘟疫条辨》，可以明白杨栗山学术思想受吴有性、刘完素、张璐等医家影响较深，其主要学术思想：其一，提出温病的发生是以"杂气"为病邪的致病观点；其二，以"郁热、伏火"为病机的核心。其三，以升清降浊、调畅气机为主要特色的治病理念。继承并发展了吴有性《温疫论》的杂气学说。

吴有性探究温疫热病的病因，提出："伤寒得天地之常气，温病得天地之杂气。"杨栗山深受其影响，提出温病为感受"非时行之气"而来，定义杂气为"非温非暑，非凉非寒，乃天地间另为一种疵疠旱潦之毒气"。杨栗山所谓之温病，实为瘟疫，与文献记载的烈性传染病鼠疫的临床表现极其相似。他提出，一般的温病病机同为"怫热自内达外"，故普通温病治疗上也可借鉴瘟疫的治法。细细品味，杨栗山"热郁伏火"的温病思想统领了全书，他认为温病的病机为"怫热在里，由内而达于外"。他在《伤寒瘟疫条辨·温病脉证辨》这样概括："温病得天地之杂气，由口鼻而入，直行中道，流布三焦，散漫不收，去而复合，受病于血分，故郁久而发。""杂气"是由口鼻直接入里，三焦受邪，气机郁而不畅，因郁生结，气郁化火，继而发热，归纳总结，提出了以"郁热"为主的温病思想，并以古方陪赈散为原型继承并发挥出以升降散为主的14个加减方，后人称为"治温十五方"。而升降散为杨氏治温十五方之总方，其余14方在原方基础上针对温病不同病理阶段加入各类药味化裁而成。为进一步理解杨氏治温学说在临床上的具体应用，有必要对杨璿"治温十五方"进行系统的讨论。

方证解析

升降散（《伤寒瘟疫条辨》卷四）

升降散为杨栗山治温十五方之总方，原方名陪赈散，陈良佐氏撰有《陪赈散方论》，言本方专主每年春分后、秋分前的热疫。

【组成】白僵蚕（酒炒）二钱、全蝉蜕（去土）一钱、广姜黄（去皮）三分、川大黄（生）四钱。

研成细末，以黄酒和蜂蜜调匀冷服。

杨氏用治温病：表里三焦大热，其症状不可名状，如温热，瘟疫，邪热充斥内外，阻滞气机，清阳不升，浊阴不降，致头面肿大，咽喉肿痛，胸膈满闷，呕吐腹痛，发斑出血；丹毒，谵语狂乱，不省人事，腹痛、吐泻不出，胸烦膈热，红肿成块，头部赤肿，颈项肿大，以及丹毒等温疫、温病初期的多种症状。

【方解】杨氏解曰："僵蚕味辛苦气薄……胜风除湿，

335

清热解郁，从治膀胱相火，引清气上潮于口，散逆浊结滞之痰""蝉蜕……祛风而胜湿……涤热而解毒也……故为臣""姜黄气味辛苦，大寒无毒……祛邪伐恶，行气散郁，能入心脾二经建功辟疫，故为佐""大黄味苦，大寒无毒，上下通行……苦能泻火，苦能补虚……故为使""米酒性大热，味辛苦而甘……故为引""取僵蚕、蝉蜕，升阳中之清阳；姜黄、大黄，降阴中之浊阴。一升一降，内外通和，而杂气之流毒顿消矣。"杨栗山认为："温病杂气热郁三焦表里，阻碍阴阳不通。"治疗必"清热解郁，以疏利之"。方中两两相伍，一升一降，使温病表里三焦之热全清，共奏升清降浊、散风清热之功，故改定方名"升降散"，其实是对陪赈散的系统研究与发扬。其中僵蚕和蝉蜕这一药对最为重要，在杨氏治温十五方中均有使用，是取其辛凉透邪、宣清郁热之力。受到该方升清降浊、散风清热之启发，笔者于临床上凡见郁火内伏，火热郁毒而致的咽喉炎、急慢性扁桃体炎、化脓性腮腺炎、颈淋巴结炎、急性唇炎等，均处方升降散，竟获良效。

病案讨论

1. 乳蛾（急性扁桃体炎）

郝×，男，15岁，2018年2月17日初诊。

主诉（代）：发热怕冷，头痛、咽痛两天。

两天前同学过生日，多吃汉堡及油炸食品，回家后先有

"感冒"，头疼、身疼，继发咽痛，咽下困难，即服"感冒药"，寒热不减，头痛加重，咽痛不能吞咽，别说吃饭，咽下饮料也难，前天晚上以来体温 39～40.3℃。口干、口臭，因咽痛，昨天以来只喝了两袋牛奶。鼻干，面赤，白睛红。大便两日未解，尿黄赤不适。8 岁前常有扁桃体炎发作。查：体温 39.6℃，体重 63kg。双侧扁桃体明显充血肿大，左Ⅱ度，右Ⅰ度，上被白膜，脓汁（±）。双侧颌下淋巴结肿大，质软，活动好，触痛（±）。舌红尖赤，苔薄黄、乏津，脉数（102 次/分）。化验血系列：白细胞 $12 \times 10^9/L$，C 反应蛋白 32mg/L，余（－）。

诊断： 双蛾（郁火内伏，邪热引发），急性扁桃体炎。

诊治： 宣泄郁火，解表清热。

方药： 升降散合柴葛解肌汤。僵蚕 12g、蝉蜕 6g、姜黄 10g、川大黄 12g、柴胡 20g、葛根 20g、黄芩 12g、桔梗 10g、白芍 10g、生石膏 30g、羌活 12g、白芷 12g、炙甘草 10g、白花蛇舌草 15g，蜂蜜 25ml（后化入）。水煎频服，两日 3 剂。

2018 年 2 月 20 日二诊： 就诊当日服中药 1 剂半，解大便两次，寒热减，头痛、身疼轻，咽水容易，晚饭吃了点片汤流食，晚上体温 37.4℃。今日上午来诊，体温 37.6℃，面红目赤不明显，自诉能顺利咽下带汤软食，咽仍疼，昨天大便 4 次。查双侧扁桃体肿大稍减，充血稍退，舌仍红，苔薄黄，脉微数（84 次/分）。遵法继服：僵蚕 12g、蝉蜕 6g、姜黄 10g、大黄 10g、柴胡 15g、葛根 15g、黄芩 10g、桔梗

10g、羌活 10g、白芷 10g、白芍 10g、生石膏 30g、炙甘草 10g、生地黄 15g、麦冬 15g、白花蛇舌草 15g，蜂蜜 25ml（后化入）。5 剂，水煎频服。

2018 年 2 月 26 日三诊：精神好，身无不适，体温 36.8℃，昨天以来咽不痛，吞咽顺利，但脘闷不想吃东西，大便日解一两次，尿利仍黄，双侧扁桃体肿 I 度，充血（±），触痛不明显。为巩固疗效，制散：僵蚕 50g、蝉蜕 30g、姜黄 50g、大黄 30g、全蝎 20g、桔梗 50g、红花 50g、生地黄 75g、玄参 75g、白花蛇舌草 100g。共研细末，日 3 次，每服 5g，蜂蜜水送服。坚持 1 月以上，双蛾可以再不复发。

2. 乳蛾（化脓性扁桃体炎）

贾×，男，25 岁，2018 年 2 月 18 日初诊。

主诉：咽痛、周身不适两天。

两天前似有感冒，周身酸困，乏力，渐觉咽痛，吞咽时疼痛，但是能正常吃饭，今晨起咽痛似有加重，不能咽下干硬食物来诊。稍感发热，少汗，前头痛，能正常吃饭，但不想吃东西。口干、口苦，大便偏干，两日未解，尿黄量少。少儿时常发扁桃体炎。查：体微胖，体重 72kg，体温 37.3℃。双侧扁桃体 II 度肿大，明显充血，双侧肿大的扁桃体布满黄白脓汁，拭之易去。颌下淋巴结肿大，质软，触痛（±）。化验血系列：白细胞 11.3×10^9/L，C 反应蛋白 30mg/L，余（−）。舌暗红，苔薄黄，脉滑寸关有力（90 次/分）。

诊断： 双蛾（郁火内伏，热毒壅滞），化脓性扁桃体炎。

诊治： 宣泄郁火，清热解毒。

方药： 升降散合消乳汤。僵蚕 12g、蝉蜕 8g、川大黄 10g、姜黄 10g、金银花 20g、连翘 20g、知母 20g、瓜蒌 40g、丹参 20g、制乳没（包煎）各 12g、皂角刺 15g、桔梗 10g。蜂蜜 25ml（化入）。5 剂，水煎，日 1 剂，频服。

2018 年 2 月 25 日二诊：咽不疼，纳顺畅，精神有增，大便日解二三次，便后腹中舒服。双蛾布脓汁及白膜全消退，肿大 Ⅱ 度。此属慢性乳蛾，肿大增生日久，因劳遇感急性发作，处方宜散，长服 1 月以上，肿大之乳蛾可以完全消退。僵蚕 80g、蝉蜕 50g、姜黄 80g、大黄 50g、全蝎 30g、桔梗 80g、红花 80g、生地黄 120g、玄参 120g、白花蛇舌草 160g、藿香 96g。共研细末，日 3 次，每服 5g，蜂蜜水送服。

3. 乳蛾（慢性扁桃体炎）

郝×，女，15 岁，学生，2019 年 1 月 24 日初诊。

主诉： 咽部疼痛时发 1 年余。

自 13 岁始冬春即发生咽痛，吞咽困难，寒战高热，急诊住某三甲医院耳鼻喉科，诊为"急性扁桃体炎"，予以抗生素对症治疗，临床痊愈。嗣后每隔两三周即发，立刻用抗生素控制"痊愈"，缠绵不休至今。因患者在太原上学，放假回老家来诊。其祖母、爸爸、叔叔均曾患扁桃体炎反复发作，用"利咽消蛾丹"两至三个月愈后多年不发，故来

"根治"。自觉咽部不适,近 3 天微痛,无明显寒热,少汗,纳正常,口干口气重,大便一两日一行,偏干,尿利。无他不适。体微胖,体重 64kg,面红润光泽,双侧扁桃体明显充血、肿大,左Ⅱ度,右Ⅲ度,质微硬,触痛（±）,颌下淋巴结明显肿大,质软,活动好,触痛（±）。舌质暗红,尖赤,苔薄腻,舌下静脉瘀滞,脉弦滑（84 次/分）。

诊断：双蛾（郁火久伏,气血瘀滞）,慢性扁桃体炎。

诊治：宣泄郁火,活血消肿。

方药：利咽消蛾丹。僵蚕 80g、蝉蜕 50g、姜黄 80g、大黄 50g、全蝎 30g、桔梗 80g、红花 80g、生地黄 120g、玄参 120g、白花蛇舌草 160g、藿香 96g。共研细末,日 4 次,每次 5g,蜂蜜水调服 30 天,乳蛾不再反复发作后改为日 3 次,坚持再服两月以上。

2019 年 7 月 20 日暑假回家随访：半年来咽痛未发作,查扁桃体左（-）,右Ⅰ度,充血（-）,双侧颌下淋巴结仍可触及。嘱其假以时日都能消退。

按

扁桃体炎在临床上大致分三大类：急性扁桃体炎、化脓性扁桃体炎、慢性扁桃体炎。从资料报道及教材所言,急性扁桃体炎进一步发展就可以成化脓性扁桃体炎。如果依教材所讲,化脓性扁桃体炎即是由急性扁桃体炎发展而来的。我们通过多年临床观察发现,教科书对该病的描述并不完全准确。急性扁桃体炎必须是咽部剧痛，伴发寒热，如果进一步发展可以化脓。但是，化脓性扁桃体炎发作可以咽痛，也可以咽部不适，全身症状并不"剧烈"，体温38℃以内，发热，但是很少"高热寒战"。如果医生不详细检查，常被误诊为"上呼吸道感染"，依一般感冒处理。所以门诊来感冒患者，一定要注意检查咽部，一则可以辨寒温，二则可以发现表面布满脓汁的扁桃体发炎肿大。这个鉴别诊断对于我们临床用药有很大的影响：急性伴发高热的扁桃体炎，我们的治疗原则是宣泄郁火、解表清热。处方选升降散合柴葛解肌汤。如果是化脓性扁桃体炎，我们的治疗原则是宣泄郁火、清热解毒。处方选升降散合《医学衷中参西录》消乳汤。急性扁桃体炎、化脓性扁桃体炎临床症状消退，和慢性扁桃体炎，处方统一用利咽消蛾丹，用法、用量如案中所述。这里需要强调的是：慢性扁桃体炎肿大，如果是"镶嵌型"，与周围组织紧密结合的，或者是成年后扁桃体炎反复发作但扁桃体并不肿大外突者，适宜使用利咽消蛾丹。如果是肿大的扁桃体成"悬挂型"的，肿大的扁桃体只有"蒂"与其根部连接，已经和周围组织分离的，只有手术摘除后才宜服利咽消蛾丹，而"利咽消蛾丹"的主方就是升降散。

4. 颈肿（颈部急性淋巴结炎）

王×，男，7岁，学生，2018年2月20日初诊。

主诉（代）：颈部疼痛肿大5天。

患儿5天前先有化脓性扁桃体炎，输青霉素等抗生素后局部脓肿消，扁桃体肿大减，但伴发的颌下淋巴结肿不消反而肿大、增多，成了"肿脖子"。单衣喜凉，时有汗出，吃饭吞咽时脖子疼，纳可，喜饮水。大便日解1次，偏干，尿黄，尿急。余无他苦。体温37.2℃，体重51kg，双睑红，肤干燥，颈部粗大，颌下两侧淋巴结肿大如桃核、杏仁，触痛（±），质较硬，可活动，周围皮肤灼热。咽部充血（+），双蛾微肿，左Ⅰ度，右Ⅱ度。舌暗红，苔薄黄润，舌下静脉瘀滞，脉滑数（92次/分）。

诊断：肿脖子（郁火内伏，邪热夹湿），急性淋巴结炎。

诊治：宣泄郁火，清热利湿，解毒消肿。

方药：升降散合甘露消毒丹。僵蚕10g、蝉蜕6g、大黄8g、姜黄10g、茵陈20g、滑石20g、黄芩15g、藿香10g、白豆蔻（打）6g、木通6g、石菖蒲12g、连翘15g、川贝母（打）10g、射干10g、薄荷6g、金银花15g、栀子12g、甜叶菊2g。5剂，水煎频服。

2018年2月27日二诊："肿脖子"无明显消减，患儿陈述吃饭时脖子不疼了。触诊局部似有柔软感，局部肤温与周围皮肤对比无差异，方药：僵蚕10g、蝉蜕6g、大黄8g、姜黄 10g、黄芩 15g、藿香 10g、茵陈 20g、滑石 20g、白豆蔻（打）6g、木通 6g、石菖蒲 12g、连翘 15g、川贝母（打）12g、射干 10g、薄荷 6g、金银花 15g、栀子 12g、桔梗 10g、枳壳 6g，甜叶菊 2g。5 剂，水煎。

2018 年 3 月 4 日三诊：颈部恢复正常形态，两侧上方仍触及桃核、杏仁大小 5 个肿大的淋巴结，咽部充血（±），扁桃体微大，左Ⅰ度，右小于Ⅱ度。处方利咽消蛾丹，日 3 次，每次 5g，蜂蜜水调服，30 天以上。

神解散（《伤寒瘟疫条辨》卷四）

【组成】白僵蚕（酒炒）一钱，蝉蜕五个，神曲三钱，金银花二钱，生地黄二钱，木通、车前子（炒，研）、黄柏（盐水炒）、黄芩（酒炒）、桔梗、黄连各一钱。

水煎去滓，入冷黄酒半小杯，蜜二匙，和匀冷服。

【功效】清热透邪，泻火解毒。治温病初起，憎寒壮热，头痛身重，身热无汗或少汗，四肢无力，遍体酸痛，口苦咽干，口渴心烦，胸腹满闷，或欲发斑疹。

【方解】依时毓民所解："本方僵蚕，咸辛性平，能疏风泄热；蝉蜕甘寒，可祛在表风热；黄连、黄芩、黄柏是苦寒之品，善清里热；金银花解毒；桔梗宣透上焦；神曲化滞中焦；木通、车前子淡渗下焦；生地黄养津护阴。本方外解表热，内清里热，祛邪不伤正。用于小儿上感，药切病证，故能收效。"（时毓民《神解散的作用与功效主治》）。从时毓民所解，本方"用于小儿上感，药切病证"。其实本方不只是用于小儿上感，我们看杨氏对本方的解说："此方之妙，不可殚述，温病初觉但服此药（本方），俱有奇验。外无表药而汗液流通，里无攻药而热毒自解，有斑疹者即现，而内邪悉除，此其所以为'神解'也。"（《伤寒瘟疫条辨》卷四）

非时热性病有表象者首选此方。四季热性流感，症具"憎寒壮热，头痛身重，身热无汗或少汗，四肢无力，遍体酸痛，口苦咽干，口渴心烦，胸腹满闷，或欲发斑疹"。舌深红尖赤，苔薄白或黄，失润，脉数或滑数，处方神解散效佳。

病案讨论

1. 温热疫（夏季流感）

屈×，男，27 岁，司机，2018 年 7 月 20 日初诊。

主诉： 高热不退 4 天。

患者从事长途运输工作，4 天前先有咽干、咽不适，继发头痛，发热怕冷，当晚体温 39.8℃。即去当地县医院急诊，予服风寒感冒颗粒、布洛芬缓释胶囊、感冒清，服 3 天热不退，终于坚持回家，即去当地人民医院就诊。化验血常规系列均在正常范围，C 反应蛋白 16mg/L。大便、尿常规（-）。仍按"流感"治疗，热不退，今早上 7 时体温 39.2℃来诊。现体温 38.8℃，自觉周身酸痛沉重，头痛头闷，无明显发热怕冷的感觉，虽服对症西药，但汗出少，咽干微疼，口干、口气重，纳差，脘腹满闷，大便两日未解，平时便干，饮虽多，尿黄赤有味。面暗红，目赤，涕黄，咽部充血（＋＋），扁桃体不大。切脉触诊，皮肤灼热，脉数（112 次／分）。舌质暗红、尖赤，舌苔微厚、黄燥。

诊断：温热疫（烦劳积热，郁火久伏，由感引发），夏季流感。

诊治：宣泄郁热，化湿解毒。

方药：神解散。僵蚕 10g、蝉蜕 5g、大黄 6g、金银花 15g、生地黄 15g、神曲 15g、木通 10g、车前子（包煎）10g、炒黄柏 10g、酒黄芩 10g、桔梗 10g、薄荷 10g、黄连 10g。水煎去滓，加蜂蜜 30ml、黄酒 50ml 化入，两日 3 剂，水煎服。

2018 年 7 月 22 日二诊：第一天服药 1 剂半，晚上出汗很多，当晚体温 37.4℃，当日大便两次，脘腹舒，知饥，口渴饮多。次日早上体温 36.2℃，至今体温一直正常。困倦乏力，时时汗出，烦渴多饮，纳增，食多则仍觉脘腹不舒，今早上大便 1 次。方药：升降散合竹叶石膏汤。僵蚕 10g、蝉蜕 6g、大黄 8g、竹叶 10g、生石膏 40g、生晒参 6g、麦冬 15g、清半夏 15g、炙甘草 8g、草果（打）10g、粳米（后下）25g。5 剂，水煎服。

2. 温热疫（重症流感）

高×，男，38 岁，2022 年 2 月 6 日初诊。

主诉：高热不退 6 天。

患者 2 月 1 日下午忽感头痛、头闷，周身困痛沉重，怕冷发热，咽干微痛，口渴喜冷饮，心下满闷，不想吃东西，测体温38.8℃。即服布洛芬缓释胶囊、新复方大青叶片、利咽解毒颗粒，两天热不退，下午重，体温39.4℃。加复方氨林巴比妥注射液、柴胡注射液、穿心莲注射液各两支，日两次，针后体温稍降，移时又热，来诊。患者近两日多感身热，偶发寒战，头身困痛沉重有加，精神困顿，反应稍慢。时有汗出而热不退。今晨7时体温38.8℃，心下闷，不欲食，口干烦渴，口中味大，双目灼热红赤，面暗黄，皮肤干燥，大便一二日一行，尿深黄。头闷欲寐。咽部深红，双侧扁桃体不大，充血（＋）。舌质深红，舌苔微厚微黄，脉滑数（94次/分）。

诊断：温热疫（郁火久伏，邪热引发），重症流感。

诊治：宣泄郁火，清热化湿。

方药：神解散加味。僵蚕10g、蝉蜕8g、大黄8g、神曲12g、金银花12g、木通6g、车前子（包煎）6g、黄芩10g、黄连10g、黄柏15g、生地黄15g、桔梗10g、薄荷10g、生石膏50g。蜂蜜30ml（化入），两日3剂，水煎服。

2022年2月9日二诊：服药第二天早上体温37.8℃，下午7点体温38℃，2月8日晚上9点体温37.2℃，今天早上体温36.2℃。身热寒战，头身困痛两天未发，明显乏力，从昨天开始知饥欲食，口干、烦渴已不明显，仍感咽干，大便日解一两次，尿黄。舌暗红，舌苔薄白偏干，脉滑不实（82次/分）。方药：僵蚕10g、蝉蜕6g、大黄6g、神曲15g、车前子（包煎）10g、木通 8g、黄芩 10g、黄柏 10g、黄连 10g、生地黄 15g、麦冬 15g、桔梗 10g、草果（打）6g。蜂蜜 30ml 化入，5 剂，水煎服，日 1 剂。

3. 温热疫（重症流感）

刘×，男，28 岁，2022 年 2 月 6 日初诊。

主诉：高热不退 3 天。

患者 2 月 4 日早起觉头昏闷痛，周身疼痛困重，怕冷又觉身热，不想起床，测体温 38.5℃，口干，口臭，胃口不舒服，即服洛索洛芬钠、感冒清、小柴胡颗粒，两天而热不退。早上来诊，体温 38.4℃。身热寒战，虽服洛索洛芬钠而很少出汗，周身疼痛、沉重，不想行动，头昏、头痛。胃口不适，自觉满闷，不想吃东西，口干渴，整日昏睡，目赤睑红畏光。咽部深红，充血（＋＋），扁桃体不大。大便不畅，一两日一行，尿深黄。腹微胀，触痛（±）。舌深红尖赤，苔白中部微厚，脉滑数（106 次/分）。

诊断：温热疫（久伏郁火，疫邪引发），重症流感。

诊治：宣泄郁火，清热化浊。病发初起，重入宣散。

方药：神解散加味。僵蚕 10g、蝉蜕 8g、大黄 8g、麦芽 15g、金银花 15g、薄荷 12g、荆芥 6g、木通 6g、车前子（包煎）10g、黄芩 10g、黄连 10g、黄柏 15g、生地黄 15g、桔梗 10g、草果 6g、生石膏 50g。蜂蜜 30ml 化入，两日 3 剂，水煎去渣。

2022 年 2 月 9 日二诊：前天晚上 10 点体温 37.4℃。至今早没有发热，头身疼痛昨天以来消失，体温36.7℃。吃饭可以，上腹仍有不适。大便日解一两次，尿利，仍黄。方药：僵蚕10g、蝉蜕8g、大黄6g、麦芽15g、神曲12g、金银花15g、薄荷10g、木通6g、车前子（包煎）10g、生石膏30g、陈皮6g、黄芩10g、黄连10g、黄柏15g、生地黄15g、桔梗10g。蜂蜜30ml化入，3剂，水煎去渣，日1剂。

按

　　笔者再次整理"杨璿治温十五方"时，正遇上2022年春节前后的特殊流感，一发病即高热寒战，体温39℃不退，咽微干，不咳嗽，头痛、身痛。骨节疼痛，困重倦乏不能行动，刚开始大家还以为正合西药退热的指征，用阿司匹林、布洛芬制剂发发汗就是了，结果汗虽出而热不退，周身困痛更增，真可以描述为"身痛如被杖"。中医以为"大青龙汤证"，予大青龙汤，重用麻黄、石膏而热仍不退。先是高热寒战，继之但热不寒，咽干口燥，口臭，烦渴引饮，上腹饱胀不欲食，目赤鼻干。大便不畅，两三天不解，但不甚干，尿黄赤如浓茶，虽多饮水而不解。咽部充血深红，扁桃体不肿。舌质深红或绛，舌尖赤，脉数或滑数。与杨氏治温初起之方证神解散、清化汤、增损三黄石膏汤所述症状比对，拟定从"郁火"立论，当以"温热疫"论治。发病初期神解散加入散表之荆芥、防风，历三四天不解则合增损三黄石膏汤。

依运气学说预测：2022 年为壬寅虎岁，木运太过，风气乃行，风病、热病很可能发生，现已证实。

清化汤（《伤寒瘟疫条辨》卷四）

【组成】白僵蚕（酒炒）三钱、蝉蜕十个、金银花二钱、泽兰二钱、广皮八分、黄芩二钱、黄连一钱、炒栀子一钱、连翘（去心）一钱、龙胆草（酒炒）一钱、玄参二钱、桔梗一钱、白附子（炮）五分、甘草五分。

大便实，加酒大黄四钱；咽痛，加牛蒡子（炒研）一钱；头面不肿，去白附子。水煎，去渣，入蜜、酒冷服。

【功效】清痰息风，解毒通经。用治温病壮热，憎寒体重，舌燥口干，上气喘息，咽喉不利，头面卒肿，目不能开者。

【方解】方中黄芩、黄连、栀子、连翘清上焦之痰瘀热毒；玄参、广皮、甘草清气分火毒之邪；龙胆草清肝经之热毒，沉阴下行，以泻火毒之郁；白僵蚕、蝉蜕息风散邪消毒，使清阳上升；金银花清热解毒；泽兰行气消毒；白附子散头面之风热、痰毒；桔梗清上，化痰利膈，载药上行；蜂蜜润痰结以和脏腑，黄酒引诸药上行至病所。全方共奏息风清痰、解毒通经之效。

依杨氏解说："其方名清化者，以清邪中于上焦，而能化之，以散其毒也。芩、连、栀、翘清心肺之火；玄参、橘、甘清气分之火；胆草清肝胆之火，而且沉阴下行，以泻下焦之湿热；僵蚕、蝉蜕散肿消毒，定喘出音，能使清阳上升；金银花清热解毒；泽兰行气消毒；白附子散头面风毒；桔梗清咽利膈，为药之舟楫；蜜润脏腑；酒性大热而散，能引诸凉药至热处，以行内外上下，亦火就燥之意也。其中君明臣良，而佐使同心，引导协力，自使诸证悉平矣。"（《伤寒瘟疫条辨》卷四）

病案讨论

1. 面部丹毒

栗×，男，26 岁，2018 年 3 月 6 日初诊。

主诉： 寒热时发、面赤红肿两天。

两天前先有周身不适，时发寒热，次日晨起觉面部拘急不适灼痛来诊。体温 38.4℃，两颧红肿明亮及下颌，面上肿及眼睑，睁眼不便。面正中布粟粒样、黄豆样水疱，触之即破、流水，无脓点、脓疱。局部皮损处焮红灼热，与正常皮肤界限清晰。颌下淋巴结肿大。寒热仍发，体温 38℃，少汗，头痛，周身困痛，困倦乏力，不想吃东西，泛恶。大便两日未解，尿黄灼热，平时无其他不适。舌深红尖赤，苔薄腻微黄，脉数（102 次/分）。

诊断： 丹毒（中度，郁火上逆，外感疫邪）。

诊治： 宣泄郁火，凉血解毒化疫。

方药： 清化汤加味。僵蚕 10g、蝉蜕 6g、大黄 8g、金银花 15g、连翘 15g、泽兰叶 10g、桔梗 10g、炙甘草 10g、玄参 15g、生地黄 15g、黄芩 10g、黄连 10g、炒栀子 15g、陈皮

12g、白附子 10g、牛蒡子 15g、生石膏 30g。蜂蜜 30ml 化入，5 剂。第一煎留药液少许，面部湿敷。

2018 年 3 月 12 日二诊：面部红肿开始消退，大小水疱再未发。仍感灼痒，不疼。咽干少咳，颌下淋巴结仍肿大，触痛（±）。大便日解一两次，尿利，仍黄。方药：僵蚕 10g、蝉蜕 6g、大黄 8g、金银花 15g、连翘 15g、泽兰叶 6g、桔梗 10g、白前 15g、炙甘草 10g、玄参 15g、生地黄 15g、黄芩 10g、黄连 10g、炒栀子 15g、陈皮 12g、白附子 10g。蜂蜜 30ml 化入，5 剂，水煎服。

2. 面部丹毒

阎×，女，31 岁，2019 年 2 月 26 日初诊。

主诉：面部红赤肿疼 3 天，伴发寒热两天。

患者 3 天前左耳前下方瘙痒不停，搔抓后出现红肿渗出，于次日晨起左面部潮红肿胀、水肿红斑，因家中特殊情况未予治疗。昨天午后身发寒热，周身疼痛，头面疼痛为甚，昨晚 10 点测体温 38.4℃，今日来诊。查体温 38.2℃，体重 64kg。仍感发热，似有怕风，出汗少，周身疼痛，头面更甚，口干口苦，口渴欲饮但喝水不多，不想吃饭，心烦神郁，但老想睡觉。胃脘闷，不疼，大便两日未解，平时大便常干，尿灼热，尿黄。月经正常，末次月经第十三天。平时无明显病痛。左面部鲜红斑块，布粟粒样、黄豆大小水疱，触之即破，无脓汁、脓液。皮损界限清晰，触之灼热。左颌下淋巴结肿大如桃核，触痛（±）。舌深红，苔薄黄，舌下静脉瘀滞，脉弦数（86 次/分）。来诊前化验血常规：白细胞 $16.84 \times 10^9/L$，中性粒细胞 84%，淋巴细胞 16%，血沉 36mm/h。

诊断：丹毒（情郁火伏，外邪触发）。

诊治：宣泄郁火，清热解毒。

方药：清化汤加味。僵蚕 10g、蝉蜕 6g、大黄 10g、金银花 15g、连翘 15g、泽兰叶 6g、柴胡 20g、桔梗 10g、炙甘草 10g、玄参 15g、薄荷（后下）12g、黄芩 10g、黄连 10g、炒栀子 15g、陈皮 12g、白附子 10g。蜂蜜 30ml 化入，5 剂，水煎服。

2019 年 3 月 6 日二诊：中药服完第三天，服药期间每天大便两次，便稀，尿利仍黄。精神好转，睡眠正常，家中的"麻烦事"也和平处理，精神负担解脱，情绪明显好转，面部红赤灼痛消退，微痒，患处轻度脱皮。颌下淋巴结仍肿大，触痛（－）。遵法：僵蚕 10g、蝉蜕 6g、大黄 6g、金银花 15g、连翘 15g、泽兰叶 6g、柴胡 15g、桔梗 10g、炙甘草 10g、玄参 15g、薄荷（后下）12g、黄芩 10g、黄连 10g、炒栀子 15g、陈皮 12g、白附子 10g。蜂蜜 30ml 化入，5 剂，水煎，一两日 1 剂。

按

　　面部丹毒，头项过敏性皮炎，接触性皮炎，处方清化汤多有良效。

芳香饮（《伤寒瘟疫条辨》卷五）

【组成】玄参一两、白茯苓五钱、石膏五钱、全蝉蜕十二个、白僵蚕三钱、荆芥三钱、天花粉三钱、炒神曲三钱、苦参三钱、黄芩二钱、陈皮一钱、甘草一钱。

水煎去渣，入蜜、酒冷服。

【功效】清养肺胃，辟秽解毒散结。主治温病头痛、身痛、心痛、胁痛，呕吐黄痰，口流浊水，涎如红汁，腹如圆箕，手足搐搦，身发斑疹，舌烂，咽喉闭塞，气血损伤。

【方解】温病多头痛、身痛、心痛、胁痛，呕吐黄痰，口流浊水，涎如红汁，腹如圆箕，手足搐搦，身发斑疹，舌烂，咽喉闭塞等症。此虽不可名状，然皆因肺胃火毒不宣，郁而成之。治法急宜大清大泻之。方中以石膏、玄参、黄芩、苦参共同清泻肺胃三焦之火，火毒去则外症可消；郁热内结，则上、中、下三焦气机受阻，以僵蚕、蝉蜕相伍，一升一降，恢复三焦气机；僵蚕辛苦咸平，清热解郁，散风除湿，化痰散结，解毒定惊，既能宣郁，又能透风湿于火热之外；蝉蜕辛咸凉，宣肺开窍以清郁热。三焦气机不畅，则最扰中运，故加以神曲、陈皮理中焦气机，助中焦运化；气血不足之人感受瘟疫，则有阴津之损，故以天花粉清热化痰，养阴生津止渴；用白茯苓者，则引上、中郁火从下焦而去。以上诸药共奏清养肺胃、辟秽解毒散结之功。

其方名芳香者，以古人元旦汲清泉以饮芳香之药，重涤秽浊之气也，故方名芳香饮。

病案讨论

1. 烂喉丹痧（猩红热）

田×，男，12 岁，2019 年 3 月 6 日初诊。

主诉（代）： 发热、头身疼痛两天。

从前天晚上 11 时许觉发热怕风，渐觉头痛，周身剧痛，昨日服"感冒药"热不退，更增咽痛，吞咽困难，今晨起唾出痰、血少许。查：体温 38.4℃，体重 52kg。周身布均匀的针尖大小的密集小红疹，以耳后、颈项部、胸前为甚。面部皮疹不典型。间夹的潮红皮肤压之褪色。整个咽部充血（＋＋）、舌根后少许血迹。扁桃体充血（＋＋）、不大。颌下、颈部淋巴结肿大，触痛（±）。仍感身热怕凉，出汗少，头身疼痛，困倦无力，胃口不舒，不想吃东西，口苦、口干烦渴。大便两日未解，尿黄赤。舌鲜红，有芒刺，苔薄微褐，脉滑数（98 次/分）。化验：白细胞 12.9×10^9/L，中性粒细胞 81.2%，淋巴细胞 11.9%，血沉 26mm/h。

诊断： 烂喉丹痧（肺胃火郁，重感疫邪），猩红热（普通型）。

诊治： 清养肺胃，辟秽解毒散结。

方药： 芳香饮加味。僵蚕 10g、蝉蜕 6g、大黄 10g、玄参 30g、苦参 12g、生石膏 45g、茯苓 20g、荆芥 12g、天花粉 12g、炒神曲 15g、黄芩 10g、陈皮 10g、甘草 6g。黄酒 50ml 入煎，水煎去渣，蜂蜜 30ml 化入，3 剂，频服。

2019 年 3 月 9 日二诊：昨天以来寒热未发，头身疼痛消失。体温 36.7℃。颈项、胸前皮疹稍减，不出汗。咽痛减，吞咽顺利，口干、口苦，患儿饮食基本正常。大便日解一两次，尿仍黄。咽部充血糜烂稍减，舌鲜红有刺，苔薄黄失润，脉滑（78 次/分）。方药：僵蚕 6g、蝉蜕 5g、大黄 6g、玄参 15g、生石膏 30g、苦参 10g、黄芩 10g、茯苓 10g、荆芥 6g、天花粉 12g、炒神曲 15g、陈皮 10g、甘草 6g。蜂蜜 30ml 化入，5 剂，水煎服。

2. 烂喉丹痧（猩红热）

薛×，女，13 岁，2019 年 3 月 6 日初诊。

主诉（代）： 发热两天、周身皮疹 12 小时。

孩子先有感冒，发热发冷两天，昨晚 10 时许发现颈项及胸前皮疹，今晨起全身皮疹，发热，早上体温 38.4℃，食欲不振，昨天至今早上口渴索水，不吃东西。咽干、咽微疼，自述咽部有痰，咳吐不出来，稍用力咳则咽痛难忍。身发热，喜凉爽，汗少，头昏稍有头痛，周身酸痛不想动。干呕，腹部不适。大便一两天一行，常干，尿利，自己闻到尿味难闻。月经两三月一行，量少，不在月经期。周身布均匀的针尖大小的密集小红疹，脸红泪目。皮疹间皮肤潮红，压后褪色变白。咽部充血（＋＋），似有针尖样红疹。扁桃体充血（＋＋）、不大。颈部淋巴结肿大，腋下淋巴触痛（＋）。舌鲜红有芒刺，苔薄白不润，脉滑数（102 次/分）。化验：白细胞 12.1×10^9/L，中性粒细胞 78%，淋巴细胞

14.6%，血沉 20mm/h。尿、大便常规在正常范围。

诊断：烂喉丹痧（肺胃热郁，复感疫邪），猩红热（普通型）。

诊治：清养肺胃，解毒辟秽，凉血散结。

方药：芳香饮加味。僵蚕 10g、蝉蜕 6g、大黄 6g、生地黄 20g、玄参 20g、生石膏 30g、苦参 10g、茯苓 15g、荆芥 10g、柽柳 20g、炒神曲 15g、天花粉 12g、黄芩 10g、陈皮 10g、甘草 6g。蜂蜜 30ml 化入，5 剂，水煎去渣。

2019 年 3 月 13 日二诊：周身发疹消退，由项及全身轻度脱屑，纳正常，口仍干，余无不适，临床治愈。

按

　　每年春季时有猩红热发生，是年明显流行。患者均为 10 岁以上儿童，发作时间、病邪传变基本相同，而且都是平时"健康"的孩子，一发则表现出明显的火郁征象，我们于临床以一方统治，选定杨璇芳香饮，所治疗的都是普通型猩红热，依杨氏郁火说，均获临床痊愈。

小清凉散（《伤寒瘟疫条辨》卷四）

【组成】白僵蚕三钱、蝉蜕十个、金银花二钱、泽兰二钱、当归二钱、生地黄二钱、石膏五钱、黄连一钱、黄芩一钱、栀子（炒）一钱、牡丹皮一钱、紫草一钱。水煎去渣，入蜜、酒、童便冷服。

【功效】清泻三焦，解毒消肿。用治温病壮热烦躁，头沉面赤，咽喉不利，或唇口颊腮肿者。

【方解】本方与大清凉散同治邪热内炽、上扰清窍之证，但本方所治以气分热盛为主，邪热尚未深入血分，故仅见壮热烦躁、头沉面赤等气分大热的表现，尚无邪热深入血分之耗血动血，血热生风之证。然本证热邪虽未及血分，但已有咽喉肿痛、唇口颊腮肿等热邪鼓动血液上涌、壅滞上焦清窍之象，故杨氏此方与大清凉散皆有生地黄、当归、牡丹皮、泽兰凉血活血，并加紫草利窍解毒，正合杨氏温病由血分发出气分之见，治火壅仍不离调理气机，故有升降散之僵蚕、蝉蜕，一升一降，散郁热、宣肺气，宣阳中之清阳。两药皆为阳中之阳药，更使此除热之方不过于寒凉郁遏。诸药合用，则清散之功显现。杨氏进一步阐述："黄连清心火，亦清脾火；黄芩清肺火，亦清肝火；石膏清胃火，亦清肺火；栀子清三焦之火；紫草通窍和血，解毒消胀；金银花清热解毒；泽兰行气消毒；当归和血；生地黄、牡丹皮凉血以养阴而退阳也；僵蚕、蝉蜕为清化之品，散肿消郁，清音定喘，使清升浊降，则热解而证自平矣。"（《伤寒瘟疫条辨》）。

　　　大清凉散（《伤寒瘟疫条辨》卷四）

【组成】白僵蚕三钱、全蝉蜕十二个、全蝎三个、当归二钱、生地黄（酒洗）二钱、金银花二钱、泽兰二钱、泽泻一钱、木通一钱、车前子（炒研）一钱、黄连（姜汁炒）一钱、黄芩一钱、栀子（炒黑）一钱、五味子一钱、麦冬

（去心）一钱、龙胆草（酒炒）一钱、牡丹皮一钱、知母一钱、甘草五分。

水煎去渣，入蜜三匙，冷米酒半小杯，童便半小杯，和匀冷服。

【功效】清热利水，凉血解毒。用治温病表里三焦大热，胸满胁痛，耳聋目赤，口鼻出血，唇干舌燥，口苦自汗，咽喉肿痛，谵语狂乱者。

【方解】本方以小清凉散加减化裁而成，清热之力更强，并着重凉血解毒、止血开窍。全方在小清凉散基础上增入泽泻、木通、车前子清热利水，导热下行，配合蜜、酒引上导下，使三焦弥漫之火热得以从小便而出，既散在上之郁热，又导热邪从下而出；再加全蝎攻毒散结、通络止痛，引药力上达七窍，配合僵蚕、蝉蜕宣郁开窍，升降气机，解毒消肿。此外，更有童便清热利水、凉血化瘀。童便在《素问》中称为轮回酒，《本草纲目》名为还元汤，意即以己之热病，用己之小便，入口下咽，直达病所，引火从小便速降，为古人治热病呕血等证之妙法。本方用童便代替病者小便，亦取其降火凉血之意。《重庆堂随笔》中亦曾记载童子小便，最是滋阴降火之妙品，故为血证要药。此外，本方所主之证，血分热邪较小清凉散证更为炽盛，前证仅见邪热鼓动血液，气血为热邪壅滞而致咽喉唇口颊腮肿痛，而本证可见邪热迫血妄行之口鼻出血，故知本证与前证相比，血分热毒更盛，血液浓缩，滞涩不通，故在小清凉散生地黄、牡丹皮、当归凉血和血的基础上加入麦冬、五味子增液敛阴，恢复被邪热煎熬损耗之阴液，使瘀热得解，血行复归常道。

唐容川评论此方："诸药清热利水，使瘟毒伏热，从小便去；妙在三虫引药及酒达于外，使外邪俱豁然而解，是彻内彻外之方。"（《血证论》）

小复苏饮（《伤寒瘟疫条辨》卷四）

【组成】白僵蚕三钱、蝉蜕十个、神曲三钱、生地黄三钱、木通二钱、车前子（炒）二钱、黄芩一钱、黄柏一钱、栀子（炒黑）一钱、黄连一钱、知母一钱、桔梗一钱、牡丹皮一钱。

水煎去渣，入蜜三匙，黄酒半小杯，小便半小杯，和匀冷服。

【功效】燥湿清热，开宣利尿，泻火除瘀。用治温病大热，或误服发汗解肌药，以致谵语发狂，昏迷不醒，燥热便秘，或饱食而复者。

【方解】白僵蚕、蝉蜕为清化之品，散肿消郁，则热解而症自平矣。黄芩、黄连、黄柏均属清热燥湿类药，其中黄芩清热泻火，清上泻下，走表达里，可燥湿清热，泻火解毒，清肺火，亦清肝火；黄连至苦极寒，能除湿热，消壅滞，泻湿火，除瘀热，清心火，亦清脾火；黄柏性主沉降，能清郁热，泻湿热，为清泻下焦之要药。三药合用，清上泻下，燥湿消郁。知母为清气分实热之常用品，功专清热泻火，清肺润燥；栀子清三焦之火，生地黄、牡丹皮凉血养阴退阳也；木通气味苦寒，清上导下；车前子气薄滑利，可清热利尿，导邪从小便而解。桔梗辛开苦泄，宣散开提，引邪从上而解。诸药合用，可燥湿清热，开宣利尿，泻火除瘀。

按

> 确诊是温病，经治疗后又发。多是善后不当，如饱食，食入肉制品或饮酒等，致食积中州，阻滞余热而复，处方就是小复苏饮。

大复苏饮（《伤寒瘟疫条辨》卷四）

【组成】白僵蚕三钱、蝉蜕十个、当归三钱、生地黄二钱、人参一钱、茯苓二钱、麦冬一钱、天麻一钱、犀角（镑，磨汁入汤和服）一钱、牡丹皮一钱、栀子（炒黑）一钱、黄连（酒炒）一钱、黄芩（酒炒）一钱、知母一钱、生甘草一钱、滑石二钱。

水煎去渣，入冷黄酒、蜜、犀角汁和匀冷服。

【功效】清营凉血解毒，镇心安神，平肝息风。用治温病表里大热，或误服温补、和解药，以致神昏不语，形如醉人，或哭笑无常，或手舞足蹈，或谵语骂人，不省人事，目不能闭者，名越经证，及误服表药而大汗不止者，名亡阳证，并以此方主之。

【方解】白僵蚕、蝉蜕为清化之品，散肿消郁，清音定喘，使清升浊降，则热解而证自平；当归和血；生地黄、牡丹皮凉血养阴而阳退也；黄连清心火，亦清脾火；黄芩清肺火，亦清肝火；知母为清气分实热之常用品，功专清热泻火，清肺润燥；栀子清三焦之火，滑石性寒滑利，善利下窍，通水道，散积热，引邪下行，天麻平肝息风；茯苓长于安心宁神；人参温而不燥，苦而强阴，大补元气，宁神益智；犀角性锐烈，味苦而寒，善治热入营血，为清血分实热强有力之品，能折旺火，解火热，镇心神，与黄连、麦冬等配伍，既增强清热凉血解毒之功，亦可生津滋液，泻热救阴；甘草可清心解毒，同时可调和诸药。全方共奏清营凉血解毒，镇心安神，平肝息风之功。

杨氏解曰："热入于心经，凉之以连、栀、犀角。心热移于小肠，泄之以滑石、甘草。心热上逼于肺，清之以芩、知、麦冬。然邪之越经而传于心（越经证），与夫汗多亡阳者，皆心神不足也。予谓应加明天麻（湿纸包煨，切片酒炒）使之开窍，以定其搐。再加生地黄、当归、牡丹皮和血凉血以养其阴，仍用僵蚕、蝉蜕以清化之品，涤疵疬之气方为的确。"（《伤寒瘟疫条辨》）

增损三黄石膏汤（《伤寒瘟疫条辨》卷四）

【组成】生石膏八钱、僵蚕三钱、蝉蜕十个、薄荷二钱、豆豉三钱、黄连二钱、黄柏（盐水微炒）二钱、黄芩二钱、栀子二钱、知母二钱。

水煎去滓，入米酒、蜜调，冷服。腹胀、便结加大黄三五钱。

【功效】宣泄郁火，清热解毒。主治温病三焦大热，五心烦热，两目如火，鼻干面赤，苔黄唇焦，身如涂朱，烦渴引饮，神昏谵语。

【方解】杨氏解曰："寒能制热，故用白虎汤；苦能下热，故用解毒汤；佐以荷、豉、蚕、蝉之辛散升浮者，以温病热毒至深，表里俱实，扬之则越，降之则郁，郁则邪火犹存，兼之以发扬则炎炎之势皆烬矣。此内外分消其势，犹兵之分击者也。热郁腠理，先见表证为尤宜。"

与《外台秘要》载三黄石膏汤比较，两方主治均为表里大热并有"鼻干面赤，舌黄唇焦……燥渴引饮，神昏谵语"等伤阴扰神症状，三黄石膏汤强调"表实无汗，而未入里成实"，或已汗下而热势不减，并兼有发黄斑疹。增损三黄石膏汤未强调无汗，仅为"表里三焦大热，五心烦热"等壮热表现。增损三黄石膏汤在原方基础上减麻黄，恐其辛温伤阴并有耗散正气之虞。加薄荷、白僵蚕、蝉蜕，取诸药"辛散升浮"；加知母二钱，清热泻火、滋阴润燥。改方既增强透邪外出之力，清热解毒力亦增强，此即杨氏解说的"此内外分消其势，犹兵之分击者也"。根据杨氏"郁火热毒壅滞，表里三焦大热"之理念，我们在临床上首先将之用于温病高热和精神疾病的治疗。

病案讨论

1. 癫狂症

王×，男，17岁，学生，2018年4月20日初诊。

主诉（代）：昼夜不寐，言行举止异常近40天。

患者已读高三，半年来常有失眠早醒，多服安眠药不效。近40天几乎整夜不能寐，白天也很少入睡。总觉得有人在跟踪自己，其人面目狰狞，问不言语，昼夜不离左右，致患者精神极度紧张，惊恐惶惶，不敢睡觉。近日来凡见到不熟悉的人也十分恐惧，生怕对方加害自己，学校不敢去，家门不敢出，生怕父母不在身边。绝不与人交流，与父母说话常答非所问，一反平日文静礼貌行为，不修边幅，不讲卫生，三番五次劝说仍不愿换洗衣服。忽然暴饮暴食，忽又两三天不吃不喝。父母反复劝导其就医，但是，怕医生存心不良给下毒药。无奈受邀出诊。几经劝告，方让进门，满屋异味，但不让开窗开门，怕有坏人闯进家里。头发不剪，面垢不洗，上衣不系扣子还叫太热，双目红赤直视，口中有味，两天不吃东西，口渴索饮，且必须是可口可乐。神情紧张，唇焦暗红，舌脉拒诊，无言相对。望神嗅味，正合《素问》之"诸禁鼓栗，如丧神守，皆属于火"！

诊断：癫狂（郁火久伏，上扰神明），精神分裂症（青春型）。

诊治：宣泻郁火，清心安神。

方药：增损三黄石膏汤合解毒承气汤。僵蚕15g、蝉蜕10g、姜黄12g、大黄20g、芒硝（化入）20g、生石膏50g、栀子15g、薄荷15g、淡豆豉15g、黄连10g、黄柏15g、黄芩10g、知母15g、枳实15g、厚朴20g、甜叶菊3g。5剂，水煎，见机随时服。

2018 年 4 月 28 日二诊：可怜父母千说万劝，于昨天总算服完 5 剂药。于服药第三天大便 7 次，干稀夹杂，秽臭。当天晚上睡 5 小时许，以后几天里每天大便两三次。情绪稍安，神志稍清，愿意与父母交流，反复念叨有人跟踪要加害自己，惊慌不敢入睡。父母千般开导安慰，陪睡身旁可以睡三五个小时，基本一日三餐都吃点东西。仍有神情慌张，答非所问。同意诊脉、看舌。口气仍重，舌深红，边有瘀点，苔黄微厚，中有裂纹，脉滑数（94 次/分）。方药：僵蚕 15g、蝉蜕 10g、姜黄 12g、大黄 15g、芒硝（化入）15g、生石膏 50g、栀子 15g、薄荷 15g、淡豆豉 15g、桃仁 25g、枳实 15g、厚朴 20g、黄连 10g、黄柏 15g、黄芩 10g、知母 15g、鲜生地黄 20g、甜叶菊 3g。10 剂，水煎服。

2018 年 5 月 11 日三诊：由母亲陪来门诊，仍感害怕，但是只要父母在家，神情便不再紧张。能够生活自理，又现整齐干净男儿，愿意与医生交流，反复强调就是害怕有人暗算自己。每日能睡 6 小时以上。吃饭正常，口干、口苦、口渴喜饮。大便日解二三次，便后觉神清腹舒。调整方药：僵蚕 15g、蝉蜕 10g、大黄 12g、姜黄 12g、芒硝（化入）10g、生石膏 30g、薄荷 10g、栀子 12g、淡豆豉 12g、黄芩 10g、黄连 10g、黄柏 15g、知母 15g、枳实 15g、厚朴 20g、桃仁 25g、甜叶菊 3g。10 剂，水煎服。

2018 年 5 月 22 日四诊：每晚能睡六七个小时。神志清晰，言语有序，食饮正常，仍怕人加害自己，只要身旁有人就一切正常，强烈要求上学准备高考，为安抚孩子，与父母商量决定走读，接送孩子上下学。5月11日处方减为两日1剂，必须坚持服1月以上。

2018年6月26日其父来门诊喜报，孩子高考487分，达"二本线"。近几天再不说怕人怕鬼的事。嘱服牛黄清心丸、朱砂安神丸，日两次，各1丸，再服1月以上。

2. 癫狂症

徐×，女，18岁，学生，2018年5月24日初诊。

主诉（代）： 失眠两个月，狂躁7天。

患者临近高考，忽然辍学回家，称自己不会念书，语文背不了，数学题做不了，几经"周折"才慌慌张张回到家。心神不宁，无端哭叫，反复讲有人存心不让她念书，给满头涂了糨糊，害得自己什么都不会。冷饮不停，整日不食，怕身体肥胖，别人不喜欢自己，其实体重46kg（身高162cm）。大便五六天一行，尿频。回家后又后悔，要去上学，还没出门又怕去了学校不会念书，踌躇不决，致情绪更加烦躁，无端生气，昼夜不寐。她"慎重"地告诉父母，不想参加高考要直接考研。几经劝慰，来门诊就医。眼神迟滞，问不言答，忽然发笑，随即怒视。天气温和，时时喊暖，面额有汗。其母回忆，近两个月月经未行，带多常黄。勉强伸舌，舌质暗红，舌苔黄厚，失润，舌下静脉瘀滞，脉滑数（86次/分）。

诊断： 癫狂（郁火久伏，上扰神明），精神分裂症（青春型）。

诊治： 宣泻郁火，清心凉血安神。

方药： 增损三黄石膏汤合解毒承气汤。僵蚕 12g、蝉蜕 10g、姜黄 12g、大黄 20g、芒硝（化入）20g、鲜生地黄 30g、桃仁 25g、桂枝 6g、生石膏 40g、知母 20g、黄芩 12g、黄连 10g、黄柏 15g、栀子 15g、淡豆豉 15g、薄荷 15g、瓜蒌 30g、甜叶菊 3g。5 剂，水煎频服。

2018 年 5 月 31 日二诊： 服药第二天大便 4 次，秽臭难闻，以后每天大便两三次。近 3 天每晚睡 4 小时许。神情恍惚，问不言答，但烦躁有减，这两天一日三餐或多或少都吃，仍有口渴呼饮，小便频数。仍然感觉头部涂满了糨糊，近两天知道了"清洗办法"，一日洗头两三次，仍感到没有洗干净。舌质暗红，苔黄厚稍变薄，舌下静脉瘀滞，脉滑数（84 次/分）。方药：僵蚕 12g、蝉蜕 10g、大黄 20g、芒硝（化入）20g、姜黄 12g、鲜生地黄 30g、桃仁 25g、桂枝 6g、黄芩 12g、黄连 10g、黄柏 15g、知母 20g、生石膏 40g、栀子 15g、淡豆豉 15g、石菖蒲 15g、薄荷 15g、甜叶菊 2g。10 剂，水煎频服。

2018 年 6 月 13 日三诊： 服药第五天月经来潮，量较多夹块，经行第二天神志明显清醒，很少说胡话，每晚睡 6 小时许，自觉"头脑清醒"，可以做自己喜欢的数学题，遗憾的是高考期已过。语言动作仍慢，与人交流困难。饮食基本正常，心烦气躁明显减少。大便日解两三次，尿利。舌暗红，苔薄黄燥，脉滑（82 次/分）。方药：僵蚕 10g、蝉蜕 6g、姜黄 10g、川大黄 12g、黄芩 10g、黄连 10g、黄柏 15g、知母 18g、生石膏 30g、栀子 15g、淡豆豉 15g、石菖蒲 15g、远志 15g、胆南星 12g、生地黄 25g、小麦 20g。10 剂，水煎服。

2018 年 6 月 26 日四诊：服中药 25 剂，每晚睡觉 7 小时许，中午还睡一会儿。言行举止已属正常，自己在家复习，准备来年高考。停服中药，处方：牛黄清心丸，日两次，每次 1 丸；苏合香丸，日 1 次，1/3 丸，坚持服用 1 月以上。

按

青春型精神分裂症，是中医治疗效果最理想的精神病，病程最好在半年之内，只要能配合用药，完成疗程，临床疗效很好，坚持用药 3 月左右，远期疗效也很理想。此病初期症状不典型，人为耽误者不在少数。处方使用频率最高的是增损三黄石膏汤，其次是柴胡加龙骨牡蛎汤、癫狂梦醒汤。主方就是增损三黄石膏汤。

3. 狂证（偏执型）

党×，男，28 岁，未婚，2019 年 4 月 4 日初诊。

主诉（代）： 猜疑被害 30 多天，加重两周。

患者性格内向、孤僻，平时话少，不善交际。40 天前，因工作安排不顺心而逐渐表现出心烦、失眠，有时发呆，话少，不理睬人，中午也不吃单位食堂的饭，自己到外边小吃馆买饭吃，和父母说单位的同事都在说他的坏话，笑话他没本事。尚能按时上下班，但工作拖拉，也没有以前认真了。两周前厂里派一批业务人员到上海参观学习，患者也随队出去。因生活习惯改变，患者感到当地人特别注意他，同事去参观学习，他却不去，自己到书店看书时，总感到被人监视，称上海公安、刑警跟踪他。晚上睡觉时，也发现有人通过监视器在监视自己，致无法入睡，称墙上电视内演的都是关于自己的事情，并听到耳边有人说"这就是黑社会的骨干分子"，并取笑他"这些人还是什么骨干，是个熊包"！并称因受自己连累，民警还对在家的妹妹也进行了监视。从上海坐飞机回来当地后吵着闹着不下飞机，要返回上海，恐怕下飞机后被抓。称自己确实没有干过坏事，人家严刑拷打怎么办？同事方才发现其生病了，强劝硬拉去了当地精神病院。第二天患者被父亲接回家中，到家后也不和母亲说话，表现紧张恐惧、敏感多疑，看见妹妹便立即将其拉到一边偷偷地说让妹妹赶快出去躲藏。自己却不敢出门，怕邻居看到后举报被抓。整夜不能寐，白天也很少睡。喜欢凉快，出汗少，常说头紧不适，口干喜饮，饭量正常，体瘦，身高178cm，体重57kg。大便费时，干稀不详。尿短赤有味。医患相识，单独可以交流。口气味大。舌暗红，舌苔薄黄干燥，舌下静脉瘀滞，脉弦数双关有力（87 次/分）。

诊断： 狂证（郁火久伏，热扰神明），偏执型人格障碍。

　　治则：宣泻郁火，凉血活血，清心安神。

　　方药：增损三黄石膏汤合解毒承气汤。僵蚕 12g、蝉蜕 8g、姜黄 12g、大黄 15g、黄芩 12g、黄连 10g、黄柏 15g、知母 18g、生石膏 50g、栀子 15g、淡豆豉 15g、桃仁 25g、生地黄 30g、远志 15g、薄荷 12g。7 剂，水煎，日 1 剂。

　　2019 年 4 月 11 日二诊：大便日解两三次，近 3 天每晚能睡 4 小时许。神情紧张似有缓解，语言节奏稍有缓和，反复强调单位领导故意"耍弄"自己，害得自己"进退两难"。又被社会误解，到处被人监视，称自己从来没有干过坏事。父母、医生多方劝导，情绪方得安静下来。口气稍减，不易闻辨。舌暗红，舌苔黄燥，舌下静脉瘀滞，脉弦数，双关有力（86 次/分）。方药：僵蚕 12g、蝉蜕 8g、姜黄 12g、大黄 15g、黄芩 12g、黄连 10g、黄柏 15g、知母 18g、生石膏 50g、桃仁 25g、生地黄 30g、栀子 15g、淡豆豉 15g、远志 15g、夜交藤 15g、薄荷 12g。10 剂，水煎服。

　　2019 年 4 月 23 日二诊：睡眠每晚 6 小时以上，自己回忆此前一贯睡眠不好。近两月思虑似乎明白些，自己感觉好多事被人误解，但是能"想得开"。以后认真工作，努力学习，钻研业务，人们就不会小看自己。思维方式已扭转，坚持服药两月以上后制散长服。天生体质，此病又易反复，应最少服药 1 年以上。

4. 狂证（躁狂症）

尤×，男，16岁，学生，2018年3月14日初诊。

主诉（代）： 失眠两个月，兴奋话多7天。

患者高中在读，春节前因寒假考试成绩明显提高，但没有得到父母的表扬而出现情绪低落，很少说话，整天高兴不起来。称自己暗恋一个同年级的女同学，但不敢向这个女生表白，因为那个女生学习成绩好，觉得自己配不上她。两周前自己找校长，要求把自己和这位女生调到一个班，遭拒绝。嗣后出现兴奋话多，过度主动与人交往，认为自己学习能力变强了，只要通过"魔鬼训练"，很快就能考到全校第一名，提前1年高考也没问题，但是要照顾到她（暗恋的女生）的情绪，所以不能这样做。患者见到这位女生与其他同学说话都认为是故意说给自己听的。情绪波动，昼夜不寐，语言偏激，甚至辱骂自己的母亲，还想动粗。家人连哄带骗将其带来门诊。身热喜凉，头时汗出，口干多饮，纳谷不匀，每天洗澡两次，生怕自己汗臭，惹这个女生嫌弃。大便两三日一解，尿黄、味大，数日不寐却精神倍增。意识清醒，说话滔滔不绝，不易被打断。自我感觉良好，称自己能力很强，是个人才，并不认为自己有病，自知力丧失。但生活自理能力还行，特别讲究卫生。舌深红，苔薄黄燥，舌下静脉瘀滞，脉弦数有力（87次/分）。

诊断： 癫狂（郁火久伏，热扰神明），躁狂发作。

诊治： 宣泻郁火，凉血活血，清心安神。

方药： 增损三黄石膏汤合解毒承气汤。僵蚕 12g、蝉蜕 8g、姜黄 12g、大黄 15g、黄芩 12g、黄连 10g、黄柏 15g、知母 18g、生石膏 50g、淡豆豉 15g、栀子 15g、薄荷 12g、桃仁 25g、生地黄 50g、防己 5g、防风 10g、桂枝 10g、炙甘草 10g。10 剂，水煎，日 1 剂。

2018 年 3 月 30 日二诊： 医生家属配合，说这孩子没病，身热出汗，主要是"上火了"。多方劝说，服完了 10 剂药。每天大便两三次，每晚能睡五六小时，情绪明显安静下来，既往病态自己能回想起来，但是到情绪激动时仍不能自制。情绪易激动，讲话仍多，滔滔不绝，但是经提醒后可以很快停下来。身热喜凉，易汗，仍称自己很有才能，遇到什么事一看就会，也认为自己"有火"，同意服药。舌深红，苔薄黄燥，脉弦数有力（82 次/分）。方药：生地黄 50g、防己 5g、防风 10g、桂枝 10g、僵蚕 12g、蝉蜕 8g、姜黄 12g、大黄 12g、黄连 10g、黄芩 12g、黄柏 15g、知母 18g、生石膏 50g、淡豆豉 15g、栀子 15g、薄荷 10g、小麦 20g。因患者路途遥远，予 10 剂，水煎，日 1 剂。

2018 年 4 月 26 日三诊： 共服中药 30 剂，每晚都睡 6 小时以上。情绪安定，言语有序，近几天可以坐下来看书，仍觉心烦，不想多说话，说话切题，言行举止无"狂妄夸大"现象。喜凉快，口仍干喜饮。大便日解一两次，不干，尿利。复诊处方 10 剂，两日 1 剂。不适随诊。

增损大柴胡汤（《伤寒瘟疫条辨》卷四）

【组成】柴胡四钱、薄荷二钱、陈皮一钱、黄芩二钱、黄连一钱、黄柏一钱、栀子一钱、白芍一钱、枳实一钱、大黄二钱、广姜黄七分、白僵蚕三钱、全蝉蜕十个。

呕加生姜二钱。水煎去渣，入冷黄酒一两、蜜五钱，和匀冷服。

【功效】辛凉和解，散结通腑。用治温病热郁腠理，里热已盛，或成可攻之证。

【方解】柴胡专入少阳，疏邪透表，大黄入阳明，泻热通腑，两者共为君，表里兼顾。黄芩苦寒，善清少阳之郁热，合柴胡而有和解少阳之功；枳实行气破结，配大黄内泻热结，行气消痞，白芍缓急止痛，配大黄止腹痛，合枳实调和气血；黄柏、栀子清利三焦，清泻温病在里之郁热；白僵蚕、全蝉蜕、广姜黄实为升降散之意，白僵蚕、全蝉蜕祛风解痉、散风热、宣肺气，宣阳中之清阳；大黄、广姜黄荡积行瘀、清邪热、解温毒，降阴中之浊阴，一升一降，可使阳升阴降，内外通和，而温病表里三焦之热全清；薄荷乃轻清辛凉之品，其用体现了温病治疗中的宣透大法，温邪性阳，阳气郁于里，故用辛散之品，辛凉宣透达邪外出；陈皮理气化痰之品，恢复气机升降，又可除湿化痰，助阳之运。以上诸药合用，共奏辛凉通腑、和解之功。

杨氏解曰："大柴胡汤，本为里证已急而表证未罢者设，若用以治温病，最为稳妥。双解散，荆、防以解表，硝、黄以攻里，为双解之重剂。大柴胡，柴、芩以解表，枳、黄以和里，为双解之轻剂。若内热甚者，合黄连解毒汤，或白虎汤，以治老弱人，及气血两虚人之温病尤为适宜。予去半夏，加陈皮，合黄连解毒汤、升降散名增损大柴胡汤。"（《伤寒瘟疫条辨》）。

增损双解散（《伤寒瘟疫条辨》卷五）

【组成】白僵蚕三钱、全蝉蜕十二枚、广姜黄七分、防风一钱、薄荷叶一钱、荆芥穗一钱、当归一钱、白芍一钱、黄连一钱、连翘一钱、栀子一钱、黄芩二钱、桔梗二钱、石膏六钱、滑石三钱、甘草一钱、大黄（酒浸）二钱、芒硝（化入）二钱。

水煎去渣，冲芒硝，入蜜三匙，黄酒半酒杯，和匀冷服。

【功效】解郁散结，清热导滞。用治温毒流注，无所不至，上干则颈痛，目眩耳聋；下流则腰痛足肿；注于皮肤，则发斑疹疮疡；壅于肠胃，则毒利脓血；伤于阳明，则腮脸肿痛；结于太阴，则腹满呕吐；结于少阴，则喉痹咽痛；结于厥阴，则舌卷囊缩。

【方解】本方是在刘河间双解散的基础上加减而成的，并且以升降散为底方来用药。方中白僵蚕、全蝉蜕得天地清化之气，以涤疫气，散结行经，升阳解毒共为君。白僵蚕，辛苦咸平，清热解郁，散风除湿，化痰散结，解毒定惊，既能宣郁又能透风湿于火热之外；全蝉蜕，辛咸凉，宣肺开窍以清郁热；广姜黄辛苦温，行气散结，破瘀逐血，消肿止痛；大黄，苦寒，攻下热结，泻火解毒，推陈致新，安和五脏。两两相伍，升清降浊，寒温并用，一升一降，可使阳升阴降，内外通达，气血调畅，共奏行气解郁、宣泄三焦热邪之功。升降常复，内外通和，而温病表里三焦之热全清。在此基础上，对于伏郁之火毒，佐以归、芍凉血散郁以退蒸。当归辛甘温，可升可降，味甘可补，气辛可行可散，血中气药也；白芍微苦、微甘、微酸，气微寒，敛降多而升散少，阴中之阳也。降可入血，补肝虚，泻肝实，利小便。敛血虚之发热，祛血虚之腹痛。两药合用，则心肝和而风火自息矣。

杨氏解曰："温病本末身凉不渴，小便不赤，脉不洪数者，未之有也。河间以伤寒为杂病，温病为大病，特立双解散以两解温病表里之热毒，以发明温病与伤寒异治之秘奥，其见高出千古，深得长沙不传之秘……惟河间双解散，解郁散结，清热导滞，可以救之，必要以双解为第一方，信然。予加减数味，以治温病，较原方尤觉大验。""河间旧解散尔，予谓麻黄性大热，冬时正伤寒发汗之要药也。温病乃杂气中之一也，断无正发汗之理，于法为大忌。即河间亦未言及，不如易僵蚕、蝉蜕得天地清化之气，以涤疫气，散结行经，升阳解毒，且郁热伏于五内，伤损正气，胀闷不快，川芎香窜，走泄真元，白术气浮，填塞胃口，皆非温病所宜，不如易黄连、姜黄辟邪除恶，佐归、芍凉血散血以退蒸，则

心肝和，而风火自熄，因名增损双解散。"（《伤寒瘟疫条辨》）

杨栗山通过数年的观察应用："余治温病，'双解''凉膈'愈者，不计其数。若病大头、瓜瓢等温，危在旦夕。数年以来，以二方救活者，屈指以算，百十余人。"（《伤寒瘟疫条辨》）杨氏之言，首先阐明增损双解散、加味凉膈散两方的有效性。其次，"数年以来，以二方救活者"，说明当时这类温疫流行的持久性和广泛性。

加味凉膈散（《伤寒瘟疫条辨》卷四）

【组成】白僵蚕三钱、全蝉蜕十二枚、广姜黄七分、黄连二钱、黄芩二钱、栀子二钱、连翘三钱、薄荷三钱、大黄三钱、芒硝三钱、甘草一钱、淡竹叶三十片。

水煎去渣，冲芒硝，入蜂蜜、黄酒，冷服。

若欲下之，量加硝、黄；胸中热，加麦冬；心下痞，加枳实；呕、渴，加石膏；小便赤数，加滑石；满，加枳实、厚朴。

【功效】升清降浊，清泻郁热。主症：大头瘟、瓜瓢瘟等温病，危在旦夕。温证火郁于上，壮热面赤，唇燥舌干，烦躁谵言，胸闷气滞，脉象数实。

【方解】本方以凉膈散为基础加味而成。方中以凉膈散加入白僵蚕、全蝉蜕、广姜黄、黄连，并加大薄荷、连翘用量，以生大黄易酒大黄。白僵蚕、广姜黄、全蝉蜕与凉膈散原方中之大黄组成升降散的配伍，宣畅气机，助郁热外透；

薄荷、连翘用量增大并入黄连，使原方清热解毒之力更强，大黄改酒制为生品，泻下涤热之力更猛。总之，加味凉膈散与凉膈散相比，于清上泻下之外更着重于宣透，清泻热邪之力更强，适用于上焦郁火极盛之证。

依杨氏所论，方中"连翘、荷、竹味薄而升浮，泻火于上；芩、连、栀、姜，味苦而无气，泻火于中；大黄、芒硝，味厚而咸寒，泻火于下；僵蚕、蝉蜕以清化之品，涤疵疠之气，以解温毒；用甘草者，取其性缓而和中也；加蜜、酒者，取其引上而导下也"。（《伤寒瘟疫条辨》）

病案讨论

杨×，女，36岁，2019年4月4日初诊。

主诉： 口唇周皮疹灼热痒疼又发两天。

患者自去年入冬以来，每因感冒、失眠后即发口唇周围疱疹，初发密集的大小不一的小水疱，历两三日发展为小脓包，但并不流脓水，前后历七八日，慢慢变干萎缩脱皮，如此反复发作，已是第五次发作第二天。伴发寒热，口干口苦，纳不匀。口腔内灼热疼痛。心烦，情郁，常默默不想说话，睡眠不实多梦。大便两三日一解，偏干，尿黄，常有尿频、尿急。查：体温37.6℃，唇上下布粟粒样、绿豆样水疱，基底红赤，无脓点、脓水。唇面干燥欲裂，整个口腔红赤，无糜烂、溃疡。自觉前阴灼热不适，曾做妇科检查，未发现皮疹，月经提前，已行第十一天。舌绛尖赤，苔薄黄不润，脉滑微数（86 次/分）。

诊断：唇疡（脾胃伏热，外邪引发），口周单纯疱疹。

诊治：升清降浊，清泻脾胃。

方药：加味凉膈散合泻黄散改汤。僵蚕 12g、蝉蜕 8g、姜黄 10g、大黄 8g、甘草节 12g、生石膏 30g、防风 15g、连翘 15g、薄荷 6g、栀子 15g、黄芩 12g、黄连 10g、竹叶 10g、芒硝（化入）6g。蜂蜜 30ml 后化入，童便 30ml 后入，患处轻涂蜂蜜，5 剂，水煎服。

2019 年 4 月 10 日二诊：大便利，日解一两次。唇周皮疹大部分消退，伴有轻度脱皮，唇周灼痒仍明显，口腔内灼热疼痛稍减，纳谷知饥，噩梦有减。前阴灼痒止。尿黄，尿频尿急未发。舌绛尖红，苔薄黄，脉滑（78 次/分）。遵上法：僵蚕 10g、蝉蜕 8g、姜黄 10g、大黄 10g、生地黄 15g、木通 8g、甘草节 12g、竹叶 10g、生石膏 30g、防风 15g、连翘 15g、薄荷 6g、栀子 15g、黄芩 12g、黄连 10g。蜂蜜 30ml 化入，童便 30ml 后化入，10 剂，水煎服。

按

唇周疱疹、唇炎反复发作，处方加味凉膈散都有良效。

加味六一顺气汤（《伤寒瘟疫条辨》卷四）

【组成】白僵蚕三钱、蝉蜕十个、大黄（酒浸）四钱、芒硝二钱五分、柴胡三钱、黄连一钱、黄芩一钱、白芍一钱、甘草一钱、厚朴一钱五分、枳实一钱。

水煎去渣，冲芒硝，入蜜、酒，和匀冷服。

【功效】清热解毒，理气散结。用治少阴、厥阴病，口燥咽干，怕热消渴，谵语神昏，大便燥实，胸腹满硬，或热结旁流，绕脐疼痛，厥逆脉沉者。亦治温病发痉者。

【方解】本方是由升降散加大承气汤，去掉姜黄，加柴胡、黄芩、白芍、甘草组成。少阴、厥阴同病，里热壅盛，且已伤津扰神，故应急以大承气汤峻下热结，急下存阴。温病最怕热结于内，故以升降散通降气机，兼以散结解毒，与承气汤一起逐热达表外泄。热入阴分，则必有阴伤，故以芍药甘草汤养阴益营，以助正气；柴胡、黄芩分别入厥阴、少阴经络，既可助承气汤之泄热，又可协升降散之通降。如此配伍，则热可除、气机得复、阴血得补，以上诸症可除。

杨氏认为，六一顺气汤，《医方集解》曰："陶节庵曰此方合三承气、三一承气、大柴胡、大陷胸六方而为一方也。有燥屎，何以又下清水。陶节庵曰此非内寒而利，乃日饮汤药而下渗也，名热结利。庸医妄谓漏底伤寒，以热药止之，杀人多矣。年老气血虚者，去芒硝。"

增损普济消毒饮（《伤寒瘟疫条辨》卷五）

【组成】玄参三钱、黄连二钱、黄芩三钱、连翘二钱、栀子（酒炒）二钱、牛蒡子（研）二钱、板蓝根二钱、桔梗二钱、陈皮一钱、甘草一钱、全蝉蜕十二个、白僵蚕三钱、大黄三钱。

水煎去渣，入蜜、酒、童便冷服。

【功效】清热解毒，散结消肿。用治疫疠，初觉憎寒壮热体重，次传头面，肿盛目不能开，上喘，咽喉不利，口燥舌干，俗名"大头瘟"。

【方解】方中芩、连、翘、蓝、栀清热解毒以消肿，能治头面咽喉肿痛；牛蒡子、白僵蚕、全蝉蜕疏风散邪，驱毒热由表而散；桔梗载药上行开泄上焦；玄参治浮游之火以利咽喉；大黄峻泻里热，里热除则表肿消。以上诸药相伍，共奏清热解毒、散结消肿之功。

杨氏解曰："芩、连泻心肺之热为君，玄参、陈皮、甘草泻火补气为臣，翘、栀、蒡、蓝、蚕、蝉散肿消毒定喘为佐，大黄荡热斩关、推陈致新为使，桔梗为舟楫，载药上浮，以开下行之路也。"（《伤寒瘟疫条辨》）

病案讨论

1. 痄腮（化脓性腮腺炎）

庄×，女，14岁，学生，2018年2月24日初诊。

主诉：右耳前下方肿胀疼痛5天。

患者5天前晨起觉右耳前下方疼痛，父母发现局部肿胀，认为是腮腺炎，予服利巴韦林颗粒、阿昔洛韦片。历3天肿疼不减反增，致张口困难，身发寒热，体温38.4℃，加服布洛芬片退热止痛，肿疼不减来诊。发热怕冷，周身困痛汗少，头痛头闷，腮肿，张口困难，心烦不欲饮食。尿黄不适，大便两日未解。查：体温 38.6℃，右耳垂前下方肿胀微红，触痛（＋）。张口挤压肿胀处，腮腺导管口有少许脓汁溢出，右颌下淋巴结肿大，活动好，触痛（±）。来诊前化验：白细胞 13×10^9/L，C 反应蛋白 30mg/L。血、尿淀粉酶均在正常范围。舌质暗红，苔微黄，舌下静脉瘀滞，脉滑数（88 次/分）。

诊断： 痄腮（郁火久伏，热毒壅滞），化脓性腮腺炎。

诊治： 宣泄郁热，散火解毒。

方药： 增损普济消毒饮。僵蚕 12g、蝉蜕 8g、大黄 10g、姜黄 10g、栀子 15g、牛蒡子 20g、川黄连 10g、黄芩 12g、玄参 15g、桔梗 10g、炙甘草 10g、陈皮 10g、金银花 20g、连翘 20g、丹参 20g、荆芥 6g、薄荷 6g、皂角刺 15g。蜂蜜 30ml 后化入，5 剂，水煎，日 1 剂，频服。

2018 年 3 月 2 日二诊：右腮腺肿没有溃破流脓，肿消二分之一许，基本不疼，这两天吃饭顺利，纳增，大便日解两三次，尿利、不难受。方药：僵蚕 10g、蝉蜕 6g、大黄 7g、姜黄 10g、金银花 20g、连翘 20g、黄芩 10g、川黄连 10g、牛蒡子 15g、丹参 20g、玄参 15g、栀子 12g、薄荷 6g、桔梗 10g、陈皮 10g。蜂蜜 25ml 化入，5 剂，水煎，日 1 剂。

2. 痄腮

李×，男，12 岁，学生，2018 年 2 月 26 日初诊。

主诉（代）： 左耳前下方肿胀疼痛两天。

两天前先有"感冒"，浑身不舒服，头微疼，不想吃饭，昨天早上家人发现其左耳前下方肿大，今早起来发现肿胀加重，伴疼痛，张口更明显。患儿精神不好，自觉疲乏，喜欢凉快些，张口时右耳前下疼痛，不想吃饭，头不疼，大便一两日一行，尿黄，不难受。查：体温37.8℃，左耳垂前下方肿大，触痛（±），病变处皮肤灼热，颊黏膜腮腺导管口周轻度充血，从外按压肿胀处，未见脓汁溢出。右耳前下方也有轻度肿大，触痛（−）。颌下淋巴结未触及。双侧睾丸无自觉症状，不肿不疼。近日学校多有腮腺炎、"肿脖子"（淋巴结炎）流行。听老师嘱咐，昨日去当地人民医院化验：白细胞 $10 \times 10^9/L$，中性粒细胞 40%，淋巴细胞 52%，C 反应蛋白 30mg/L，血淀粉酶 200U/L，尿淀粉酶 700U/L。舌暗红，苔薄白乏津，脉数（86 次/分）。

诊断：痄腮（郁火久伏，热毒壅滞），流行性腮腺炎。

诊治：疏风散热，宣泄郁火。

方药：增损普济消毒饮合牛蒡解肌汤。僵蚕 10g、蝉蜕 6g、大黄 6g、连翘 15g、牛蒡子 15g、牡丹皮 6g、栀子 12g、黄连 10g、黄芩 10g、荆芥 10g、薄荷 10g、玄参 12g、石斛 10g、夏枯草 12g、板蓝根 15g。蜂蜜 25ml 化入，5 剂，水煎频服。

按

　　同样是流行性腮腺炎，如果患者表现为明显疼痛、局部灼热触痛、咽红、口干喜饮、便干尿黄、或发寒热、舌红者，处方增损普济消毒饮，或合牛蒡解肌汤。如果患者无明显自觉症状，单纯的腮腺炎发生，或平素食少纳差者，当选东垣普济消毒饮。如果是化脓性腮腺炎则用增损普济消毒饮或合张锡纯消乳汤。

解毒承气汤（《伤寒瘟疫条辨》卷五）

【组成】白僵蚕三钱、全蝉蜕十个、黄连一钱、黄芩一钱、黄柏一钱、栀子一钱、枳实（麸炒）二钱五分、厚朴（姜汁炒）五钱、大黄（酒洗）五钱、芒硝（另化入）三钱。

甚至痞满燥实坚结非常，大黄加至两余，芒硝加至五七钱，始动者又当知之。水煎服。

【功效】辟秽解毒，通腑泄热。用治温病三焦大热，痞满燥实，谵语狂乱不识人，热结旁流，循衣摸床，舌卷囊缩，及瓜瓢瘟、疙瘩瘟，上为痈脓，下血如豚肝，厥逆，脉沉伏者。

【方解】本方在大承气汤与升降散的基础上加减而成。温病三焦大热，则以大黄、芒硝、枳实、厚朴之大承气汤来峻下热结，通腑泄热。温毒上下流窜，则体内气机紊乱，故以升降散之僵蚕、蝉蜕两味轻清之品，僵蚕以清化而升阳，蝉蜕以清虚而散火，俾气机复则邪气除；二者又可疏风散结，从而可以散火热郁结。黄连清中上焦之热毒，黄柏祛下焦火热，栀子轻清，沟通上、中、下三焦，清热凉血，助君药除热之功。

杨氏强调："此乃温病要药也。然非厥逆脉伏，大热大实，及热结旁流、舌卷囊缩、循衣摸床等症，见之真而守之定，不可轻投……虚极加人参二钱五分，如无参用熟地黄一两、归身七钱、山药五钱，煎汤入前药煎服，亦累有奇验。《内经》曰：热淫于内，治以咸寒，佐之以苦，此方是也。加人参取阳生阴长，所谓无阳则阴无以生。加熟地等取血旺气亦不陷，所谓无阴则阳无以化，其理一也。"（《伤寒瘟疫条辨》）杨氏推崇吴又可"承气本为逐邪而设，非专为结粪而设也"之说。因此我们于临床上在使用杨璿其余 14 个治温处方时多合解毒承气汤。

通过分析解读以升降散为主的"治温十五方"，可以总结出杨栗山的治疫用药特点：①重宣郁透热。通过使用僵蚕和蝉蜕药对以透邪外出，这是杨栗山最突出的用药特色。②重清热解毒。在上文分析的 15 方中，凡是原方中没有黄连和黄芩的方剂，均加入黄连 1~2 钱、黄芩 1~3 钱，用以直折上、中二焦火热。③重通下逐秽。秉承吴又可"温病下不厌早""逐秽为第一要义"之说，无论有无结粪，杨栗山多次应用大黄，意在急证急攻、气行热消、泄热逐邪。

我们剖析杨氏治温十五方，初步归纳出杨栗山善用僵蚕和蝉蜕的主要理论依据：①杨栗山认为僵蚕、蝉蜕得天地清化之气，以涤疫气，散结行经，升阳解毒，比其他普通药物解毒力量更强。同时虫类药物走窜力强，有利于搜剔经络，分消内外热邪。②僵蚕、蝉蜕具有行气之功。两药"升阳中之清阳"，具有向上、向外升发之势，解表力强，其散郁透邪之力可防表气郁闭，里热不得宣散外达。③有"火郁发之"之意。与连翘、淡豆豉、桑叶等解表药不同的是，僵蚕、蝉蜕可以入里到达病势所在部位，透发邪气。同时两药可发散腠理郁热，防其入里，如在增损大柴胡汤中的运用。瘟疫多见温毒上下流窜，紊乱气机运行，需使用行气药调畅气机。如增损双解散之"温毒流注，无所不至"，用僵蚕、蝉蜕与破血行气的姜黄配伍。行气药中杨栗山并没有加用青皮、槟榔等香燥破气之品，概因吴又可所述："若专用破气之剂，但能破正气，毒邪何自而泄。"（《温疫论》）过多的行气药会损伤正气，且其温燥之性也不利于热病的治疗。④僵蚕、蝉蜕搜剔经络，活血通经。《临证指南医案》中指出虫类药"飞者升，走者降，血无凝著，气可宣通"。僵蚕、蝉蜕作为虫类药，皆有入络搜剔结滞的作用，协破血通经之姜黄和活血化瘀之大黄，共奏调和气血之功，利于热势消散。且温病重症除热郁气滞外，还会有多部位出血、斑疹密布、神昏躁扰等热瘀互结、瘀热扰心的症状，用僵蚕、蝉蜕散郁化瘀，牡丹皮、姜黄凉血祛瘀，亦不失为良法。⑤僵蚕、蝉蜕祛风解痉，利咽平喘。如清化汤中的"咽喉不利，上气喘息"。僵蚕化痰平喘、利咽止咳，蝉蜕祛风解痉、疏散风热，可缓解风热上攻之咽喉肿痛、声音嘶哑。⑥僵蚕、蝉蜕同归肝经和肺经，有引经药的作用。我们统观杨氏用方，可知治温十五方证，多为肝经郁热的表现，其次为木郁化火、肝气郁滞、肝经郁热、气机不畅，所以后世常用升降散加减方治疗热证和肝胆疾病。加之温邪上受，多累及肺系。更需引经药的协助。这也是我们在临床上于各科病证广泛应用升降散的由来。

综上所述，杨栗山《伤寒瘟疫条辨》为治疗瘟疫、温病提供了新的治法和有效方药。杨栗山传承吴又可的"杂气"学说，也颠覆了传统的外邪由表入里的观点，提出"杂气"直接入里，由内向外透发的病机，进而得出了重宣散透邪、清热解毒、通下逐秽的治疫思想，通过对升降散的加减化裁，达到宣清郁热、行气逐邪的作用，并创制了以升降散为主的"治温十五方"。我们详细分析杨氏所创的治温十五方，基本都有僵蚕、蝉蜕，由此可知杨栗山治疫善用僵蚕和蝉蜕药对。通过对此药对机制的用心剖析，深刻认识到杨氏坚信"蚕、蝉药对"可直达在里之病所，引邪外透，兼宣散郁热，调畅气机。杨栗山为世人提供了除清热解毒药苦寒直折，泻下药导热下行之外的驱逐在里之郁热的有效方药。但值得注意的是，治疗郁火的方剂很多，如小柴胡汤、四逆散、栀子豉汤、血府逐瘀汤等，根据郁热病位的不同，还要与升降散加以辨析。我们认为，面对各种突发传染性热病，不论是瘟疫病变局限的初期，还是温毒各处流窜的中后期，都可酌用"治温十五方"。并且从上文得知，临床上凡内、外、妇、儿杂病具郁火内伏、气火郁闭、气血瘀滞者，多有杨栗山治温十五方的适应证。我们还将进一步探究杨璿"治温十五方"的组方机理，合理推广其使用范围，让杨氏的郁火理论更好地古为今用。

【附】杨璿治温十五方

升降散

升降散用白僵蚕，蝉蜕大黄姜黄研，

米酒蜂蜜冷调服，瘟毒郁火总领衔。

神解散

神解神曲蜕僵蚕，银花生地通车前，

三黄桔梗加蜜酒，憎寒壮热口苦干。

清化汤

清化泽兰陈皮梗，蚕蝉银翘草玄参，

芩连栀子龙胆草，白附子入蜜酒引，

或加大黄或牛蒡，壮热咽红头面肿。

芳香饮

芳香茯苓苦玄参，蚕蝉荆芥膏花粉，

神曲陈皮黄芩草，苔垢神昏发斑疹。

小清凉散

小清凉散银花膏，芩连归地合紫草，

丹栀僵蚕蜕泽兰，蜜酒童便冷服好。

大清凉散

大清凉散通龙胆，归地蚕蝉栀子丹，

知麦二泽草芩连，全蝎银花合车前，

五味蜂蜜黄酒尿，表里三焦大热诠。

小复苏饮

小复蜕蚕曲牡丹，芩连柏栀地车前，

知桔木通蜜酒尿，病后误补过食犯。

大复苏饮

大复苏饮人参苓，归地丹栀知连芩，

蜕蚕滑石天麻犀，麦冬甘草蜜酒引，

壮火食气或误治，热谵神昏如醉人。

增损三黄石膏汤

增损三黄石膏汤，蝉蚕知薄栀豉尝，

三焦大热蜜酒引，唇焦目赤昏谵狂。

增损大柴胡汤

增损大柴柴三黄，升降散合陈皮姜，

枳芍栀荷蜜酒入，寒热口苦出少阳。

增损双解散

增损双解荆防芍，石膏升降栀子翘，

芩芍桔草硝归薄，温毒流连诸经消。

加味凉膈散

加味凉膈翘荷甘，芩连栀子升降散，

竹叶芒硝加蜜酒，大热面赤唇焦干。

加味六一顺气汤

加味六一顺气汤，枳厚草芩连硝黄，

柴蜕蚕芍蜜酒入，厥逆脉沉热谵狂。

增损普济消毒饮

增损普济消毒饮，栀子牛蒡翘连芩，

玄桔甘蓝蜕蚕陈，大黄蜜酒疗天行。

解毒承气汤

解毒首用大承气，蜕蚕三黄栀子济，

温邪壅滞三焦热，痞满燥实此方利。

中国历史上气候变迁与中医热病

中医外感病领域中"寒温之争"由来已久，遵仲景者以《素问·热论》所言"今夫热病者，皆伤寒之类"以为辩，专温病者则曰："死生人在反掌间者尽属热病"，而伤寒则百无一二。前者认为伤寒总括一切热病，故仲景《伤寒论》为中医治疗热病之万世法而不可移易；后者则强调"寒温二字判若霄壤，而所入之门又属殊途"，论治自然有别，万万不可混淆。或曰温病发展了伤寒学说，或又提出寒温统一论，莫衷一是。笔者通过手头所收集的中国历史上关于气候变化的相关资料，结合气象、物候学家关于中国近五千年来气候变迁的研究成果，亦参与"寒温之争"，试做如下探析，以就正于同仁。

但凡一种学说的形成，均与当时的时代背景、社会环境有关。当然，于医学而言，更离不开大量的临床实践。中国当代著名科学家、物候学家竺可桢先生，通过大量的历史资料考证，认为世界气候有明显的变迁性，我国近五千年来气候变化的总规律是：春秋战国至西汉、隋唐时代、清代中叶到现在，为温暖时代。而东汉至六朝、南宋到清初为寒冷时代。从整个年平均温度来比较，可以上下波动 2~4℃之差。而且认为寒温变迁具有明显的周期性、稳定性及全球性。而中医外感病及热病学说的重大变革可划分为三个阶段：即《黄帝内经》阶段、《伤寒论》阶段和温病学说的形成阶段。

《素问·热论篇》《素问·评热病论篇》所论述的热病说："但有表里之实热，并无表里之虚寒""但有可汗可泄之法，并无可温可补之例。"《黄帝内经》中关于外感热病的记载，无论症状及治则均与后世所论之温病雷同。依历代学者考证，《黄帝内经》成书于战国至西汉，而这一阶段正处于我国气候变迁的温暖时代。

据史书记载，《左传》中多次提到鲁国过冬时，冰房中得不到冰，而现在山东到冬季结冰则为常事，由此推论战国到秦朝到东汉，气候持续温和，相传秦朝吕不韦所编的《吕氏春秋》一书中《任地篇》里有不少物候资料，清初张标所著的《农丹》一书中曾说到《吕氏春秋》一书中云："冬至后五旬七日菖始生，菖者，百草之先者也，于是始耕。今北方地寒，有冬至后六七旬而石菖蒲未发者矣。"照张标的说法，秦时春初物候要比清初早三个星期。据司马迁《史记》记载，当时黄河流域盛产竹子，漆、橘等亚热带植物亦普遍生长，在《史记·河渠书》中记载，当时洪水泛滥，黄河在瓠子决口，为了封堵决口之处，砍伐了河南淇园的竹子编成容器以盛石子，来堵塞黄河的决口。可见那时期河南淇园一带竹子是很茂盛的，而今淇园等地绝无竹子生长。由此可以推论当时亚热带植物的分布线远远超过现今植物学家所划分的植物分布之北界。

竺可桢先生分析得出战国至秦汉为我国气候的温暖期，而《黄帝内经》一书正好形成于这一时期。人与自然息息相关，《黄帝内经》中对气候与疾病的关系有明确的认识，气候的冷热与外感病的寒温有直接的关系。如《素问·六元正纪大论》论述运气与发病的关系时曾说："初之气，地气迁，气乃大温，草乃早荣，民乃厉，温病乃作""三之气，天政布，寒气行，雨乃降，民病寒。"文中虽言运气正化，但已明确指出：如果草木早荣，气候过温则"温病乃作"，反之，如果寒气行则"民病寒"。如上所述，因为《黄帝内经》成书时代正处于我国历史上近三千年来气候最温暖的时代，所以民众患温热病者为多，故于《素问》一书中所载热病则曰"但有表里之实热，并无表里之虚寒"是无可非议的。

我们也可以从《伤寒论》的成书时代来进一步说明气候的寒温与疾病的关系。《伤寒论》作者张仲景生活于东汉末年（2~3世纪）。而此一时期，我国气候处于寒冷阶段，据史书记载，好几次严寒之冬，至晚春时国都洛阳还降雪降霜，冻死了不少劳苦的人民。在此以前，河南省南部橘和柑树等植物的栽培十分普遍，可是到三国时期的曹操在铜雀台（今河北邺城）种柑橘则"只开花而不结果"。曹操的儿子曹丕，在225年到淮河广陵（今之淮阴）视察十万多士兵演习，由于严寒，淮河忽然结冰，演习只好停止，这是我们所知道的第一次有记载的淮河结冰，由此可以想象到当时气候的寒冷程度。加之东汉末年地方割据，战争频繁，社会动荡，民不聊生，老百姓真可谓饥寒交迫，可以想象到寒冷气候对劳苦民众的威胁。而仲景于《伤寒论》一书中明确指出伤寒病发生于"霜降以后至春分以前"。所以，导致寒性疾病的发生是不足为奇的。据《伤寒论》序言所云："余宗族素多，向余二百，建安纪年以来，犹未十稔，其死亡者三分有二，伤寒十居其七。"就是说仲景的大部分亲人死于伤寒。当然，因伤寒病而死亡者不止仲景一个家族。

与仲景生活在相同时代的曹操的另一个儿子曹植，目睹了当时伤寒疫疠流行的惨状，并于书中详细描述了217年间的一次伤寒大流行："建安二十二年，疠气流行，家家有僵尸之痛，室室有号泣之哀，或阖门而殪，或覆族而丧。或以为，疫者，鬼神所作。夫罹此者，悉被褐茹藿之子，荆室蓬户之人耳！若夫殿处鼎食之家，重貂累蓐之门，若是者鲜焉。"曹植此论值得注意的是：患这种疠气者都是身穿粗麻布衣，甚至衣不遮体，能吃到的东西只有如豆叶之类的粗劣食物且还食不果腹，居住于荆条、树枝所搭建的房子，或是蓬草覆盖的草屋之人，伤寒疫气多是发生于这些贫苦民众之家。而高门大户、富贵衣锦的豪门贵族极少患之。《黄帝内经》曰："藏于精者，春不病温。"豪门贵族之体素因情欲二字痴迷，情郁则火生，郁火久必伤阴；欲频则精泄，阴精因之暗耗。形成下虚上盛，阴虚火动之体。若遇温热之邪则极易为病，故有"温病先伤下虚人"之说。况温疫之发作来势凶猛，"虽童男、室女以无漏之体，富贵丰享以幽闲之士，且不能不共相残染"。阴虚之体，即"鼎食重貂"之富豪人家应该是首当其冲的。所以我们从当时的寒冷气候和人群发病特点，都可以证明仲景《伤寒论》实为"寒疫"而设。

我们知道，唐朝的文化，在我国历史上也是光辉的年代，可以说百废俱兴，当然，医学的发展也不例外。结合原有的成就，充实新的内容，这是盛唐文化的一大特征。但是，《伤寒论》一书问世后，为何在盛唐时代则无人问津，反而到了南宋时期却掀起了研究的高潮？探究其原因，是因为6~9世纪（即隋唐时期）中国气候又处于一个温暖时代。据《唐书》记载，公元650、669、678年的冬季，国都长安无雪无冰，梅树亦生长于皇宫。唐玄宗李隆基时因其妃子江采萍所居之处种满了梅花，所以将其册封为"梅妃"，柑、橘之类于长安亦普遍栽培，而现今西安极少有梅，亦无问柑橘。可见当时的气候比现在还要暖和。由于气候温暖，伤寒极少发生，所以《伤寒论》未引起医家的关注、重视。而到"12世纪初期（即南宋时期），中国气候加剧转寒。1111年第1次记载江苏、浙江之间拥有2250平方千米的太湖，不但全部结冰，且冰的坚实足可通车。寒冷的天气把太湖出了名的柑橘全部冻死，在南宋的国都杭州，降雪不仅比平常频繁，而且降雪时间延续到暮春。根据南宋时代的史书记载，从1131年到1260年，杭州春天降雪，每10年降雪平均最迟日期是四月九日，比12世纪以前十年最晚春雪的日期差不多推迟1个月……苏州附近的南运河结冰，和北京附近的西山阳历十月遍地皆雪，这种情况现在极为罕见。但在12世纪时，似为寻常之事"。根据李来荣写的《关于荔枝龙眼的研究》一书，福州（北纬26°42″，东经119°20″）是中国东海岸生长荔枝的北限，那里的人民至少从唐朝以来就大规模地种植荔枝，一千多年以来，那里的荔枝曾经遭受到两次全部冻死，一次在1110年，一次在1178年，都在12世纪。由于气候的寒冷，伤寒病因之发生频繁，所以这一时期研究《伤寒论》、治疗伤寒病而卓有成就者大有人在，如成无己（约1063—1156年）的《注解伤寒论》，朱肱（1050—1125年）的《南阳活人书》，庞安常（约1042—1099年）的《伤寒思病论》，许叔微（1079—1154年）的《伤寒九十论》《伤寒发微论》，郭雍（约1106—1187年）的《伤寒补亡论》都在这一时期成书。清代初期也有一批治"伤寒"的医家如柯琴（1662—1735年）写《伤寒来苏集》，喻昌（1585—1664年）写《尚论篇》，张志聪（1610—1674年）写《伤寒论宗印》，徐大椿（1693—1771年）写《伤寒类方》。这是因为继南宋时期（12世纪）气候变冷后逐渐转温，于清初（16、17世纪）我国气候又变得寒冷了一段时间。我们又考查了几位温病学大家，如叶天士、薛雪（1681—1770 年）、吴鞠通（1758—1830 年）、王孟英（1808—1868 年），而这一时间段也是我国气候变迁的温暖时期。通过上文所述，客观印证了气候变化与发病的关系，也佐证了先贤强调人与自然息息相关的正确理论。

作为一个医家，不可能力及天文、考古、物候学等诸方面的研究。但是，也有一些医家通过大量的临床实践，已经认识到气候的周期变化与发病的关系。当然，从《黄帝内经》中运气学说与发病关系已有阐述。而论述比较完整并与物候学家相吻合的当首推清代名医杨栗山，杨氏在其所著《伤寒瘟疫条辨》一书中云："天以阴阳而运六气，须知有大运有小运，小则逐岁而更，大则六十年而易……民病之应乎运气，在大不在小，不可拘小运，遗其本而专事其末也。"气候变化依气象、天文、物候学家的研究，有大周期与小周期，小周期即五六十年为限，这和古圣立六十年为一甲子的运气学说十分吻合。

竺可桢先生通过国际国内相关资料的研究得出结论："中国在 17 世纪的寒冷冬季与欧洲的俄罗斯、德国和英国却相同……两地寒冷冬季与温和冬季均维持五十年的光景，且互相转换，这倒是一致的，半个世纪寒温更迭出现，中国如此，欧洲亦如此，这与总的大气环流变化有关。"当然不只是 17 世纪，整个历史气候变化亦如此。17 世纪以后，中国气候趋向温暖。我们以天津运河为例，"17 世纪中叶，天津运河冰冻时间远较今日为长……1 年中共有 107 天之久。而在后来的水电部水文研究所整理出的 1930—1949 年天津附近杨柳青站所做的记录中，这 20 年间，运河冰冻平均每年只有 56 天" "据物候学上'生物气候学定律'，春初，在温带大陆东部，纬度差 1 度或高度差 100 米，则物候差 4 天，这样就可以从等温线图中标出北京在 17 世纪中叶冬季要比现在冷 2℃之谱"。

据中国科学院冰川雪线测量队的调查，在 1910 年到 1960 年的 50 年间，天山雪线上升了 40～50 米，西部天山的冰川舌后退了 500～1000 米，东部天山的冰川舌后退了 200～400 米。同时森林线的上限也升高了一些。雪线上升，冰川舌后退，森林线升高，均说明气候趋向温暖。

笔者曾对叶天士、戴天章、杨栗山、余霖、唐笠山、吴鞠通、王孟英、雷少逸、柳宝诒、温载之、石寿棠等 11 位于温病学有一定影响的医家之著作进行了探究，发现他们共同认识到温病的发生与气候的温暖相关。如叶天士有云："春月暴暖忽冷，先受温邪，继为冷束。"戴天章说温病："萌于春，盛于夏，极于秋，衰于冬。"杨栗山认为："温病从无阴证，得天地疵疠旱潦之气。"唐笠山描述道："大旱之年，水涸日烈，河水每多热毒，饮其水者，多发疫痢。"王孟英则说："冬温、春温之先犯手太阴肺者，皆曰风温。"雷少逸强调："温毒者，由于冬令过暖，人感乖戾之气，至春夏之交更感温热（而发）。"其余柳氏、温氏、石氏等与上论相似。所以，集温病之大成者吴鞠通先贤论曰："天地与人之阴阳，一有所偏即为病也。偏之浅者病浅，偏之深者病深，偏于火者病温、病热，偏于水者病清、病寒，此水、火两大法门之辨，医者不可不知。烛其为水之病也，而湿之热之；烛其为火之病也，而凉之寒之。"

当然，任何一种学说的形成都有着继承的一面，才有其发展的一面，后世温病学的形成无不源于《黄帝内经》，发展于《伤寒论》。但是，我们认真回顾整个历史气候的变迁，于18世纪以后中国气候的转温，导致温热病证的大量流行，确实是温病学说形成的坚实基础，若明乎此，则"寒温之争"似当休矣。

扶阳奇方阳和汤

扶阳，是一门学说，自古以来深得医家重视。如明代医学大家张景岳所论："天之大宝，只此一丸红日；人之大宝，只此一息真阳"，此言颇得"扶阳"真义。在临床实践中，扶阳医学重视阳气，强调扶阳。以火立论，扶正护阳是扶阳医学的理论核心；善用附、桂、干姜，是扶阳医学的显著特点。其实于临床上但凡阴证用药，其方证均可归属扶阳范畴，不独姜、附。我们今天讨论治疗阴疽的名方——阳和汤，方中虽无大辛大热之味，而其"扶阳力度"绝不亚于桂、附、干姜。

方证解析

阳和汤出自《外科证治全生集》，但凡背诵过汤头者对阳和汤方名一点都不陌生，但是，具体在临床上如何处方应用，使用过多少次？那就"笑而不语"了！究其原因，还是对扶阳理念认识不深，致使临床见不到所谓的阴证。再加之西药抗生素在临床上的广泛应用，越发使我们的临床医生"阴阳不分"了。我们先来简单复习一下阳和汤。

【组成】熟地黄32g、鹿角胶（烊化）10g、肉桂4g、炮姜炭 2g、白芥子（炒，研）7g、麻黄 2g、生甘草 4g。

【功效】温阳补血，散寒通滞。

【主治】阳虚血弱，寒凝痰滞之阴疽。如贴骨疽、脱疽、流注、痰核、鹤膝风等。患处漫肿无头，皮色不变，酸痛无热，口中不渴，舌淡苔白，脉沉细或迟细。

为此笔者还重新编写了方证歌诀：

> 阳和汤疗阴性疮，鹿胶三钱地一两，
> 二钱白芥一桂草，五分炮姜与麻黄，
> 乳癖土贝加五钱，芪甲细辛斟酌尝。

为什么要依药物的剂量比例背诵呢？请大家仔细看看这几味药：熟地黄 32g，而肉桂、甘草各 4g，麻黄、炮姜炭才各 2g，而这四味药还是人为地加大了剂量。根据创方人王洪绪（字维德）的制方原意和我们多年的临床应用经验可知，方中药物的比例是不能随意改变的！其加减也要慎之又慎。很多人都说，"中医传方不传量"，但大家学习阳和汤后，再仔细阅读《傅青主女科》的用药比例，就会彻底领悟：其实不是古贤对剂量"秘而不传"，而是我们中医人只记药味不记用量，大家都忽略了古贤制方的药物比例，并非古人之误。还有好大一部分中医同仁，从不重视记方药、背汤头，仅凭自己所记的一些药物知识，在临床上随意组方。这样必然出现两种结果：其效者不能重复验证，总结经验；其不效者亦不知其所以然。这种"随意组方"的临床疗效也就可想而知了。

我们知道阴疽多由素体阳虚，营血不足，寒凝湿滞，痹阻于肌肉、筋骨、血脉所致，故局部或全身见一系列虚寒表现。治宜温阳补血，散寒通滞。阳和汤中重用熟地黄，滋补阴血，填精益髓；配以血肉有情之品鹿角胶，补肾助阳，益精养血，两者合用，温阳养血，以治其本，共为君药。肉桂味辛性热，温经通脉，引火归元；炮姜破阴和阳，散寒祛邪，两药相伍，温经散寒，通利血脉，同为臣药。麻黄辛温宣散，开腠理以达表，散肌表腠理之寒凝；白芥子辛温散寒，开结滞，祛皮里膜外之痰凝，二药相伍，既能内外宣通，散阴邪于外，又使熟地黄、鹿角胶补而不滞，共为佐药。生甘草解毒而调和诸药为使药。七药合用，共奏温阳补血、散寒通滞的功效。这就是"益火之源，以消阴翳"。可使寒凝消失、阴平阳和，阴疽之症得以治愈，犹如太阳当空，阴霾自散，所以，王氏将其命名为阳和汤。

阳和汤的功治如前所述：温阳补血，散寒通滞。凡痈疡肿毒无热象者与阳和汤。我们说的贴骨疽（如骨结核、股骨头缺血坏死、慢性骨髓炎、骨折不愈合、隐性脊柱裂）、脱疽（如血栓闭塞性脉管炎、动脉硬化性脉管炎）、流注（如深部组织慢性化脓性炎症）、痰核（如皮下冷性肿块）、瘰疬、鹤膝风（如关节结核、关节腔积液）等，它们的共同特征是不红不热，漫肿或不肿，不痛或微痛，因寒疼痛发作或疼痛加剧。

不仅如此，临床中我们发现，阳和汤还用于治疗长期服用激素引起的类库欣综合征，即以"满月脸，水牛背"为特征的向心性肥胖。痤疮、紫纹、紫癜、骨质疏松、儿童激素性发育迟缓等。这是我们在治疗激素性股骨头缺血坏死的过程中的发现：服阳和汤后，首先是排出大量的小便，随着服药进程，体重很快减轻，有患者不到一个月体重减了11kg，体形就恢复正常，这是医患预先没有料到的功效，只有亲睹病情的变化，才能深刻地理解什么是"水钠潴留"，这激素导致的肥胖是个水胖子，就像"水猪肉"。受此启发，用阳和汤专治激素引起的向心性肥胖、骨质疏松、儿童激素性发育迟缓良效。诸多阴寒沉疴则阳和汤一方主之。为了让大家对该方的进一步理解，将笔者已治病案列举如下，与各位同仁共享。

病案讨论

1. 骨折不愈合

王×，男，59岁，干部，1998年7月17日初诊。

1年半前因外伤致右股骨中下段骨折，住院后因年龄大且体质差，骨科施以手术内固定。经复查历10个月无骨痂形成，不愈合，转院第二次手术，剔挫新骨折两端后再固定，又7个月仍不愈合。自觉右腿不力，胀疼不明显。饮食正常，体瘦，二便正常。舌淡红，舌下静脉瘀滞，脉弦大。

诊断： 阴疽（阳虚营亏，寒湿闭阻），骨折久不愈合。

诊治：温阳补血，散寒通滞。

方药：阳和汤。熟地黄 32g、鹿角胶（化入）10g、白芥子 7g、官桂 4g、甘草节 4g、炮姜 2g、炙麻黄 2g、炮甲珠（研入）6g、骨碎补 15g、续断 15g、砂仁 10g。30 剂，水煎，日 1 剂。告诫患者多晒太阳，饮食调理，加强营养。

1998 年 9 月 2 日二诊：9 月 1 日 X 线片示骨折周围有少量骨痂形成。方既效，继服 60 剂至痊愈。

1998 年 11 月 20 日三诊：服中药 90 剂后，第三次 X 线片示骨痂包裹，骨折临床愈合。

2. 股骨头缺血坏死（类库欣综合征）

刘×，女，40 岁，护师。1994 年 11 月 3 日初诊。

主诉：左胯剧痛昼缓夜重 10 天。

病者因患"复发发热结节性非化脓性脂膜炎"长期服用激素，引起"醋酸泼尼松过敏致选择性双侧股骨头坏死"，继发右侧股骨头病理性骨折，行股骨头置换术后 41 天，骨科建议半年后做左股骨头置换术。体肥胖，背腹明显，"满月脸"，颌上下及颈项部汗毛明显，体重 72kg（病前体重 51kg）。胃镜示"非萎缩性浅表性胃炎"。近两周来左胯困痛，夜间加重，彻夜不能寐，僵直不能伸屈，局部不红不肿，加热保温疼痛可以缓解。纳可，二便正常，舌大、淡红，苔薄白润，脉沉细。X 线示：右侧股骨头置换后假肢位置正常对位。左侧股骨头示"台阶征"，轻度变形，股骨头上 2/3 骨密度不均匀，间有囊样、扇形的骨质破坏区，周围有新骨增生，与手术前 X 线片对比无明显变化。

诊断：阴疽（阳虚营亏，寒湿凝滞），左侧股骨头缺血坏死，类库欣综合征。

诊治：温阳补血，散寒通滞。

方药：阳和汤。熟地黄 32g、鹿角胶（烊化）10g、官桂 4g、甘草节 4g、炮姜 2g、麻黄 2g、白芥子 7g、炮甲珠（研入）6g、细辛 6g、砂仁 6g。水煎，日两剂，分 4 次空腹喝。

1994 年 11 月 5 日二诊：服药第三天共 5 剂，小便量骤增，11 月 3 号、4 号晚上都排出"三痰盂"小便，周身沉重感减轻。左胯剧痛减 4/5，自股骨头缺血坏死确诊 1 年余来，换季、变天定会疼痛，甚至剧痛。但服药第三天适遇气候剧变降温，疼痛反而减轻。方证合拍，减为日服 1 剂。

1994 年 12 月 4 日三诊：近 1 月来左胯及膝困痛极少，行走轻松，体重明显减轻（测体重 61kg）。嘱原方坚持服药过年，打消了做置换手术的念头。

1995 年 6 月 16 日四诊：从去年冬季以来共服中药 214 剂，左胯及左腿于换季、变天时微感疼痛，平素无自觉症状，能正常行走。体形复原，体重 56kg。鼓励患者坚持锻炼，切忌负重，中药两日 1 剂，坚持服用 1 年以上。

1997 年 1 月 13 日随访：坚持用第一次就诊的原方原量，共服中药近 300 剂，换季、变天左胯未再疼痛，行走频繁则右股酸疼，已至春节，依原方 10 倍量制丸，9g/丸，日两次，每服 2 丸，空腹服。

3. 股骨头缺血坏死

杨×，男，43 岁，工人，1996 年 9 月 17 日初诊。

双胯及股膝困痛 4 年，劳力多行、换季、变天气候转冷则加重，秋冬重，春夏轻，酗酒，烟龄 23 年。暴饮暴食（身高 161cm，体重 76kg）。舌暗红体胖，边有齿痕，苔白厚腻，脉滑。经多次骨科检查，诊为酒精性双侧股骨头缺血坏死。X 线片示：右股骨头现"台阶征"轻度变形，股骨头上 2/3 骨密度不均匀，间有囊样、扇形的骨质破坏区，周围有新骨增生。左股骨表面光整，无变形，髋关节间隙无狭窄，骨质改变不明显，弥漫性骨质稀疏，骨小梁模糊。散在性骨密度增高，有硬化现象，边缘有斑片状密度减低区。关节面外上部皮质下有星月形透亮区。X 线诊断：股骨头缺血坏死，右侧中期改变，左侧早期。

诊断：阴疽（阳虚营亏，寒湿闭阻），酒精致双侧股骨头缺血坏死。

诊治：温阳补血，散寒利湿通滞。

方药：阳和汤加味。熟地黄 30g、鹿角胶（烊化）10g、白芥子 12g、薏苡仁 20g、商陆 10g、槟榔 6g、官桂 4g、甘草节 4g、炮姜 2g、炙麻黄 2g、砂仁 6g、白豆蔻 6g。7 剂，水煎，日 1 剂。戒烟酒，节制饮食。

1996 年 10 月 20 日二诊：已服中药 3 次共 21 剂，双膝困痛消失，双胯弛痛减轻，行走后酸困明显改善，已戒烟酒。方宜调整：熟地黄 30g、鹿角胶（烊化）10g、白芥子

12g、官桂4g、甘草节4g、炮姜2g、炙麻黄2g、薏苡仁20g、黄柏12g、苍术12g、草果6g。30剂，日1剂，空腹服。症状控制理想后制丸久调。

4. 骨结核

薛×，女，32岁，农民，1995年2月27日初诊。

主诉：腰困，稍劳及晚上加重3月余。

近1年来食欲不振，疲倦乏力，身体消瘦（1年前体重59kg，现在体重44.5kg）。面黄但两颧不红，眼睑淡红。低热盗汗不明显。行走站立时双手托腰，头及躯干后倾，不能弯腰随意拾物，需挺腰屈膝屈髋下蹲才能拾取地上东西（拾物试验阳性）。右侧腹股沟"脓肿"如芒果样，微疼微热。已服异烟肼、利福平、乙氨丁醇5个月，症状未解。化验血：白细胞5.2×10^9/L，中性粒细胞50%，淋巴细胞48%，红细胞3.0×10^{12}/L，血红蛋白80g/L，血沉28mm/h。X线胸正位片示：左上肺陈旧性肺结核硬结期，近肺门处部分钙化。腰椎片示：第三、四腰椎骨质破坏，第三腰椎呈楔形改变，三、四椎体间触合，微向后突。周围肿胀，腰大肌轮廓不清，右侧呈弧形微突出。X线诊断：①左肺陈旧性肺结核；②腰椎骨结核，寒性脓肿。B超示：右侧腹股沟液性肿。舌暗红，苔薄白，脉细，双关弦。

诊断：阴疽（阳虚营亏，寒湿凝滞），腰椎骨结核，冷脓肿。

诊治：温阳补血，散寒通滞。

方药：阳和汤。熟地黄35g、鹿角胶（烊化）10g、白芥子12g、川续断15g、狗脊12g、骨碎补12g、官桂4g、甘草节4g、炮姜2g、炙麻黄2g、炮甲珠（研入）6g、砂仁10g。水煎，日1剂，空腹服。

1995年3月29日二诊：服中药25剂，腰困、胯疼减，腰部憋胀感不明显，右腹股沟脓肿消1/3，精神较前好，自服药以来食欲增加，知饥，嘱咐加强营养。坚持服用上方3个月以上，疗效理想时改丸长期服。

按

> 骨折不愈合、股骨头缺血性坏死、骨结核、慢性骨髓炎，都是骨科常见病，西医治疗起来颇感棘手，保守治疗均没有什么好办法，只能是骨科外科手术处理。它们的共同特点是病程长，症状"不剧烈"。符合阳和汤的治疗指征：阴疽、漫肿无头，皮色不变，酸痛无热，口中不渴；或贴骨疽、脱疽、流注、痰核、鹤膝风。因寒发作或加重。当用"温阳补血，散寒通滞"法取效。问题是：阴疽、阴疮多是病情缠绵，为沉疴久病，服药疗程要长，贵在患者坚持，经季经年方显卓效。

用阳和汤第一例系统治疗、长期观察的是笔者的妻子，那是在1994年11月初，其因患脂膜炎服用大量激素大半年，脂膜炎是临床治愈了，结果因泼尼松反应致选择性双侧股骨头坏死，继发右侧股骨头病理性骨折。于某三甲医院行右股骨头置换术后出院回家休养。入冬以来左胯剧痛并及膝踝，夫妻相伴，彻夜不眠，忆及魏之琇《续名医类案》按语中描述的阳和汤证，立刻起床，通宵达旦翻阅思考，厘定处方阳和汤，原方原量原比例加炮甲珠、细辛，随即处方煎药，一日两剂空腹喝。服药到第二天晚上疼痛减轻，平素不喜饮水，但24小时尿量超过8000ml，到第三天后左胯困痛消失，"水牛背、满月脸"明显消减。坚持服药3个月后，左胯困痛再未明显发作，体形复原到56kg（服药前体重74kg），笔者从爱人服药的过程中发现：阳和汤还能治疗激素所致的"水牛背，满月脸"、向心性肥胖、骨质疏松等"类库欣综合征"。阳和汤解决了爱人左胯剧痛和激素病容两大病证，是预先没有料及的。21年后，到了2015年11月，爱人因右腿股骨头假肢松动行股骨头"翻修术"，术前检查：左侧股骨头缺血坏死部分较十年前片示明显改善，不建议手术置换。笔者也因此更沉溺于中医药的研究而不能自拔。祖国医学确实是一座伟大的宝库，亟待我们努力发掘。这里需要再次强调的是，阳和汤中药物用量比例是不可轻易改变的。据症确需加入他药的尽量少而精，以免影响本方的功效。欲扩展阳和汤的临床应用范围，关键是我们要把扶阳理念付诸实践，认识、辨清阴证，才能合理地使用阳和汤。

再论甘露消毒丹

概述 甘露消毒丹又名普济甘露消毒丹，方出《医效秘传》卷一。原文是这样记载的："治湿温初起，邪在气分，湿热并重，症见：身热困倦，胸闷腹胀，无汗而烦，或有汗而热不退，尿赤便秘，或泻而不畅，有热臭气，或咽痛颐肿，舌苔黄腻或厚腻。"王士雄将之收录于《温热经纬》，奉此方为"治湿温时疫之主方"。并解曰："温湿蒸腾，更加烈日之暑，烁石流金，人在气交之中，口鼻吸受其气，留而不去，乃成湿温疫疠之病，而为发热倦怠，胸闷腹胀，肢酸咽肿，斑疹身黄，颐肿口渴，尿赤便闭，吐泻疟痢，淋浊疮疡等证。但看病人舌苔淡白，或厚腻，或干黄者，是暑湿热疫之邪仍在气分，悉以此丹治之立效，并主水土不服诸病。"（《温热经纬》）

方证解析

【组成】飞滑石450g，淡黄芩300g，绵茵陈330g，石菖蒲180g，川贝母、木通各150g，藿香、连翘、白豆蔻、薄荷、射干各120g。

上药生晒研末，每服三钱，开水调下，或神曲糊丸，如弹子大，开水化服亦可。现代用法：散剂，每服 6~9g；丸剂，每服 9~12g；汤剂，水煎服，用量按原方比例酌定。

【功效】利湿化浊，清热解毒。

【主治】《方剂学》主湿温时疫之湿热并重证。发热口渴，胸闷腹胀，肢酸倦怠，颐肿咽痛。或身目发黄，小便短赤，或泄泻淋浊。舌苔白腻，或黄腻，或干黄。脉濡数或滑数。唯遗"疮疡"之论。

方中重用滑石、茵陈、黄芩，其中滑石利水渗湿，清热解暑，两擅其功；茵陈善清利湿热而退黄；黄芩清热燥湿，泻火解毒。三药相合，正合湿热并重之病机，共为君药。湿热留滞，易阻气机，故臣以石菖蒲、藿香、白豆蔻行气化湿，悦脾和中，令气畅湿行；木通清热利湿通淋，导湿热从小便而去，以益其清热利湿之力。热毒上攻，颐肿咽痛，故佐以连翘、射干、贝母、薄荷，合以清热解毒、散结消肿而利咽止痛。全方共奏利湿化浊、清热解毒之功。

下面我们"以案说法"，通过临床病例来论述甘露消毒丹的具体应用。

病案讨论

1. 高热不退

庞×，男，32 岁，司机，2018 年 8 月 10 日初诊。

主诉：反复发热、高热不退 7 天。

患者从事长途运输工作，近两月来因货源积压，昼夜劳作，终致"感热中暑"，近两周来倦困神疲，头昏头痛，仍昼夜奔忙，极少休息。1周前周身困痛加重，头痛头晕，发热，查体温39.8℃，时有汗出而热不退，口干口苦，冰镇冷饮不停，咽干微疼，胸闷不饥，腹不痛，大便日解一两次，便滞不畅，尿黄，有时如浓茶色。先服藿香正气水、洛索洛芬钠、清瘟解毒片3天，热不退。遂去当地医院急诊检查：血常规，尿常规均在正常范围。胸部CT示双肺纹理重，心界不大。处方予感冒清、布洛芬缓释胶囊、阿昔洛韦片又3天，白天体温可持续38℃左右，下午至夜间39.5～40℃，倦困乏力更增，返家后上午来门诊。体温38.4℃，但无明显寒热，精神不振，昏昏欲睡，头昏微痛，言低语少，纳呆口干，口气异味，脘腹仍闷。大便不干，但不畅，尿深黄。面不红，额头少汗。舌暗红尖赤，苔厚微黄腻，咽部充血（＋），双蛾不大。触之尺肤灼热，脉滑数（92次/分）。

诊断：暑温（暑温夹湿，湿热交蒸）。

诊治：清暑利湿，化浊解毒。

方药：甘露消毒丹改汤。白豆蔻10g、藿香12g、滑石45g、茵陈35g、黄芩35g、石菖蒲15g、川贝母12g、木通12g、射干10g、薄荷10g、连翘18g、金银花18g、栀子15g、生石膏（先煎）50g。水煎两次，第一煎10分钟，第二煎20分钟。日1剂，频服，3剂。多喝粳米稀粥。

2018年8月13日二诊：就诊当日服药1剂，至夜热退，当日晚上11：30时，体温37.2℃，至今体温正常。精神好了许多，念叨着又要出车。咽干不疼，知饥纳增，脘腹仍满，大便日解一两次，尿黄，还值暑天，周身微微汗出，头闷不疼，仍有口臭，自觉难闻，面黄明润，舌暗红尖赤。脉滑（84 次/分）。暑湿未清，余热未尽，若劳则复。劝其休息 1 周，再服中药 4 剂：白豆蔻 10g、藿香 12g、滑石 45g、茵陈 35g、黄芩 35g、川贝母 10g、木通 10g、射干 10g、石菖蒲 15g、薄荷 10g、白芷 12g、金银花 15g、连翘 15g、栀子 12g、生石膏（先煎）30g。煎服法同前。

按

　　患者昼夜劳作，阴阳失调，"阳气者烦劳则张"，阳热鸱张，化为邪火，时值酷暑，两热相引而发暑温。身热口渴，频繁饮冷"解暑"，致湿留中土，与热相搏，正如王孟英所言："湿热蒸腾，更加烈日之暑，烁石流金，人在气交之中，口鼻吸受其气，留而不去，乃成湿温疫疠之病。"（《温热经纬》）该患者当从暑温论治。症由暑热湿浊蕴于气分，湿热交蒸，蕴而化毒，充斥气分，以致发热口干口渴，周身困倦，精神不振；湿邪困阻，气机失畅而脘腹闷胀，纳呆食少；湿热蒙蔽清窍则头昏闷痛；湿热下注则便滞尿黄；舌暗红尖赤，苔黄腻，脉滑数，为湿热稽留气分之征。症涉三焦，病状繁杂，但是均由湿热蕴毒所致。法当清暑利湿，化浊解毒。方中重用滑石、茵陈、黄芩为主药，其中滑石利水渗湿，又清热解毒，茵陈擅长清利湿热并可以退黄，黄芩清热燥湿，泻火解毒，三药相伍，最宜湿热并重之病机。臣以白豆蔻理气健脾，开胃消食，又解酒毒；石菖蒲化湿开胃，开窍豁痰，醒神益智；藿香芳香化浊，祛暑和中。三味共奏行气化湿，醒脾和中，令气畅湿行，助主药祛湿之力。连翘疏散风热，清热解毒，消肿散结；射干清热解毒，消痰利咽，消瘀散结；川贝母清热润肺，散结消肿，三味共奏清热解毒、透邪散结、消肿利咽、助主药解毒之功。薄荷轻清透达，引邪外出，是为使药。暑温日久势重，故加入金银花、栀子、生石膏，增强清暑热、解温毒之力。一日内烧退热停，因此复诊时当减石膏量。嘱患者注意休息，劳作有时，以后饮用温开水，不可过食生冷。

2. 湿毒疡（急性湿疹）

刘×，男，36岁，2019年7月27日初诊。

主诉：四肢远端剧烈瘙痒两周。

自诉一贯"皮肤不好"，很少饮酒食辣，两周前因事应酬连续数日饮酒，遂觉四肢发痒，逐渐加重，近两周来瘙痒剧烈，无问昼夜。上肢由手背及肘，下肢从两踝至膝下，多处集簇的点状红斑，密布针尖样、粟粒样的丘疹、丘疱疹，密集成片，皮疹间潮红，皮损处肿赤，遍布点状、片状糜烂，流黄水，结皮痂。因皮肤瘙痒常用"复方醋酸地塞米松乳膏"。曾去某三甲医院皮肤科诊治，病检报告示：符合急性湿疹并真菌感染。出处方仍有内服外用的激素类药物，遂返乡来门诊求中药治疗。自觉周身不适，闷热，查体温38.3℃。头昏，纳呆，偶有胃脘不舒，大便利，尿黄尿赤，口干口渴，近几日两腋下、小腹亦发皮疹瘙痒。舌暗红，舌下静脉瘀滞，苔薄黄腻，脉滑数（92 次/分）。

诊断：湿毒疡（湿热交炽，气血蕴滞），急性泛发性湿疹。

诊治：清热利湿，凉血解毒。

方药：甘露消毒丹。滑石 40g、茵陈 35g、黄芩 30g、白豆蔻 10g、藿香 12g、连翘 20g、木通 10g、石菖蒲 15g、川贝母 12g、射干 10g、薄荷 10g、生地黄 20g、玄参 20g、金银花 20g、栀子 15g、生石膏 40g。5 剂，水煎，日 1 剂，第一煎 15 分钟，第二煎 25 分钟，空腹喝。盐酸西替利嗪 10mg，晚上服，停服其他西药。医嘱：戒酒，忌食辛辣和贝壳类。

2019 年 8 月 2 日二诊：瘙痒减轻，"流黄水"明显减少，结痂多。脘闷减，饮食知味，精神较前好，头昏头闷不明显，大便日解两次，仍觉不畅。近 3 天来晚上体温 37℃，上午 36.3℃。舌暗红，舌下静脉瘀滞，苔薄黄腻，脉滑（82 次/分）。初诊方继服 7 剂。

2019 年 8 月 12 日三诊：瘙痒明显减，晚上能正常入睡。两腋下、小腹皮疹消退，前臂皮疹大部分消退伴脱屑，皮肤潮红。双膝以下流水结痂再未发生，部分皮疹消退，仍痒。

纳正常，二便利，精神明显好转，舌暗红，苔薄腻，根部微黄腻，脉滑（82 次/分），依上法，少加利湿、燥湿之味：滑石 40g、茵陈 35g、黄芩 30g、白豆蔻 10g、藿香 12g、连翘 20g、木通 10g、石菖蒲 15g、川贝母 12g、射干 10g、薄荷 10g、生地黄 15g、玄参 15g、栀子 15g、薏苡仁 15g、黄柏 15g、苍术 15g、怀牛膝 12g。10 剂，煎服依前法。

2019 年 8 月 28 日四诊：患者皮疹全消，纳正常，2019 年 8 月 12 日处方 4 倍量制细末，日 3 次，每服 5g，坚持服用两月以上。

按

该患者素有皮肤发痒，常发皮疹，应该是慢性湿疹，由饮酒辛辣刺激而发。剧烈瘙痒，病变部位为对称性、多形性皮损，符合慢性湿疹急性发作。皮损处湿痒水疱流水，是湿热蕴滞之象；暗红舌，黄腻苔，滑数脉，舌下静脉瘀滞，为湿热交炽、深重之征。处方立法以清热利湿、凉血解毒，方选甘露消毒丹清热利湿解毒，入生石膏、金银花、栀子以清热解毒；生地黄、玄参，凉血解毒。全方共奏清热利湿，凉血解毒之功。笔者早年读《温热经纬》，于甘露消毒丹下，王孟英记述其主"淋浊疮疡"（《温热经纬》）。只要是湿热交蒸引起的"发热倦怠，胸闷腹胀，肢酸咽肿，斑疹身黄，颐肿口渴，尿赤便秘，吐泻疟痢，淋浊疮疡等证。但看病人舌苔淡白，或厚腻，或干黄者，是暑湿热疫之邪仍在气分，悉以此丹治之应效"（《温热经纬》）。所以笔者在临床上治疗多种皮肤病，只要有湿热交蒸可证者，就依先贤王孟英，处方甘露消毒丹，常获良效。由此也提示我们，在课本中读过后一定要多读原著，广纳百家，才能丰富自己的知识，拓展临证之思路。

3. 发颐（化脓性腮腺炎）

薛×，男，16 岁，学生，2019 年 7 月 28 日初诊。

主诉： 左耳垂下疼痛肿胀 7 天。

患者先有"感冒"，发热身疼两天，体温稍高（37.6℃）。随后感觉左耳下疼痛，张口、咀嚼食物时更疼，逐渐肿大发红。去某市人民医院就诊。化验血常规：白细胞 11.6×10^9/L，中性粒细胞 82%，淋巴细胞 36%，红细胞 4.8×10^{12}/L，血红蛋白 140g/L。诊为化脓性腮腺炎。予服罗红霉素、肌注氨曲南注射液共 5 天，肿痛不减，来门诊治疗。查：体温 37.3℃，左耳垂下前方肿大微红，触之憋胀灼热，触痛（＋＋），无明显波动感。勉强张口，右腮腺口充血（－），左腮腺口充血，挤压似有脓汁黄色黏液。无明显寒热，少汗，因肿疼咀嚼食物困难，口干口渴不喜喝水，大便干，两三日一解，尿黄赤。舌暗红，苔黄厚腻，脉滑（82 次/分）。

诊断： 发颐（郁火夹湿，气血闭阻），化脓性腮腺炎。

诊治： 宣泄郁火，解毒化湿。

方药：甘露消毒丹合升降散。僵蚕 12g、蝉蜕 8g、大黄 15g、姜黄 10g、茵陈 30g、黄芩 25g、连翘 20g、滑石 20g、石菖蒲 12g、白豆蔻 6g、藿香 12g、木通 10g、石菖蒲 12g、川贝母 15g、射干 10g、薄荷 10g、金银花 20g、栀子 15g。5 剂，水煎，日 1 剂，频服。

2019 年 8 月 2 日二诊：5 剂药喝完即刻来诊，体温正常（36.5℃）。左耳下疼痛减轻，张口咀嚼较前顺利，口干口苦，大便稀，日解三至五次。舌暗红尖赤，肿胀松，触之无"波动感"，庆幸没有溃破。脉滑（84 次/分）。调整方药：生黄芪 20g、皂角刺 15g、僵蚕 12g、蝉蜕 8g、大黄 10g、姜黄 10g、黄芩 25g、连翘 20g、茵陈 30g、滑石 20g、石菖蒲 12g、白豆蔻 6g、藿香 12g、木通 10g、石菖蒲 12g、川贝母 15g、射干 10g、薄荷 10g、金银花 20g、栀子 15g。10 剂，水煎，日 1 剂，频服。

按

　　该患者共服以上中药共 23 剂，红肿全消，没有溃破流脓，临床治愈。在临床上，化脓性腮腺炎多为郁火蕴结，而致成痈成脓，常用治法是宣泄郁火、解毒活血，笔者处方升降散合消乳汤。本例患者病程长，黄腻苔，滑数脉，是因素有中焦湿浊，郁火引动，湿热交蒸，而致病程缠绵。治宜宣泄郁火，化湿解毒。方选升降散以僵蚕祛风止痉，化痰散结，杨栗山言其清降郁火；

蝉蜕疏风散热，宣肺达邪；大黄泻下逐瘀，凉血解毒；姜黄活血行气，通经活络，引诸药入血，四味共同宣泄郁火、逐瘀解毒。甘露消毒丹清热利湿化浊，二方相合，共奏宣泄郁火、解毒化湿之功。后期入透脓散扶正祛邪，缩短疗程，发颐得以痊愈。

4. 湿毒疡（药物性皮炎）

斛×，女，43 岁，2020 年 1 月 27 日初诊。

主诉：头部瘙痒流水 4 天。

患者辛劳一冬，1 月 24 日上午梳洗染发后准备过年。1 月 25 日早上起来觉整个头皮发痒，灼热，头皮红赤，泛起红疹，到午后红疹伴水疱渗液，灼痒更甚，即服特非那定、西替利嗪，灼痒轻但皮疹更甚，及发际下丘疹、水疱，结痂、渗出黄黏水。无奈于正月初三来诊。神情郁闷，整个头发粘结，后发际周结痂渗液，味腥，前额至眉毛眼睑红赤，皮疹，少有小水疱，巩膜充血（＋）。周身发热不适，但体温一直正常，就诊时体温 36.7℃。口干，纳可，常有胃脘不适，大便日解一两次，尿黄不适。回忆于年前中秋节染发后也有头皮瘙痒，少有红疹、头屑，但是没有服用任何药物，历七八天自愈。舌暗红尖赤，苔黄腻布全舌，脉滑数（87 次/分）。

诊断：湿毒疡（湿热交蒸，血热郁毒），药物接触性过敏性皮炎。

诊治：清热利湿，凉血解毒。

方药：甘露消毒丹改汤。茵陈 30g、滑石 40g、黄芩 25g、白豆蔻 10g、藿香 12g、石菖蒲 12g、木通 10g、连翘 15g、川贝母 15g、射干 12g、金银花 15g、栀子 15g、生地黄 20g、玄参 15g、生石膏 50g、薄荷 10g。5 剂，第一煎 10 分钟，第二煎 25 分钟，去渣频服。

2020 年 2 月 2 日二诊：服中药第二天皮疹稍有减，头面流黄汁液已止两天，发际及前额皮疹开始消退，头皮已结干痂，皮损处红赤，仍有粟粒样红疹。身灼热感明显减，纳好仍有脘闷，大便日解两次，口干，不喜喝水。头闷，睡眠好。舌暗红，尖赤，苔薄黄腻，脉滑（82 次/分）。方药：茵陈 30g、滑石 40g、黄芩 25g、白豆蔻 6g、藿香 12g、石菖蒲 12g、木通 10g、连翘 18g、川贝母 12g、射干 12g、金银花 15g、栀子 15g、生地黄 20g、玄参 15g、生石膏 30g、薄荷 10g。7 剂，水煎，日 1 剂。

按

洗发剂引起的接触性过敏性皮炎，临床表现为皮肤红赤，起疱，流水有味，加之黄腻苔，滑数脉，当从湿热论治。病位头面而热炽势重，是因热毒炎上，营血被扰。处方甘露消毒丹清热利湿解毒，生石膏、金银花、栀子清热解毒，生地黄、玄参凉血解毒。全方共奏清热利湿，凉血解毒之功。处方也重，取效也快。再次嘱咐患者用心回忆，之前用什么染发剂、洗发护发系列产品没有发生过敏，千万不要随意改变产品，并且注意半年内不要染发为宜。染发前服抗过敏药物1天后再染，避免复发。

多种原因引起的"药疹"，只要表现为水疱、糜烂、渗液流水者，径用此方，都可取效。笔者经多年临床研究应用，已定为湿热型皮肤病的协定处方。

甘露消毒丹，前贤用于温毒时疫的治疗。我们在临床上根据湿热交蒸之病机，用于发热高烧迟迟不退，黄疸湿热并重，乳蛾、颐肿、苔腻、脉滑者，处方甘露消毒丹常获效。各类皮肤病表现出丘疹、水疱，糜烂渗出，流黄水者，我们依湿热交蒸，热迫血分论治，用上述的"协定处方"治之，疗效很好。

加味二妙散新用

概述　二妙散（丸）方出《丹溪心法》，即黄柏、苍术两味制丸。其功用为清热燥湿，主治湿热下注引起的筋骨疼痛，或两足痿软，或足膝红肿疼痛，或湿热带下，或下部湿疮、湿疹，小便短赤，舌苔黄腻者。三妙散出自《医宗金鉴》卷六十七，由黄柏、苍术、槟榔组成，具有止痒渗湿之功效。《医宗金鉴》中用之治疗脐痈：脐中不痛不肿，甚痒，时津黄水，浸淫成片。《全国中药成药处方集》（沈阳方）1962 年版主治：湿热流注，黄水疮，一切湿毒诸疮。《医学正传》的三妙丸则是由苍术、黄柏、牛膝三味药组成。功用为燥湿清热，消肿止痛。用于湿热下注引起的湿热痹证、湿疹痒痛、脚气肿痛、湿热带下等症，见有足膝关节红肿疼痛重着、腰痛、乏力、纳呆及带下色黄、味臭、阴部瘙痒、小便短赤等症者。四妙散见于清代医家张秉承所著的《成方便读》一书，由苍术、黄柏、牛膝、薏苡仁四味药组成，与《丹溪心法》之二妙丸、《医学正传》之三妙丸乃一脉相承之剂。原方主治湿热下注之痿证，取苍术燥湿健脾除湿邪之来源；黄柏走下焦，除肝肾之湿热，薏苡仁入阳明胃经，祛湿热而利筋络；牛膝补肝肾兼领诸药之力以直入下焦。其方功能走下焦而清热燥湿，故对于以下焦湿热为主要表现的疾病，皆可用之，不拘泥于痿证。而加味二妙散则见于《医略六书》《外科大成》《中医妇科治疗学》，这三本书的组方又不完全相同，且不是以二妙、三妙丸为方根。笔者在临床上用的加味二妙散是先师印会河教授习用的处方，其方组成是：黄柏15g、苍术15g、怀牛膝12g、薏苡仁20g、桑枝25g、忍冬藤20g、木瓜15g、防己15g。水煎服。

加味二妙散是在四妙散的基础上加桑枝、木瓜，祛风通络，行水消肿，助四妙祛湿利关节之能；忍冬藤、防己利湿清热，助四妙利气通络、清热解毒之功。全方共奏清热燥湿，舒筋通络之功。本方可以理解为四妙散的加强方，治疗湿热郁阻下焦而发的湿热痹证，筋骨疼痛，或足膝关节红肿疼痛重着、腰痛、乏力、纳呆，或两足痿软，或下部湿疮、湿疹，湿疹痒痛，脚气肿痛，湿热流注，黄水疮，一切温毒诸疮。湿热带下、色黄味臭，阴部瘙痒，小便短赤，舌苔黄腻，脉滑或滑数等症。现在用治痛风、脉痹、黄带、类风湿关节炎、阴囊湿疹、阴道炎、重症肌无力、下肢进行性肌萎缩、盆腔炎、宫颈炎等属于下焦湿热者。囊括了二妙、三妙、四妙诸方的功治。在30年前笔者再次整理中医方歌时才发现，一个二妙散，药只两味，却衍生出三妙、四妙及不同配伍的"加味二妙散"，足见其临床使用的有效性和治疗范围的广泛性，于是笔者进行了进一步整理、比对，决定用印会河老师推荐的加味二妙散临床验证。通过几十年的临床应用，结果发现该方不仅疗效好，而且使用范围广。下面"以案说法"，对该方进行讨论。

病案讨论

1. 手足皲裂

庞×，男，38 岁，工人，2018 年 10 月 7 日初诊。

主诉：掌跖面粗糙皲裂 10 年许，加重 1 月。

患者早年在化工厂工作，由于过多接触化工原料硫黄石，逐渐出现以双手大小鱼际为主，双脚跟部及脚掌中部皮肤角化、皲裂，天暖时只是粗糙不适，至秋冬气候干燥则皲裂加重，皮肤厚粗撕裂致多处流血、疼痛、走路艰难，虽脱离化工环境多年，皲裂不减反加，每到秋天即到处求购各种乳膏，只可缓解症状。身体健康，余无他苦。查：双手指关节、关节两侧，大小鱼际皮肤粗糙，角化过度，摸之刺手。双脚外侧、足跟部角化过度，皮肤粗糙，有横竖不规则裂纹，双脚跟裂口现陈旧血迹。跗肿（＋）。纳正常，大便日解 1 次，尿常黄。舌暗红，苔薄白中部微厚，脉滑（82 次/分）。

诊断：鹅掌风（湿热壅滞，脉络不畅，肌肤失养），手足皲裂。

诊治：清热利湿，益气活血，养营通络。

方药：透脓加味二妙散。生黄芪 20g、皂角刺 15g、当归 15g、生地黄 20g、川芎 12g、黄柏 15g、苍术 15g、桑枝

25g、薏苡仁 20g、忍冬藤 20g、怀牛膝 15g、水红花子 15g、木瓜 15g、防己 15g。7 剂，水煎，日 1 剂，空腹服。戒辛辣、酒类。

2018 年 10 月 17 日二诊：手脚硬茧、干糙粗皮稍变薄、变软，四肢末梢开始脱皮，脚跟干裂处近几天未出血。初诊方继服 10 剂。

2018 年 10 月 31 日三诊：手足掌、指趾皮肤柔软，几近正常，前臂伸侧、两胫前皮肤亦明显细柔，为巩固疗效，方药如下：生黄芪 30g、皂角刺 15g、当归 15g、生地黄 20g、川芎 12g、黄柏 15g、苍术 15g、桑枝 15g、木瓜 15g、防己 15g、薏苡仁 20g、忍冬藤 20g、怀牛膝 15g、水红花子 15g。10 剂，两日 1 剂。

2. 手足皲裂

贾×，男，60 岁，2021 年 12 月 22 日初诊。

主诉：双手脚皮肤干糙粗厚 10 年。

患者青年时从事泥瓦匠工作 20 年，可能与长期接触水泥、白灰有关，双手脚皮肤粗厚燥裂有年，夏季稍软，秋冬加重，特别是脚跟下干糙裂口撕裂出血，走路疼痛。近两年又发肛门湿痒，搔后血迹，肛肠外科诊为"肛周湿疹"。纳谷好，二便利，无明显寒热。查：双手中指、无名指及小指关节上、关节两侧，大小鱼际处皮肤粗糙，角化过度，摸之扎手。双脚外侧、足跟部角化过度，皮肤粗糙，有不规则裂纹，双脚跟裂口现少许血迹。舌暗红微大，边有齿痕，苔薄白润，脉缓（62 次／分）。

诊断：鹅掌风（湿热壅滞脉络，肌肤失养），手足皲裂症。

诊治：清热利湿，益气活血，养营通络。

方药：透脓散合加味二妙散。生黄芪25g、皂角刺15g、当归15g、川芎12g、黄柏15g、苍术15g、薏苡仁20g、怀牛膝15g、忍冬藤20g、桑枝25g、木瓜15g、防己15g、生地黄20g、黄芩10g、苦参10g。5剂，第一煎取汁少许，肛周湿敷，每天两小时许。

2021 年 12 月 30 日二诊：手足"硬茧"粗皮稍软，肛周发痒减轻，初诊方10剂，服用法同前。戒辛辣、酒类。

2022 年 1 月 14 日三诊：已服中药15剂，手足皮肤已近正常，手背前臂皮肤也较服药前柔软。双脚跟部皮肤仍较粗厚。肛周近日不痒，肛周粗裂皮疹基本消退。为巩固疗效，制丸：炙黄芪125g、炮甲珠50g、皂角刺75g、当归75g、生地黄100g、川芎60g、黄柏75g、苍术75g、炒薏苡仁100g、桑枝75g、木瓜75g、防己75g、怀牛膝60g、忍冬藤100g、黄芩50g、苦参50g、水红花子75g。共研制蜜丸，每丸重9g，日3次，每服2丸，10天后日3次，每次1丸，空腹服。

3. 掌跖角化症

渠×，女，26 岁，2019 年 7 月 5 日初诊。

主诉：手脚掌"硬茧"粗糙5年。

患者从 21 岁秋后发现双手掌到处起硬茧，局部皮肤粗厚硬糙，逐年增多，秋冬加重，双脚掌更甚，常致皲裂出血。曾在某三甲医院做病检，结果示：角质层增厚，角化不良，粒层和棘层增厚，真皮浅层有轻度炎症细胞浸润，汗腺和汗管偶有萎缩。病理诊断：符合掌跖角化症。数年来外涂多种软膏，只能缓解少许，西医说是遗传性疾病，告以不治。尤其是女孩，双手有此症状甚是苦恼。纳好，二便调，月经正常，睡觉不实，多梦，余无他苦。舌暗红，体微胖，苔薄白，脉细双关滑（82 次/分）。

诊断： 鹅掌风（湿热壅滞，络脉不通），掌跖角化症。

诊治： 清热利湿，益气活血，通络养营。

方药： 透脓散合加味二妙散。生黄芪 20g、皂角刺 15g、炮甲珠（研，冲入）4g、当归 15g、生地黄 20g、川芎 12g、黄柏 15g、苍术 15g、薏苡仁 15g、忍冬藤 20g、桑枝 25g、木瓜 15g、防己 15g、怀牛膝 12g、水红花子 15g。10 剂，水煎，日 1 剂，空腹服。忌辛辣厚味。

2019 年 7 月 19 日二诊： 手足"硬茧"稍有软化，触之不刺手。自觉双手柔软多了，鼓励女孩坚持服药，定能得愈。初诊方 20 剂。

2019 年 8 月 17 日三诊： 手足"硬茧"已不明显，双手皮肤柔软，心情好，睡眠也安，与生俱来之疾，调治需要时日，制丸久图：炙黄芪 100g、炮甲珠 50g、皂角刺 70g、当归 75g、生地黄 100g、川芎 50g、炒黄柏 75g、苍术 75g、桑枝75g、炒薏苡仁75g、忍冬藤100g、怀牛膝60g、木瓜60g、防己60g、水红花子75g。研制蜜丸，每丸9g。日2~3次，每服2丸，空腹服。

2020年10月2日，国庆、中秋回家来门诊。丸药早已服完，今年以来双手皮肤柔细，双脚也再未出"硬茧"。

按

手足皲裂、掌跖角化症，皮肤硬结干燥，甚至裂口，我们注意观察鹅的双脚便知，所以古贤称"鹅掌风"。从资料报道及临床表现，多以血虚风燥论治，但是处方治之则不效。我们在治疗掌跖脓疱病、脚癣感染的患者中发现，当从湿热壅滞脉络、肌肤失养论治，结果收到很好的疗效，处方就是透脓散合加味二妙散。后来笔者在临床工作中仔细观察这两种病的伴随症，多有湿热的体征，确是医者忽略而已。

4. 附睾炎

李×，男，38岁，司机，2021年12月11日初诊。

主诉：右侧阴囊疼痛坠困7个月。

7个月前先有感冒咽痛，继发右侧阴囊肿痛不休，多次去泌尿外科诊治，曾做化验，包括血常规C反应蛋白、尿常规、尿生化、尿培养，彩超两次，均诊为附睾炎。多用抗生素治疗，症状反复发作，至今又疼，及右精索部位，至腹股沟牵拉困痛，不能多行、用力、负重。尿常黄，大便利。无明显寒热，纳正常。查：体温一直正常（36.4℃）。令患者站立，阴囊普遍增大，右侧肿胀，皮肤微红透亮。触诊：双侧睾丸基本对称，触之不硬，右侧附睾如蚕豆大小结节，质硬，表面不光滑，触痛明显。阴囊电筒透照，少有积液。舌暗红，体大，舌下静脉瘀滞，脉滑，双关明显（82 次/分）。

诊断：子痈（湿热交蒸，气血郁阻），附睾炎。

诊治：清热利湿，解毒消肿。

方药：透脓散合加味二妙散。生黄芪 20g、皂角刺 18g、当归 15g、川芎 12g、黄柏 15g、苍术 15g、薏苡仁 15g、怀牛膝 12g、桑枝 25g、红藤 20g、忍冬藤 20g、木瓜 15g、防己 15g、水红花子 15g。10 剂，水煎，日 1 剂，空腹分 2 次服。

2021 年 12 月 26 日二诊：近几天外阴疼困未发，附睾触之硬结，触痛仍明显，方药：生黄芪 20g、皂角刺 18g、当归 15g、川芎 12g、黄柏 15g、苍术 15g、薏苡仁 15g、怀牛膝 12g、桑枝 25g、木瓜 15g、防己 15g、红藤 20g、忍冬藤 20g、水红花子 15g、土贝母 15g。10 剂，水煎，日 1 剂。

5. 附睾炎

刘×，男，28 岁，工人，2021 年 10 月 7 日初诊。

主诉：阴囊右侧抽困疼痛 20 天。

患者 1 个月前先有"尿路感染"，做尿检、尿培养，诊为淋病。口服罗红霉素、阿奇霉素、肌注大观霉素，先后 3 周临床痊愈，尿培养为阴性。但随即感觉右侧阴囊重坠困疼，并及右侧腹股沟、少腹。周身不适，自觉无明显发热，时有汗出，头闷不疼，纳差，大便日解一两次，尿黄，尿培养（－）。体温 37.6℃。令站立检查：阴囊肿大，右侧肿胀，皮肤微红。触诊：右腹股沟淋巴结肿大不明显，双侧睾丸基本对称，触之不硬，右侧睾丸触痛（＋）。右附睾有如红豆大小硬结节，表面不光滑，触痛明显。用电筒透照阴囊，无明显积液。B 超查：双侧睾丸基本对称，无明显增大。附睾头尾均增大，其内有不均匀回声，血流丰富。B 超结果示：右腹股沟淋巴结显示，右侧附睾炎。舌暗红体大，舌下静脉瘀滞，苔薄白，中后部微黄，脉滑（86 次/分）。

诊断： 子痈（湿热郁毒壅滞），右侧附睾炎。

诊治： 清热利湿，解毒通络。

方药： 透脓散合加味二妙散。生黄芪 15g、皂角刺 18g、当归 15g、川芎 12g、黄柏 15g、苍术 15g、薏苡仁 15g、怀牛膝 12g、忍冬藤 20g、红藤 20g、木瓜 15g、防己 15g、桑枝 25g、生地黄 20g、玄参 15g、生石膏 30g。7 剂，水煎，日 1 剂，空腹服。忌辛辣、酒类。

2021 年 10 月 16 日二诊： 服药至第三天，体温正常（36.4℃），周身酸困消失，外阴困痛稍减，今日复诊查阴囊红肿松，触痛轻。近两日饭量正常，大便利，日解一两次，尿仍黄，脉滑（78 次/分）。方药：生黄芪 15g、皂角刺 15g、川芎 12g、当归 15g、黄柏 15g、苍术 15g、薏苡仁 15g、怀牛膝 12g、忍冬藤 20g、红藤 20g、木瓜 15g、防己 15g、桑枝 25g、生地黄 20g、玄参 15g。10 剂，一至两日 1 剂。

6. 脚癣感染

贺×，男，27 岁，司机，2019 年 7 月 13 日初诊。

主诉：双脚红肿痒痛 20 天。

平时常有"脚气"，指跖间常有水疱发痒溃烂，气味恶臭，近 3 周由于运输业务量增加，昼夜操劳，不能洗澡，致双脚掌趾处水疱，糜烂，红肿灼痛，影响行走。平时健康，食饮正常，二便利。查：体温 37.8℃。双脚红肿，掌跖部明显，足底、足缘、趾间布满深在性水疱，表浅脓疱，伴鲜红糜烂面。皮损处浸软发白，右脚背并发"红线"（淋巴管炎），因此着急来诊。双侧腹股沟淋巴结肿大如蚕豆大小，质软不疼。舌红体微大，舌苔薄黄，脉滑数（90 次/分）。

诊断：湿毒疡（湿热交蒸，气血郁滞），脚癣感染。

诊治：清热利湿，解毒化瘀。

方药：加味二妙散。黄柏 15g、苍术 15g、薏苡仁 20g、川牛膝 12g、忍冬藤 20g、桑枝 25g、木瓜 15g、防己 15g、茵陈 20g、栀子 15g、生地黄 20g、玄参 15g、生石膏 35g、滑石 25g。5 剂，水煎，日 1 剂，空腹服。医嘱：温盐水冲洗后碘伏外涂。每天用稍浓肥皂水洗脚，脚气亦可痊愈不复发。

2019 年 7 月 19 日二诊：双足红肿消退，水疱、脓疱极少，令患者高兴的是："脚不臭了"，脚不疼，走路也舒服了，嚷着要上路跑车。初诊方 7 剂，煎药机打包随身携带，每天坚持用肥皂水洗脚，可以使脚气不再发生。

7. 掌跖脓疱病

薛×，女，27 岁，教师，2019 年 7 月 20 日初诊。

主诉： 手足发现"干脓疱"7 年，加重 3 个月。

患者从 19 岁秋冬发现双手大小鱼际、手心散在脓疱，于第二年秋，双脚底、足内外侧缘亦发脓疱，逐年增多。明明是"脓疱"，但是从来不流脓水。近 3 月来脚底"脓疱"增多且红赤发肿，不能久站，影响行走。无明显寒热，很少出汗，纳正常，大便利日解一两次。月经延期，经血不畅已多年。带多，异味，色黄。于 3 月前做病检：表皮内单房脓疱，脓疱内大量中性粒细胞，极少单核细胞，周围表皮轻度棘层肥厚，脓疱下方真皮有类似炎症细胞浸润。取脓细胞细菌培养（－）。病理报告：符合掌跖脓疱病。舌暗红，苔薄白润，脉细滑（84 次/分）。

诊断： 脓疱疮（湿热交炽，气血瘀阻），掌跖脓疱病。

诊治： 清热利湿通络，益气活血透脓。

方药： 透脓散合加味二妙散。生黄芪 20g、皂角刺 15g、炮甲珠（研入）5g、当归 15g、川芎 12g、生地黄 15g、赤芍 12g、黄柏 15g、苍术 15g、薏苡仁 20g、川牛膝 15g、桑枝 25g、忍冬藤 20g、红藤 20g、木瓜 15g、防己 15g、水红花子 15g。10 剂，水煎，日 1 剂，空腹服。

2019 年 8 月 4 日二诊： 异味、黄带消失。手足脓疱变小减少，少站轻走疼痛减轻，仍不能久站、多走路。初诊方继服 20 剂。

2019 年 8 月 30 日三诊：异味、黄带未发。手足掌稍见脱皮，手足脓疱疹基本消退，行走稍多双足底仍有灼痛感。病属顽疾，制丸久服：生黄芪 100g、皂角刺 75g、炮甲珠 50g、生地黄 75g、赤芍 60g、当归 75g、川芎 60g、黄柏 75g、苍术 75g、炒薏苡仁 100g、桑枝 75g、忍冬藤 100g、红藤 100g、木瓜 75g、防己 75g、川牛膝 60g、水红花子 75g。共研制蜜丸，每丸重 9g，日 3 次，每服 2 丸，空腹服。20 天后减为日 3 次，每次 1 丸。忌辛辣、海鲜。

> **按**
>
> 掌跖脓疱病、掌跖角化症及手足皲裂症，都可以做病理学检查。本病看似小疾，其实患者十分痛苦。双手倒还可以将就，关键是两只脚要负重行走。特别是掌跖脓疱病和掌跖角化症，手足皲裂到了秋冬也很痛苦。所以，能用中医中药取效，确实是一个很有价值的研究课题。在我们诊治的病案中，透脓散合加味二妙散，先汤后丸，疗效理想。

8. 下肢湿疹

屈 ×，男，47 岁，2019 年 6 月 20 日初诊。

主诉： 双下肢皮疹发痒 4 年，加重 1 个月。

患者近 4 年来常有双膝以下、两胫前瘙痒，皮肤增厚、粗糙，搔抓即有白屑脱落，每到入夏则皮疹加重。又值夏季，双腿瘙痒加重，皮损周围红赤，起水疱，几处溃破，流清黄水，有味。近1周肛周亦痒，搔抓后渗血。体胖（体重75kg），无明显寒热，易汗。纳好，大便利，尿常黄，不畅。查双胫前苔藓样变，搔之少有脱屑，皮损明显处散发水疱，双胫有四处溃烂面流少量清黄水，明显异味。肛门周围皮肤粗糙，周围暗红，无流水、出血。瘙痒夜晚更甚，影响睡眠。舌质暗红，舌苔中后部薄黄腻，脉弦（72次/分）。

诊断：湿毒疡（湿热久蕴，气血郁阻），慢性湿疹急性发作。

诊治：清热利湿，凉血解毒，活血止痒。

方药：透脓散合加味二妙散。生黄芪20g、皂角刺15g、当归15g、川芎12g、黄柏15g、苍术15g、薏苡仁20g、川牛膝12g、桑枝25g、忍冬藤20g、木瓜15g、防己15g、生地黄20g、玄参15g、炒栀子15g。5剂，水煎，日1剂，空腹服。

2019年6月27日二诊：下肢瘙痒减，水疱壁松皱、变小，溃烂处基本不流黄水，开始结痂。肛门瘙痒明显减轻。初诊方10剂。

2019年7月12日三诊：肛门瘙痒近几天未发。双下肢至夜仍痒，水疱、溃烂之皮损基本消退，周边搔之脱屑。舌暗红，舌苔中后部薄黄，脉弦滑（82次/分）。湿疹成慢性者属于顽疾，须制丸久服：炙黄芪80g、皂角刺60g、当归60g、川芎50g、炒黄柏60g、苍术60g、炒薏苡仁80g、川牛膝50g、桑枝60g、忍冬藤80g、木瓜60g、防己60g、水红花子60g、白鲜皮60g、生地黄80g、玄参60g、炒栀子60g。共研制蜜丸，9g/丸，日3次，每服1丸，空腹服。

9. 下肢湿疹

刘×，男，41岁，2019年7月26日初诊。

主诉：双腿剧烈瘙痒、流水7天。

患者10年前有双下肢湿疹，历经半年调治得愈，因此戒酒、忌辣10年。10天前因暴雨袭击，家中进水，忙于抢险防雨排水，在至膝凉水中浸湿数小时，于次日即感双下肢发痒，未介意。灾后为感谢亲朋好友帮忙，设宴待客，喝了几口白酒，至晚即瘙痒加剧，约两天后双膝下以两胫前为主出现数量密集的粟粒样的丘疹、小水疱，间夹小面积的界限模糊的糜烂、流水。随即用西药内服外用至今，却反而加重，皮损稍有扩大。周身不适，头昏、头闷，少汗，纳可，脘闷，口干不喜饮水，因瘙痒而夜寐不宁。大便不畅，尿黄。查：体温37.8℃。双侧腹股沟淋巴结肿大。双膝以下明显红肿，皮损上至膝下，下至双踝上方，周围皮肤红赤发亮。两胫前布丘疹、水疱，间有多处小面积糜烂，流水稍黄，间有少部分结痂，痂周仍有渗液。未破损处皮损有明显搔抓痕迹。舌暗红，体胖，边有齿痕，苔薄白中后部润滑，脉滑数（86次/分）。

诊断：湿毒疡（水湿久浸，湿郁化热），下肢湿疹。

诊治：化气降浊，清热利湿。

方药：加味二妙散合鸡鸣散。黄柏15g、苍术15g、怀牛膝 12g、薏苡仁 20g、紫苏叶 6g、陈皮 10g、木瓜 10g、防己 12g、吴茱萸 12g、桔梗 10g、忍冬藤 20g、桑枝 15g、水红花子 15g、槟榔 6g。5 剂，取第一煎药液少许，纱布浸药湿敷皮损处。戒酒、忌辣，皮肤尽量避免化学物品刺激。

2019 年 8 月 2 日二诊：周身不适减，体温 36.4℃上下，仍觉头昏、头闷，脘闷泛恶，丘疹、水疱、溃烂均减，皮肤红肿、灼热减轻，双踝至脚微肿但不痒。两腔瘙痒仍甚。舌质暗红，体微胖，水滑白苔，脉滑（78 次/分）。方药：黄柏 15g、苍术 15g、怀牛膝 12g、薏苡仁 25g、木瓜 15g、防己 15g、吴茱萸 12g、桔梗 6g、紫苏叶 10g、陈皮 15g、忍冬藤 20g、桑枝 15g、水红花子 15g、槟榔 6g、滑石 20g、土茯苓 15g。10 剂，煎服法同前。

10. 下肢静脉栓塞

邓×，女，71 岁，2019 年 5 月 26 日初诊。

主诉：右下肢忽然肿胀灼痛、逐渐加重 3 天。

患者 3 天前无明显原因，于下午 3 时许忽然感觉右下肢胀痛不适，很快出现下肢肿胀，明显疼痛，不能正常走路，至次日上午右脚不能着地。当地医生诊为"风湿热"。与服奈普生、洛索洛芬纳，疼痛似有缓解。于今日上午肿胀困痛更增，遂去当地人民医院风湿免疫科就诊，安排彩色多普勒超声检查，结果示：左下肢静脉管腔清晰，内壁光滑，连续性好，腔内无回声、透声好。探头加压后管腔容易压扁。血流信号、屏气后短暂返流信号良好。右下肢髂－股静脉处示：管腔增宽，管腔上下约 4cm 显示充盈缺损。强弱不等的实性回声充填。探头加压血管腔不易压扁。彩超报告：右下肢静脉栓塞（中度）。嘱"已过了溶栓的最佳时机"。予服阿司匹林、右旋糖酐，维生素 K_3 肌注，患者犹豫。来门诊要求服中药治疗。查：患者扶杖来诊，肥胖体形（75kg）。整个右腿肿胀（双膝上 10cm 处围长：右 61cm，左 52cm。双踝上 5cm 处围长：右 36cm，左 32cm。），膝盖以上皮肤深红，胫以下及脚部皮肤渐显紫青。双下肢肤温对比，右腿偏热但不灼热。无明显寒热，少汗。右下肢沉重困痛，至夜不能入睡。纳正常，大便利，尿常不适或尿频、尿急。平时无明显病痛。舌质暗红，边有齿痕，苔薄白润，舌下静脉瘀滞，脉弦缓（64 次/分）。

诊断：股肿（湿热下注，瘀阻经脉），下肢静脉栓塞。

诊治：清热利湿解毒，益气活血通络。

方药：透脓散合加味二妙散。生黄芪 25g、炮甲珠（研冲）4g、当归 15g、川芎 15g、皂角刺 18g、黄柏 15g、苍术 15g、薏苡仁 20g、川牛膝 12g、桑枝 20g、忍冬藤 20g、木瓜 15g、防己 15g、槟榔 6g、水红花子 15g、土鳖虫 10g、水蛭 10g。6 剂，水煎，两日 3 剂，频服。

2019 年 5 月 31 日二诊：右腿肿胀松减，疼痛减轻，行走较前方便。初诊方 10 剂，两日 3 剂，频服。

2019 年 6 月 10 日三诊：行走方便，右腿近 3 天没疼，肿胀基本消退，右股及脚部皮肤基本正常，但右腿肤色仍深。双膝上 10cm 处围长：右 54cm，左 51cm。双踝上 5cm 处围长：右 33cm，左 31cm。方药：生黄芪 25g、皂角刺 20g、当归 15g、川芎 12g、黄柏 15g、苍术 15g、薏苡仁 20g、川牛膝 12g、桑枝 20g、忍冬藤 20g、木瓜 15g、防己 15g、水红花子 15g、土鳖虫 6g、水蛭 6g、白豆蔻 6g。10 剂，日 1 剂。嘱患者必须坚持服汤药两月以上，再制丸巩固。

按

　　下肢静脉栓塞须按急诊处置，无奈于医生的阅历或患者无知，常被错过最佳"溶栓"期。如果能及时就诊，及时诊断，还是"溶栓疗法"最好，不拘中西，患者疗效至上。如果错过时机或出现溶栓后遗症状，处方中药疗效理想。本例患者就是先依风湿热治疗，耽误了最佳溶栓期，但是施以上方终于痊愈。笔者经治几例，处方都是透脓散合加味二妙散，方中炮甲珠价昂货稀，我们现在都加重皂角刺用量以替代之。

11. 股四头肌肌腱炎

康×，男，41 岁，泥瓦工，2020 年 4 月 6 日初诊。

主诉： 左膝上肿胀疼痛 3 月、加重 3 天。

　　患者回忆，3 月前做建筑模型，左股中段碰伤，但不红不肿，未介意。嗣后逐渐发现左膝上方肿痛不休，近几日又因工期紧，施工紧张劳累，肿痛明显加重，影响行走、劳动。休息后疼痛可以减轻，但又感患处肌肤麻木，活动僵硬。昨天在当地人民医院先做 X 线片示：骨质无异常。又做磁共振，诊断为"股四头肌内侧肌腱炎"。无明显寒热，少汗，纳正常，口干不喜饮水，大便利，尿常黄。查：体壮，健康，左膝内上侧红肿，6cm×4.5cm，触之灼热，压痛（＋）。质地坚韧无波动感。平卧伸腿屈膝活动自如，但不能负重行走。舌暗红，苔薄黄，脉弦滑（84 次/分）。

诊断： 股肿（血瘀经脉，湿热留驻），左侧股四头肌肌腱炎。

诊治： 益气活血通脉，清热利湿通络。

方药： 透脓散合加味二妙散。生黄芪 20g、皂角刺 20g、当归 15g、川芎 12g、黄柏 15g、苍术 15g、川牛膝 12g、薏苡仁 20g、桑枝 25g、忍冬藤 20g、木瓜 15g、防己 15g、水蛭 6g、土鳖虫 6g、水红花子 15g。10 剂，水煎，日 1 剂，空腹服。

2020 年 4 月 19 日二诊： "血肿"消二分之一许，左膝上肿胀明显减轻，感觉憋胀但不疼，行走仍感不便，劳作到下午则仍酸痛。纳正常，二便利，余无他苦。遵法：生黄芪 20g、皂角刺 20g、当归 15g、川芎 12g、黄柏 15g、苍术 15g、桑枝 25g、忍冬藤 20g、木瓜 15g、防己 15g、川牛膝 12g、薏苡仁 20g、水蛭 6g、土鳖虫 6g、水红花子 15g，10 剂，水煎，日 1 剂，空腹服。

按

股四头肌肌腱炎于外科是个常见病、多发病。症状轻，时间短者，局部理疗外敷可愈。症状重、病程长的用中药透脓散合加味二妙散改汤多能痊愈。

12. 骨关节炎

薛×，男，57岁，2019年8月21日初诊。

主诉：双膝僵困疼痛1年。

患者1年前先感下肢僵直，活动不灵活，渐觉双膝困痛，晨起明显僵困，行走活动后僵直困痛缓解，但不能多走负重，多走担挑则困痛加重。近1年来气候变化，换季、变天时困痛僵直则加。双胯僵硬不适，双踝不疼。坐床双腿下垂活动则双膝关节似有摩擦音。双膝关节肿大，左膝明显，触痛（±）。双脚常热，双足底灼热晚上明显，易汗。纳正常，大便利，尿常黄。体胖（体重75kg）。舌暗红，边有齿痕，苔薄黄，脉弦滑（82次/分）。曾化验血常规、血沉，均在正常范围，风湿系列阴性。做磁共振：双膝关节软骨中上部分缺损，半月板中度变形，关节腔积液左膝关节明显，左膝关节间隙不对称。诊断为"骨关节炎"。骨科建议：对症保守治疗。如症状不能控制则行"关节置换手术"。

诊断：痹证（肾不主骨，湿热壅滞，闭阻经络），骨关节炎。

诊治：清热利湿通络，益气活血止痛。

方药：透脓散合加味二妙散。生黄芪 20g、川续断 20g、皂角刺 15g、当归 15g、川芎 12g、黄柏 15g、苍术 15g、薏苡仁 20g、怀牛膝 15g、桑枝 15g、木瓜 15g、防己 15g、忍冬藤 20g、地龙 6g、土鳖虫 6g。10 剂，水煎，日 1 剂。

2019 年 9 月 4 日二诊：近日下肢僵直有减，双膝关节困痛稍轻，"晨僵"亦松，行走稍有轻快，仍不能多走担挑。拟制丸长期服用：炙黄芪 100g、皂角刺 120g、当归 75g、川芎 60g、川续断 200g、黄柏 60g、苍术 75g、炒薏苡仁 100g、怀牛膝 60g、木瓜 75g、防己 75g、忍冬藤 100g、水蛭 30g、地龙 30g、土鳖虫 30g。共研制蜜丸，每丸重 9g。日 3 次，每服 2 丸，1 月后减为日 3 次，每服 1 丸，坚持服药半年以上。

按

骨关节炎临床治疗方案很多，基本大法从补肾祛风、活血通络论治。我们是在治疗下肢湿疹、掌跖角化症的过程中发现，从湿热蕴滞施治疗效显著。本病属于退行性病变，更多见于工农阶层，所立治疗措施是先予汤药，取效后制丸多服，起码半年以上疗程，完全可以避免手术之苦，不需要"置换关节"。

13. 痛风

问×，男，27 岁，2019 年 9 月 14 日初诊。

主诉：左足第一趾红肿剧痛又发 10 小时。

患者 18 岁后经常喝酒，暴饮暴食，致体胖超重（身高

172cm，体重86kg）。从前年春节后每天饮酒划拳，于元宵节下午忽然左足剧痛不能忍，急诊去当地人民医院，查血尿酸680μmol/L。拟诊为痛风。医嘱：多饮水，戒酒，尽量不吃豆制品。予服洛索洛芬钠、非布司他，疼痛很快缓解。遵医嘱又做加强CT示：左跖趾关节上下可见不均匀的斑点状高密度像，疑似"痛风石"，未见骨质不规则改变。从此注意节食、戒酒，不吃豆制品。今年中秋晚上朋友相聚，嬉戏热闹，"开怀畅饮"，深夜回家即感左脚第一跖趾处疼痛，晨起痛剧，红肿灼痛，放射至内踝，扶杖来诊。痛苦病容，连连呼痛，查：左脚跖趾上下深红微肿，不能触碰，患处皮肤灼热。自觉无明显寒热，动则易汗，体温36.7℃。纳好但节食，体重75kg。大便日解一两次，尿常黄但无不适。眠多，常打鼾。余无他苦。舌暗红、胖，边有齿痕，苔薄黄，水滑，脉滑（84次/分）。

诊断：痹证（湿热交蒸，经脉郁闭），痛风。

诊治：清热利湿，活血通络。

方药：透脓散合加味二妙散。生黄芪20g、皂角刺15g、当归15g、川芎15g、苍术15g、黄柏15g、薏苡仁20g、川牛膝15g、桑枝20g、忍冬藤20g、木瓜15g、防己15g、水红花子15g、水蛭6g、地龙6g、土鳖虫6g。3剂，水煎，日1剂，空腹服。

2019年9月18日二诊：服药3天后红肿热痛均减，今日来诊已不疼。遵原法增利湿逐寒之味：生黄芪20g、皂角刺 15g、当归 15g、川芎 15g、苍术 15g、黄柏 15g、薏苡仁 20g、川牛膝 15g、桑枝 20g、木瓜 15g、防己 15g、水红花子 15g、忍冬藤 20g、吴茱萸 10g、槟榔 10g、地龙 6g、水蛭 6g。20 剂后化验血尿酸。

> **按**
>
> 痛风的治疗原则是，发作期患者局部表现是红肿热痛，我们当从湿热论治，处方如上。静止期则以寒湿论治，代表方是附子汤。该患者红肿热痛消减则加吴茱萸、槟榔祛除寒湿，到静止期时仍宜附子汤从本治疗。

小结：手足皲裂、掌跖角化症、掌跖脓疱病、脚癣感染、下肢湿疹、下肢静脉栓塞、股四头肌肌腱炎、附睾炎、下肢关节炎、痛风发作，还有股癣、阴囊湿疹……这些病的共同发病部位在下，而湿性重浊趋下；湿留日久与内热交炽，湿郁亦可化热。湿热壅滞，因虚而聚，变生疮疡肿毒而引起湿热病。以上病案从西医诊断是多种疾病，而它们的共同病因病机是：湿热壅滞，血脉瘀阻。因此治以益气活血通脉，清热利湿通络。经验效方是透脓散合加味二妙散改汤，都能取得很好的疗效。因此厘定该方案为治疗下焦湿热病的"抓主症"方。

🌀 平淡而不凡的一贯煎

概述 本文通过系统整理《续名医类案》，详细考证了制方人魏之琇，对其处方一贯煎所主 40 多种病证的具体应用进行分析后发现，一贯煎的应用范围远不止教科书中收集的几个病证，并列举病案，旨在阐述一贯煎方证临床应用的广泛性。

一贯煎记载于《续名医类案》卷十八，是清代名医钱塘魏之琇的"看家方"。其方组成：生地黄 18～45g、枸杞子 10～20g、沙参 10g、麦冬 10g、当归 10g、川楝子 5g。

功用 滋阴疏肝。

方证解析 从《中药大辞典》详考：方中生地黄，甘、微苦、寒，入心、肝、肾经，《雷公炮炙论》说其入心、肝、脾、肺四经。《神农本草经》载其功能："主折跌绝筋，伤中。逐血痹，填骨髓，长肌肉。作汤除寒热积聚。"《名医别录》言其："主男子五劳七伤，女子伤中，胞漏下血，破恶血，尿血，利大小肠，去胃中宿食，饱力断绝，补五脏内伤不足，通血脉，益气力。"见前贤论述，可知生地黄不是一个简单的滋阴凉血药，所以魏氏立其为主药、君药。枸杞子，甘、平，入肝、肾、心经。其功滋肾，润肺，补肝，明目。用于肝肾阴亏证。当归，入心、肝、脾经。其功补血和血，调经止痛，润燥滑肠。治月经不调，经闭腹痛，风湿痹痛，跌仆损伤，痈疽疮疡等。《本草正》说，当归补血行血，"补中有动，行中有补，诚血中之气药，亦血中之圣药也。"《日华子本草》载：当归"治一切风，一切血，补一切劳，破恶血，养新血及主癥癖。"沙参，味甘、微苦、微寒，归肺、胃经。其功养阴清热，润肺化痰，益胃生津。麦门冬，甘、微苦、寒，入肺、胃、心经。功能养阴润肺，清心除烦，益胃生津。治疗肺燥干咳，吐血，咯血，肺痿，肺痈；虚劳烦热，消渴；咽干口燥，便秘。川楝子，苦、寒，入肝、胃、小肠经。功能除湿热，清肝火，止痛、杀虫。治热厥心痛，胁痛，疝痛。《本草求真》载：川楝子治淋病茎痛引胁，遗精，积聚；诸逆冲上。《方剂学》载：一贯煎治疗肝肾阴虚，肝气郁滞，症见胸脘胁痛，吞酸吐苦，咽干口燥，舌红少津，脉细弱或虚弦。亦治疝气瘕聚。方中药只六味，功能主治简约，看似平淡无奇，故常被学者忽略。

　　笔者早年在北京中医药大学进修学习时，协助恩师鲁兆麟教授整理历代医案，首先是《名医类案》《续名医类案》。笔者在整理《续名医类案》的过程中发现，魏之琇不仅仅是撰编了《续名医类案》，而且把自己修治的以一贯煎为主的验案收入书中，于是回来后再次进行了研读整理。该书中共收集魏氏医案106例，其中由肝肾阴虚而致，使用一贯煎的就有96例，这96例中用地黄96次、枸杞86次、麦冬65次、沙参51次……可以看出魏氏守方守法的原则性，立法处方的稳定性，认定肝肾阴虚，即处方一贯煎不变。治疗范围不是简单的胸脘胁痛，疝气瘕聚，所涉病证40多种，如厥证、热病误治、经期外感、痢疾、泄泻、呕吐、咳嗽、头痛、疟、消渴、黄疸、劳伤、吐血、衄血、便血、痿证、噎膈、反胃、哮喘、呃逆、自汗、视昏、失明、鼻渊、失音、胁痛、腰痛、疝气、倒经、崩漏、半产、难产、胎动、胎漏、胞衣不下、虚劳、乳痛、乳痈、血虚发狂、麻疹、疳积、悬痈、恶疮等。为什么所涉病证众多，处方却一贯煎统治？因为一贯煎的功能是滋阴疏肝，是肝病的主方。魏氏认为："肝木为龙，龙之变化莫测，其于病也亦然，明者遇内伤症，但求得其本，则其标可按藉而稽矣。此天地古今未泄之秘，《内经》微露一言曰'肝为万病之贼'六字而止。似圣人亦不欲竟其端矣，殆以生杀之柄不可操之人耳。"并且慎重地告诫后学："余临症数十年乃始获之，实千虑之一得也。世之君子其毋忽诸。"换成白话，即是说肝木对应青龙，而龙之变化无穷，是不可预知的，把它移到临床病证上也是这样的，肝失疏泄、柔和，则什么病都能引起。医理精深的人，遇到内伤杂病，首先从肝立法处方，所有病证就可迎刃而解了。这是自古以来不轻易泄露的秘典，在《黄帝内经》里也是只提了六个字：肝为万病之贼，提出千变万化的病证是由肝引起的。那为什么没有明确指出来呢？大概是决定人生

死的关键点不能随便由人掌握吧。笔者也是在几十年的临证
历练中偶然发现的，请各位学者千万不要忽略。清代医家林
佩琴于《类证治裁》中也提出：肝属木，性主升散，喜条
达，不能让其郁滞不畅，如果瘀滞不通则肝经气横决，可以
引起哕逆、嗳气、胸胁支撑、胃脘胀痛、疝气。火附于木，
木郁则化火，肝火冲激，可见吞酸胁痛、癫狂、失血。风依
于木，木郁则可化风，肝风震动可以引起眩晕、中风、半身
不遂……所以说"诸病多自肝来"，即很多病都是由肝引起
的。叶天士于《临证指南医案》具体论述了"肝者，将军
之官，相火内寄，得真水以涵濡，真气以制伏，木火遂生生
机，本无是症之名也。盖因情志不舒则生郁，言语不投则生
嗔，谋虑过度则自竭。斯罢极之本，从中变火，攻冲激烈，
升之不熄为风阳，抑而不透为郁气，脘胁胀闷、眩晕、猝
厥、呃逆、淋闭、狂躁、见红等病由是来矣。古人虽分肝
风、肝气、肝火之殊，其实同是一源"。林氏、叶氏不仅详
细论证了肝木为病的广泛性，并且归纳指出：肝气、肝风之
所以为病，都是由于"肝本失其常性，从中变火，攻冲激烈
而然"。究其肝病都是火动之由，是因"相火附木"之故，
所以相火易激者，是因真水不能涵木所致，故魏氏皆以"滋
水涵木"一法统之。细考魏之琇生活的年代，正是"乾嘉
盛世"，人民生活比较安定，凡和平时代，情欲为病者多。
情郁则火生，欲动则火妄，精血因之暗耗，相火因之亢奋。
所以魏氏指出："近代病人类多阴分不足，上盛下虚者十居

九焉。"魏氏所论病证，所列病案，均是内伤杂病。

我们从以上论述可以明白魏氏立方的来龙去脉，因为"相火附木"，因此潜火必须滋肝，而"乙癸同源"就是肝肾同源，滋水即能涵木，所以处方一贯煎滋补肝肾最宜。如上所述，地黄的功用是生精血，填骨髓，长肌肉，补五脏不足。缪仲淳说地黄是"补肾家之要药，益阴血之上品"。地黄更能逐血痹，除积聚，疗折跌绝筋，妇人中伤。所以方中重用地黄到三五十克为君。还有一味药是川楝子，按照推理，方中离不开川楝子，但是在魏氏医案中则极少用之，多是用瓜蒌仁解郁疏肝。细考瓜蒌仁，其能解"一切燥热郁热逆于气分，食痰积垢滞于中脘，凡属有形无形，在上者可降，在下者可行"。依魏氏的实际应用情况，应当易川楝子为瓜蒌仁。一贯煎所主证治还远不止以上 40 多种病证。只要符合用药指征：手足易热，常有"肝掌"，即大小鱼际发红发赤，不怕冷。至夜咽干舌燥。舌暗红，或有瘀斑，舌苔多见乏津，舌下静脉瘀滞。脉弦、脉弱（魏氏病案中有脉象记载的共 65 处，弦脉 40 处，洪脉 4 处，虚弱脉 20 处，疾脉 1 处。当以弦脉、弱脉为主）。只要有这些治疗指征，一切内妇儿皮杂病，甚至疮疡肿毒均可处方一贯煎。本方之所以命名为一贯煎，是因为"肝为万病之贼"，本方当然是治疗万病之宗，魏氏故取《论语·里仁》篇所论"吾道以一贯之"之意。请学者细考陈士铎《辨证奇闻》便知，陈氏对一贯煎的临床应用更是发挥得淋漓尽致，也可能是魏氏受陈士铎影响。现代人有两大群体：其一，酗酒成风，恣食生冷。所以参附、术附、五苓适宜。其二，安逸忧思，恣情纵欲，致"阴分不足，上盛下虚"。此类患者自当从一贯煎寻治。

一贯煎的临床应用：魏之琇使用一贯煎的96则医案，请大家详读《续名医类案》。下文列举几则我们在临床应用一贯煎的病例。

病案讨论

1. 水蛊（肝硬化腹水）

王×，男，59岁，1994年3月13日初诊。

主诉：腹胀，无问饥饱1年，加重2月。

3年前体检发现乙肝"大三阳"，服云芝肝泰、护肝片、联苯双脂1年，连续化验3次肝功正常，乙肝五项"小三阳"，遂停药至今。去年春节后常有腹部憋胀不舒，食后明显，余无他苦。今年春节期间饮食不注意，间断喝酒，每次三五两不等。腹胀明显，有时腹痛，食欲差，近2月明显乏困，周身不适，腿沉。消瘦，体重56kg（1年前74kg或以上），咽干常渴但不能多饮水，饮多则腹胀更甚。偶有发热，汗少，大便一两日一解，尿利常黄，稍食多则气沉。面黄暗，面部蜘蛛痣不明显，巩膜不黄。舌暗红，苔薄白，舌下静脉瘀滞，双手小鱼际深红，脉弦（78次/分）。平卧肝下缘未触及，轻度蛙状腹，叩诊距脐三指处浊音，随体位而移动变化。腹壁静脉曲张不明显，脐不突出。腹围 86cm，下肢水肿（+）。

B 超示：右肝上下径 65mm，左肝 44mm×45mm，门静脉主干 10mm，肝脏形态失常，体积缩小，边缘锐利，实质回声不均匀，增粗增强。胆囊大小正常，壁厚、毛糙，约 5mm，肝内外胆管不扩张。脾厚径 36mm，长径 127mm，形态失常、增大。包膜光滑，实质回声均匀。腹腔见大量液性暗区，深约 75mm。内透声好。

CT 平扫：肝脏体积缩小，表面凹凸不平，呈波浪状。各叶比例失调，肝门、肝裂增宽，肝实质密度不匀，肝内外胆管无扩张。脾脏体积增大，下缘低于肝脏。

化验：血常规：白细胞 $4×10^9$/L，血红蛋白 110g/L，红细胞 $4.0×10^{12}$/L，血小板 $100×10^9$/L，余（-），尿常规（-），大便隐血（+）。

肝功：丙氨酸氨基转氨酶 46U/L，天门冬氨酸氨基转氨酶 48U/L，碱性磷酸酶 80U/L，总蛋白 42g/L，白蛋白 32g，球蛋白 38g，血清总胆红素 12mg/L，直接胆红素 6mg/L，间接胆红素 9mg/L，甲胎蛋白 15ng/mL，凝血酶原时间 16 秒，前白蛋白 20μg/dl。乙肝五项："小三阳"。

诊断：水蛊（肝肾阴虚，水血互结），肝硬化腹水 2 型。

诊治：滋养扶正，活血逐水。

方药：一贯煎加味。生地黄 30g、枸杞 18g、麦冬 15g、沙参 12g、当归 15g、瓜蒌仁 15g、茵陈 15g、甘遂（研冲）

5g、葶苈子 15g、桃仁 15g、土鳖虫 6g。10 剂，水煎，日 1
剂，分 4 次空腹喝。

1994 年 3 月 26 日二诊：服药第二天小便次数增多，大
便日解三四次，色褐，腹憋胀松解，食欲改善，寒热未发，
咽干口渴减。腹围 82cm。方药：生地黄 30g、枸杞 18g、麦
冬 15g、沙参 12g、茵陈 15g、当归 15g、瓜蒌仁 15g、甘遂
（研冲）6g、葶苈子 15g、椒目 10g、桃仁 15g、土鳖虫 6g。
日 1 剂，分 4 次空腹喝。

1994 年 4 月 28 日三诊：上午去当地人民医院 B 超查：
右肝上下径 65mm，左肝 43mm×46mm，门静脉主干 10mm，
肝脏形态失常，体积缩小，边缘锐利，实质回声不均匀，增
粗增强。肝内外胆管不扩张。脾厚径 36mm，长径 127mm，
形态失常、增大。包膜光滑，实质回声均匀。腹腔液性暗
区，深约 32mm。内透声好。共服中药 30 剂，食欲好，饭后
腹胀不明显，精神好有力，下肢水肿（±）。咽干、不渴，
体重 57kg。舌暗红，苔薄白少津，脉弦。原方继服 30 剂。

1994 年 6 月 7 日四诊：6 月 6 日 B 超示，与上次 B 超结
果对比，肝、胆、脾无明显变化，少量腹水。

化验肝功：丙氨酸氨基转氨酶 36U/L，天门冬氨酸氨基
转氨酶 36U/L，碱性磷酸酶 60U/L，总蛋白 56g/L，白蛋白
45g，球蛋白 48g，血清总胆红素 8mg/L，直接胆红素 4mg/L，
间接胆红素 6mg/L，甲胎蛋白 15ng/mL，凝血酶原时间 18 秒，
前白蛋白 25μg/dl。乙肝五项："小三阳"。

食欲正常，精神好，寒热未发，咽干燥很少。下肢水肿（–）。小鱼际"肝掌"仍明显，舌暗红，苔薄白，舌下静脉瘀滞有减，脉弦。体重 59kg，腹围 82cm。嘱咐戒酒，节制饮食，少盐。制丸服：生地黄 300g、麦冬 150g、当归 150g、枸杞 200g、沙参 120g、瓜蒌仁 150g、桃仁 200g、鳖甲 300g、土鳖虫 80g、甘遂 100g、白芥子 150g。细研制成蜜丸，重 9g/丸，日 3 次，每服 2 丸，空腹服。服 1 个月后无不适，减为日 3 次，每服 1 丸。坚持服药 1 年以上。

按

肝硬化腹水，中医名为水蛊、臌胀。总体治则为"活血利水"，问题是长时间的利水，反复地发作，一个共同的不良反应就是伤阴伤气。我们在初次治疗水蛊时，重点是活血化瘀、利水逐水。病程后期或水蛊复发者，即施以滋水涵木、活血利水之治，远期疗效理想。也有一部分患者是中虚气伤，元阳不振的，可见食欲不振，神疲乏力，头晕心悸，畏寒肢冷，尿少便溏，舌胖暗淡，脉缓或细。笔者处方十补丸重加鹿茸，合控涎丹。

2. 崩漏（功能性子宫出血）

石×，女，38 岁，教师，2010 年 4 月 13 日初诊。

主诉：月经 24 天即行，血多夹块 11 天。

近 1 年来每次月经提前，月经周期 21~26 天。经期 7~14 天不等。此次经血量多、色暗红，11 天不休，常夹血块，昨天以来血更多，自觉血热、外阴不适。尿少不畅，大便利。咽燥口干，纳好，心情不舒，眠不实，多梦，手足热。面少泽，皮肤干燥，舌暗红，苔薄白少津，脉弦大。多次妇科检查，诊为"黄体功能不健，黄体酮分泌不足"，功能性子宫出血。

诊断：崩漏（肝肾阴亏，相火妄行），功能性子宫出血。

诊治：滋水涵木，凉血止血。

方药：一贯煎加味。生地黄 30g、熟地黄 30g、枸杞 30g、炒酸枣仁 20g、沙参 15g、麦冬 20g、当归 25g、川楝子 10g、益母草 30g、荆芥穗炭 10g、砂仁 8g。水煎，日 1 剂，空腹喝。

2010 年 4 月 20 日二诊：服 5 剂，经血干净第三天。B 超查：子宫大小约 53mm×47mm×56mm，形态规整，肌层回声尚均匀，内膜厚 12mm，宫内少量积液。附件（－）。手足热，咽干心烦，头昏乏力，纳好，大小便正常。腰酸困。带少，色黄，有味。双睑淡红，舌暗红，苔薄白少津，脉弦大。血虽止，B 超内膜仍厚，遵原法，增扶正固本：

生地黄 30g、熟地黄 30g、枸杞 30g、麦冬 20g、沙参 12g、当归 25g、瓜蒌仁 15g、炒酸枣仁 25g、益母草 30g、丹参 25g、砂仁 6g、白豆蔻 6g。10 剂后化验血红蛋白，B 超检查子宫内膜。

按

用药后崩漏止，但患者睑淡红贫血，月经后内膜仍厚。处方生熟地黄、枸杞子滋补肝肾，魏氏曰"无力之家可代人参"扶正，促使贫血恢复。丹参、益母草活血止血调经则子脏自然复原，崩漏方可长治久安。并嘱咐患者于下次月经来潮后第三天复诊，连续调理3个月经周期方可。

3. 失眠

刘×，男，59岁，干部，2006年5月7日初诊。

主诉：近10年来常有睡少、失眠，多方用药不愈，连续三五天失眠则头昏头闷，心烦易怒，手足时热，肤干少汗，咽干口燥，纳正常，大便利，小便常黄，身高172cm，体重68kg。舌暗红，苔薄黄少津，舌下静脉瘀滞，脉弦，双关有力（78次/分）。

诊断：不寐（肝肾阴虚，心肾不交）。

诊治：滋水涵木，交通心肾。

方药：一贯煎。生地黄30g、枸杞15g、麦冬15g、沙参12g、当归12g、丹参20g、川黄连6g、官桂5g、炒栀子12g、薄荷（后下）6g。7剂，水煎，日1剂，空腹喝。

2006年5月16日二诊：服药第二天晚上睡7小时许，后来这几天都超过6小时，神情安静，笑曰：从来没有睡过这样舒服的觉。方既效，上方改为两日 1 剂，10 剂。

按

　　受"肝为万病之贼"的启发，笔者于临床用一贯煎合桃核承气汤、透脓散，攻治大病顽疾，如慢性淋巴细胞瘤、肺癌、肝癌、乳腺癌、胸腹腔内多种肿瘤，早期能理想地控制病情的发展，化疗、放疗后能很好地控制病情，消除症状，帮助体质恢复，提高生存质量，延长患者生命。但是笔者积累的病案太少，只能是初步探究而已。这就是笔者重视研究一贯煎的动机所在。特别提出这些不成熟的经验，为的是激发大家一起探讨研究。

古方今用——荆防败毒散

概述 依据《医学正传》组方，人参败毒散加荆芥、防风即是荆防败毒散，在人参败毒散治疗时疫感冒的基础上还用于治疗疮疡肿毒。笔者通过多年的研究发现：该方不仅仅可治疗时疫感冒、疮疡肿毒，对儿童多动症、儿童发育迟缓、儿童后天口吃、带下病，也都有很好的疗效。

方证解析 人参败毒散，又名败毒散、十味散，方出《太平惠民和剂局方》。

【组成】柴胡、甘草、桔梗、人参、川芎、茯苓、枳壳、前胡、羌活、独活各三十两（各等分）。共为粗末，每服二钱（6~10g），加生姜、薄荷各少许，水煎。寒多热服，热多寒服，不拘时。

【功效】益气解表，祛风散寒除湿。用治伤寒时气，头项强痛，壮热恶寒，身体烦疼，及寒壅咳嗽，鼻塞声重，风痰头痛，呕哕寒热。钱乙于《小儿药证直诀》治疗小儿感受风寒湿邪：恶寒壮热，头项强痛，肢体酸痛，无汗，鼻塞声重，咳嗽有痰，舌苔白腻，脉浮数而重按无力（所述这些症状是针对儿科患者）。现在常用于年老体虚、产后、病后正气未复、脾胃素虚而感风寒湿邪即气虚外感，脉浮而虚者，归扶正解表剂。荆防败毒散出自《医学正传》，即人参败毒散加荆芥、防风共十二味等分，每次各用5～10g，水煎服。其功疏风解表，败毒消肿，治疮疡时毒，肿痛发热，左手脉浮数。《摄生众妙方》亦载本方，但少人参一味，功治相同。依虞天民《医学正传》所载，人参败毒散加荆芥、防风，用治疮疡肿毒，其人亦当是气虚体质。

我们在临床上治疗"肠胃型感冒"，遇平素健康体质选藿香正气散，若是平素中气不足，"消化不良"的体质患肠胃型感冒，就选败毒散。受钱乙之影响，临床上常用于治疗儿童外感病。但是，无论古今医家，均没有论及用本方治疗儿童多动症、儿童后天口吃、发育迟缓、带下病的。下面我们"以案说法"进行讨论。

病案讨论

1. 儿童多动症

贺×，男，8岁，2018年8月24日初诊。

主诉（代）：躁动不安、挤眉弄眼7个月。

孩子从今年春节以来躁动不安，坐不住，后来不能安心完成作业，上课乱动不注意听课，老师反复纠正训导，毫无改正，学习成绩明显下降。双眼眨动不休，挤眼吸鼻，喉中吭哈不休。右肩耸动，左腿故意抖动，刚刚纠正，稍停片刻又动。纳不匀，饭桌上也不能安静，一贯"消化不良"，身体消瘦，身高 124cm，体重 19.5kg。就诊时孩子坐不住，无目的性动作不休，双睑频繁眨动不能停。搐鼻吭哈。耸肩抖腿可以制止。无明显寒热，少汗，偶有腹痛、腹泻，近日大便日解一两次。尿频，一般连一节课都坚持不下来，经常尿裤子。睡眠安稳。面黄皮燥，舌淡红，苔薄白润，脉细，双关滑（88 次/分）。三次分别去北京、山西省某三甲医院，均诊为"儿童多动症"。服托莫西汀、可乐定、阿立哌唑等精神抑制、兴奋剂期间诸症可以缓解，但停药后即发。

诊断：多动症（风寒湿邪困脾）。

诊治：祛风通络，散寒除湿，健脾宁神。

方药：荆防败毒散。荆芥 10g、防风 10g、生晒参 6g、炙甘草 6g、茯神 6g、川芎 6g、羌活 6g、独活 6g、柴胡 10g、桔梗 6g、前胡 6g、枳壳 8g、全蝎（切碎）4g、薄荷 5g、白豆蔻 6g、生姜 10g。5 剂，水煎，日 1 剂，分 4 次服。医嘱：忌冷饮、冷食，冷风直吹。

2018 年 8 月 31 日二诊：耸肩、抖腿停止，搐鼻挤眉稍减，仍有吭哈不停，情绪稍显安静，纳仍差，大便偏干，一两日一解。方药：荆芥 10g、防风 10g、生晒参 6g、炙甘草 6g、茯神 6g、川芎 6g、羌活 6g、独活 6g、柴胡 10g、桔梗 6g、前胡 6g、枳壳 8g、全蝎（切碎）4g、薄荷 5g、白豆蔻 6g、大黄 3g、甜叶菊 2g。10 剂，水煎，日 1 剂。

2018 年 9 月 15 日三诊：情绪安静，家长激动地说"近来孩子很听话"。耸肩、抖腿再未发生，偶有吭哈，但自己可以控制、挤眉、眨眼、搐鼻再未发，饭量可以，也不乱吃东西。这两天完成家庭作业也比以前快了很多。方药：荆芥10g、防风10g、生晒参8g、炙甘草10g、茯神12g、川芎10g、羌活10g、独活10g、柴胡12g、桔梗10g、前胡6g、枳壳10g、全蝎（切碎）5g、薄荷5g、大黄3g、白豆蔻6g、甜叶菊2g、生姜10g。10剂，两日1剂。

2. 儿童多动症

庞××，男，7岁，2018年9月4日初诊。

主诉（代）：精神分散、眨眼耸肩3个月。

患儿入夏以来精神懒散，暑假作业虽经家长督促说教，终没能完成。双睑频繁眨动，搐鼻伸舌不停，固定往右边扭头动作，家长提醒稍停，移时又扭。语言问答时心不在焉，记忆模糊，有时连吃过什么东西都不能肯定地回答。双手无目的性动作不停。与人交流不配合，无端吼叫，或无故秽语骂人。一贯纳差食少，或有呕恶，很少喝水。大便一两日一行，不干，尿常黄。无明显寒热，少汗。先后去山西、北京多家三甲医院，均诊为"儿童抽动秽语综合征"。现在仍服盐酸哌甲酯、阿立哌唑。但上述症状无明显改善。舌暗红，苔薄白微腻，双关脉细滑（84次/分）。

诊断：多动症（风寒湿困脾，湿浊蒙蔽清窍），儿童抽动秽语综合征。

诊治：祛风散寒，化湿开窍。

方药：荆防败毒散合苏合香丸。荆芥10g、防风10g、生晒参 6g、炙甘草 6g、茯神 10g、川芎 6g、柴胡 15g、前胡 6g、桔梗 6g、羌活 6g、独活 6g、枳壳 8g、白豆蔻 6g、生姜 10g。水煎，日 1 剂。苏合香丸 1/2 丸，日 2 次，共 5 天，令停服西药。戒冷风、冷食、冷饮。

2018 年 9 月 13 日二诊：精神较前好，神志稍安，近两天没有骂人。不自主扭头、揹鼻、眨眼稍减，睡眠好。饭量有加，恶心、呕吐未发。方药：荆芥 10g、防风 10g、石菖蒲 10g、生晒参 6g、炙甘草 6g、茯神 10g、川芎 6g、柴胡 15g、前胡 6g、桔梗 6g、羌活 6g、独活 6g、枳壳 8g、白豆蔻 6g、生姜 10g。10 剂，水煎，日 1 剂。苏合香丸 1/2 丸，日 1 次，10 天。

2018 年 9 月 28 日三诊：家长喜告说学校老师说孩子近来表现很好，作业基本能按时完成。偶有不自主往右扭头，揹鼻止，咽部吭哈极少发，眨眼基本正常。吃饭可以，不挑食，不骂人，精神情绪正常，能够完成家庭作业。舌暗淡红，苔薄白润，脉细滑。停服苏合香丸，再予 9 月 13 日处方 10 剂，两日 1 剂，必须坚持服完。

按

　　本病临床上习惯称为儿童多动症，全称是"儿童注意力缺陷多动障碍"或"脑功能轻微失调综合征"。西医这样描述：是一种常见的儿童行为异常疾病。这类患儿的智力正常或基本正常，但学习、行为及情绪方面有缺陷，主要表现为注意力不集中，活动过多，情绪易冲动，学习成绩普遍较差，在家庭及学校均难与人相处，日常生活中常常使家长和教师感到没有办法。

多动症的患病率在国内为4%以上，男孩多于女孩（男4~6：女1），早产儿及剖宫产儿患多动症的概率较高，大约在6%以上。常见病因：遗传因素、轻微的脑损伤、大脑发育异常、环境因素等。治疗原则：一是使用中枢神经抑制剂，二是精神调理、家庭教育。但都收不到理想的效果，服用中枢神经抑制剂会影响患儿思维，而且停药后又发。儿科医生推卸责任于家长和老师，嘱咐"心理疏导，行为训练"，其实与家长、老师没多大关系。

笔者在调治儿童"肠胃型感冒、消化不良"时处方荆防败毒散（汤）的过程中发现，该方不仅能调脾胃、治感冒，而且对多动症有效。此以后专用荆防败毒散治疗该病，结果收到了良效。该方不仅仅能临床治愈，而且远期疗效理想。我们也翻过很多资料，这多动症中医应该定个什么证？提法不一。通过多年的临床观察，发现这些患儿在治疗过程中复发或者忽然加重的原因：第一是冷饮，第二是清晨家长用摩托车接送孩子时，让孩子站在座前不戴口罩而引起。风冷、冷饮（寒湿）困脾是主要原因。即风寒湿邪困脾，脾阳因之失运，不能统主四肢肌肉而致肢体肌肉躁动不宁；脾失健运则上扰心神，致人精神、情志不安。处方虞天民的荆防败毒散，祛风通络，散寒除湿，健脾宁神。方中人参理正、扶脾土而鼓舞诸药各司其能：荆芥辛温，入肺、肝、阳明经。其功发表，祛风，理血。《药性论》言其："治恶风、贼风，口面㖞斜，遍身顽痹，心虚忘事，益力添精，主辟邪毒气，除劳，治丁肿。"防风辛甘温，入膀胱、肺、脾经。其功发表，祛风，胜湿。《神农本草经》言其："主大风头眩，恶风，风邪，目盲无所见，风行周身骨劳疼痹，烦满，久服轻身。"《名医别录》言其："主治胁痛，防风头面去来，四肢挛急。"《大明本草》言其主三十六般风。羌活辛、苦，温，入膀胱、肾经。功能散表寒，祛风湿，利关节。《药性论》言："治贼风，失音不语，多痒，血癞，手足不遂，口面㖞斜，遍身顽痹。"《日华子本草》言："治一切风并气，筋骨拳挛……虚损冷气，骨节酸痛，通利五脏。"独活辛、苦，温，入膀胱、肾经。功能祛风胜湿，散寒止痛。《神农本草经》言其主风寒所击。《药性论》言："治中诸风湿冷，奔喘逆气，皮肌苦痒，手足挛痛。"柴胡苦凉，入肝、胆、脾经。功能和解表里，疏肝升阳。《神农本草经》言："主心腹，去肠胃中结气，饮食积聚，寒热邪气，推陈致新。"前胡苦辛凉，入肺、脾经。功能宣散风热，下气消痰。《滇南本草》言："解散伤风伤寒，发汗要药，止咳嗽，引降肝气。"桔梗苦辛平，入肺、胃经。功能开宣肺气，祛痰排脓。《药性论》："除腹中冷痛，主中恶及小儿惊痫。"枳壳苦辛凉，入肺、脾、大肠经。功能破气，行痰，消积。茯苓甘淡平，入心、脾、肺经。功能渗湿利水，益脾和胃，宁心安神。《神农本草经》言其："主胸胁逆气，忧恚惊邪恐悸。"《名医别录》言："善安心神。"川芎辛温，入肝、胆经。功能行气开郁，祛风燥湿，活血止痛。《神农本草经》言其："主中风入脑头痛，寒痹，筋挛缓急。"《日华子本草》言其："治一切风，一切气，一切劳损。"甘草甘平，入脾、胃、肺经。功能和中缓急，润肺解毒，调和诸药。《神农本草经》言其："主五脏六腑寒热邪气。"《日华子本草》言其："安魂定魄。"《药性论》曰其："治惊痫。"生姜辛温，入肺、胃、脾经。功能发表散寒，温中祛湿。薄荷辛凉，入肺、肝经。功能疏风、散热、辟秽、解毒。《唐本草》言其："主贼风，发汗。"综观方药十四味，其功能主治均与多动症病机相吻合，我们归纳得出：人参补气健脾，坐镇中州为君；荆芥、防风、羌活、独活祛风冷，胜寒湿；茯苓、甘草健脾利湿宁神；柴胡疏肝和营与川芎祛血分之风。前胡、桔梗、枳壳宣发行气，助荆、防、

羌、独祛湿下气消痰；生姜温阳化气以利水湿。诸药共
奏祛风通络，散寒除湿，健脾宁神之功。第二例患儿神
志昏昧，精神懒散，是由风寒湿困脾而湿浊蒙蔽清窍所
致，故入苏合香丸豁痰开窍。只要5剂药见效者，坚持
再服20剂许，即可临床痊愈。

3. 发育迟缓

张×，女，4 岁，2017 年 7 月 6 日初诊。

孩子 1 周岁后即发现其学语困难，形体瘦小，步行易
跌，站立不稳。如今已过 4 周岁，语言含糊不清，别人基本
听不懂，走路不稳，仍易摔跌，简单语言沟通困难，经常呆
坐家中，不能与同龄孩子玩耍，经常无目的性地哭闹。饭量
小，每顿饭 1 个馒头，有时也吃不完，不喜欢吃菜。大便
利，易拉肚子。睡眠不稳，易惊。身体瘦小，身高 88cm，
体重 11kg。头发细软发黄，头围 50cm，属正常范围。双眼
对光反射尚灵敏。舌暗淡，苔薄白润，脉细，指纹淡红。曾
于省城、北京多家医院诊为"发育迟缓"。

诊断：小儿五迟（先天禀赋不足，风寒湿邪困脾）。

诊治：壮元扶中，祛寒化湿开窍。

方药：荆防败毒散加味。鹿茸（研冲）2g、生晒参 5g、
石菖蒲 6g、远志 5g、荆芥 5g、防风 5g、炙甘草 5g、茯苓
5g、川芎 5g、柴胡 5g、前胡 5g、羌活 5g、独活 5g、枳壳

5g、桔梗 5g、甜叶菊 2g。10 剂，水煎，两日 1 剂。

2017 年 8 月 2 日二诊：行走步稳，吃饭有加，精神较前活泼，语言进步明显，说话容易辨别，因家住外地，方证合宜，初诊方 30 剂，两日一剂。

2017 年 10 月 7 日三诊：中秋回家探亲，30 剂药基本吃完。孩子步行稳，行走快，语言可以表达清楚，喜欢与人说话。反应不慢，睡觉安稳。饭量增加，今日体重 13.2kg。大小便利。患儿先天禀赋不足是主要原因，欲求佳效，须较长时间服药调治，家长欣然接受，拟方如下：特级鹿茸 30g、生晒参 50g、石菖蒲 75g、远志 75g、炙甘草 50g、茯神 60g、荆芥 50g、防风 60g、羌活 50g、独活 50g、川芎 50g、柴胡 60g、前胡 50g、炒枳壳 50g、桔梗 50g、薄荷 20g、生姜皮 30g、甜叶菊 10g。共研细末，日 3 次，每服 3g，空腹冲服。

按

发育迟缓，是指患儿发育比同龄孩子慢一拍，要是慢"两拍、三拍"者不在本方证讨论治疗范围。此病当属小儿五迟。本病是由先天禀赋不足，致后天脾胃虚弱，风冷寒湿乘虚侵之，脾土虚而被风冷寒湿所困，后天水谷不能正常运化吸收，何以补先天之不足？所以我们治疗"五迟"，当从调理脾胃入手。无明显外邪伤脾者，处方混元丹最宜，该方证另有专题讨论。但是我们在治疗该病的过程中，发现风冷寒湿侵脾者不是少数，特别是年龄大一点的患儿。细究其因，3 岁以内的患儿生活基本不能自理，由家长喂食，自然不会"暴饮暴食、恣食生冷"。3 岁以上者自己会吃会喝，家长稍不注意就暴饮暴食，恣食生冷，衣着不知冷暖，均是常事，因此很容易遭受风冷寒湿伤脾，我们说荆防败毒散的功能是祛寒化湿，就是宜于这样的患儿。病由先后天不足，故以鹿茸壮元阳，人参补充后天，石菖蒲具醒脾安神、化痰开窍之能，是为从本施治。方证合宜时 10 剂药即可见效。遵守原方，先汤后散，坚持用药 1 年以上，患儿可以达到同龄儿童的生活指数。

4. 带下

石×，女，28 岁，教师，2017 年 7 月 24 日初诊。

主诉：大便溏泻、带下量多两年。

患者从小脾胃不好，稍食不慎则腹泻不休，近两年经常感冒，昨日又发，时有寒热少汗，3 天来体温 37.5℃ 左右。肢体酸困，鼻塞身疼，头昏脘闷，干呕泛恶，饮食减少，稍有咳嗽，大便稀软，日解四五次，带下量更加，"不用卫生纸就没办法应付"，带稀似水，无明显异味。舌暗淡红，体微胖，苔薄白腻，脉滑，按之无力。

诊断：感冒（中气虚馁，风寒湿侵）。

诊治：益气解表，散寒祛湿。

方药：荆防败毒散。荆芥 10g、防风 12g、生晒参 10g、炙甘草 10g、茯苓 12g、川芎 10g、柴胡 20g、白前 12g、枳壳 10g、桔梗 10g、羌活 10g、独活 10g、炒黄芩 12g。5 剂，水煎，日 1 剂。

2017 年 7 月 31 日二诊：服药第二天寒热止，体温一直在 36.4℃上下。周身酸痛停，头不昏，脘腹松，大便日解一两次，软便。令患者特别高兴的是，多年带下"基本干净"。为巩固下利、带下不发，继服中药如下：炒荆芥穗 10g、防风 12g、生晒参 10g、炙甘草 10g、茯苓 12g、川芎 10g、羌活 10g、独活 10g、柴胡 20g、白前 12g、枳壳 10g、桔梗 10g、炒黄芩 12g。5 剂，水煎，日 1 剂。

按

　　笔者曾于《新中医》1993 年第一期发表《逆流挽舟与调经止带》一文。以后凡遇中虚气馁，易感纳差，大便稀软，患带下病者，即与虞抟的荆防败毒散（《医学正传》）。该例患者特殊，治疗感冒处方荆防败毒散，竟把多年的带下病治愈。该患者半年后因劳累气恼，带下病又发，径予 2017 年 7 月 31 日复诊方 5 剂又愈。依喻嘉言所论，这也是"逆流挽舟"（《寓意草》）法的具体应用。

　　儿童多动症从西医角度看是个顽固病，但是用中药治疗疗效理想。儿童后天口吃，西医要求语言训练，从现有资料检索，使用中医中药治疗后天口吃的报道极少，但是大部分患儿服用荆防败毒散疗效理想。儿童发育迟缓，虽然有许多价格昂贵的对症西药，但收效甚微。我们于临床上遴选出两张处方：荆防败毒散、混元丹，辨证处方，均疗效理想。上述这三个病都是当今医学研究的难题，但是中医中药能取得疗效，这对我们来说是莫大的鼓励，建议各位同仁能够积极参与，共同探讨，帮助这一弱势群体。

这是某地人民医院主任医师张扣启治疗儿童多动症的两张效方，供各位同仁参考。

案一：患儿，男，5 岁，2019 年 5 月 28 日初诊。小儿抽动症。方药：党参 10g、白术 6g、茯苓 6g、陈皮 6g、半夏 6g、白芍 15g、钩藤 10g、全蝎 3g、炙甘草 5g、僵蚕 6g、菊花 6g、生龙牡各 15g。

疗效：服上方 5 剂，临床治愈。

案二：郭××，男，12 岁，2019 年 7 月 30 日初诊。儿童多动症。方药：天麻 10g、钩藤 15g、石决明 30g、珍珠母 30g、全蝎 5g、僵蚕 10g、白芍 30g、地龙 15g、甘草 10g、大黄 6g、胆南星 10g、菊花 10g、生龙牡各 30g、陈皮 10g。水煎服。

疗效：服上方 30 剂，临床治愈。

颈腰舒通汤

概述　颈腰舒通汤，顾名思义，应该是针对颈椎、腰椎而设，原方出自一位乡村医生郭大成，方由笔者命名。20世纪70年代，基层有位郭医生，专治颈椎病而名扬吕梁西山，慕名前来求治者甚众。出于好奇，临床凡是遇到这类患者，笔者就介绍去找郭医生治疗，并叮嘱患者回来后一定留处方给我。如此，收集了先生的处方20余张，进行了详细的归纳、比对，竟是一张"千篇一律"的验方。后来有机会与这位郭医生交往攀谈，才知该方出自一期《赤脚医生》杂志，具体期刊因其年高而记不清了。这是笔者整理应用的方药：白芍25g、桂枝10g、桑枝20g、木瓜15g、防己15g、威灵仙15g、天麻6~10g、僵蚕10g、炒杜仲15g、狗脊15g、人参6~10g、鸡血藤20g。

颈项困痛加羌活15g、葛根20g，腰背困痛合甘姜苓术汤，因寒发作或加重者合葛根汤。

方证解析　方中白芍味酸、性微寒，其功养血调经，柔肝止痛，平抑肝阳；桂枝味辛甘、性温，可发汗解肌，温通经脉，助阳化气；鸡血藤味苦甘、性温，可活血补血，舒筋活络，治风湿痹痛，肢体麻木；桂枝、鸡血藤与白芍相伍则调和营卫，缓急止痛。桑枝微苦性平，可祛风通络，行水消肿，疏利关节，善于祛风上行；木瓜味酸、性温，可舒筋活络，祛湿除痹，为治筋脉拘急之要药；防己辛苦、性寒，可祛风除湿，利水消肿，清热止痛；威灵仙祛风湿，通经络，用治手足麻痹，痛风顽痹；僵蚕咸辛、性平，其功息风止痉，祛风止痛，化痰散结；炒杜仲甘、温，可补肝肾，强筋骨，并祛风湿；狗脊味苦甘、性温，功能祛风湿，补肝肾，强腰膝，利关节，用治腰疼背僵，肢体麻木，风湿痹疼；人参味甘微苦、微温，可大补元气，补脾益肺，生津养血；天麻气微、味甘、性平，可息风止痉，祛风通络，能治中风手足不遂，筋骨疼痛，风湿痹痛，关节屈伸不利，还具平抑肝阳之能。细考诸药之功：白芍、鸡血藤、桂枝和营养血，缓急止痛；桑枝、木瓜、防己、威灵仙祛风除湿，通络止痛；天麻、僵蚕息风止痉，祛风止痛；骨之有病，责之肾元，肾气虚则骨质松，故取人参、狗脊、杜仲补脾土以壮肾元，从本论治。但急则治标，故以祛风通络、缓急止痛为首要。通过对方中每味药物功效的探究，才明白本方是一首祛风通络、缓急止痛、壮元强筋的良方。处方无论出自谁手，然其组成合理，实验效佳，在20世纪80年代笔者于颈椎病、腰椎骨质增生，就厘定本方为"抓主症"方，一直沿用至今。处方指征是：凡颈椎病、腰椎病，无明显热象者均宜。但是有椎管狭窄、"脊髓型"颈椎病，应该手术的不在此方主治范围。后来还拓展到对骨关节病的治疗。

病案讨论

1. 颈椎病

孙×，男，57 岁，作家，2007 年 9 月 17 日初诊。

主诉：颈项僵直困痛半年，突发右肩胛内侧剧痛并及前臂 4 小时。

患者起早熬夜勤于笔耕，半年前常感颈项部僵直，间发困痛，未予注意。回乡省亲第三天，今晨 6 点起床时忽然感觉右肩胛内侧剧痛并且放射至前臂，疼痛剧烈，不能翻身起床，无奈呼人帮助才起身下床，急来门诊。颈项仍有僵直困痛，右肩胛内剧痛，但抬举、前后运动自如。无意中低头，剧痛又发，并及前臂尺侧，赶快举头端坐，疼痛即有缓解。自觉右上肢沉困多时，但握力正常。平时喜暖，昨天稍有感冒，时打喷嚏，体温 36.7℃。少汗。纳正常，体瘦，口干不喜饮水。大便利，尿时黄。平时常有"胃口病"，因此消瘦（身高 176cm，体重 56kg）。舌质暗红，少有齿痕，苔薄白，脉缓不实（64 次/分）。

诊断：痹证（脾土不运，肾虚受寒），颈椎病。

诊治：祛风通络，缓急止痛，壮元强筋。

方药：颈腰舒通汤合葛根汤。白芍 20g、桂枝 10g、鸡血藤 20g、炙甘草 10g、木瓜 15g、防己 15g、桑枝 25g、威灵仙 15g、狗脊 15g、炒杜仲 15g、生晒参 6g、僵蚕 10g、天麻

10g、葛根 20g、炙麻黄 10g、白豆蔻 8g、生姜皮 8g。3 剂，水煎，日 1 剂，分 4 次服完。医嘱：长期伏案劳作，颈椎必然劳伤。以后平卧去枕，每天坚持用"颈椎枕"1 小时以上。每日做颈椎运动"前俯后仰、左顾右盼"3 次，共 20 分钟以上。

2007 年 9 月 21 日二诊：服药第二天，右臂疼困减轻，发作次数减少，昨天以来基本不疼。颈项明显僵直困痛，转侧不便。心下时有泛恶，纳差。方药：白芍 25g、桂枝 10g、鸡血藤 20g、桑枝 25g、木瓜 15g、防己 15g、威灵仙 15g、生晒参 10g、狗脊 15g、炒杜仲 15g、天麻 6g、僵蚕 6g、葛根 20g、羌活 12g、砂仁 6g、白豆蔻 6g。10 剂，长期坚持颈部运动。

按

这是笔者治疗颈椎病取效最快的一例，因此与患者经常往来，十数年来颈项困痛、臂痛再未发生。

2. 颈椎病

刘×，男，59 岁，会计师，2012 年 10 月 4 日初诊。

主诉：颈项僵直、左臂抽困疼痛 7 年。

患者 7 年前先有颈项部不适困痛，继发左上肢"放射性"困痛，虽经中、西药调治未愈。曾做 X 线片示：颈椎变直，轻度骨质增生。CT 片报告"神经根型颈椎病"。困痛无明显规律，由肩部疼发放射至前臂及无名指、小指，近3年来左小指侧麻木不适，自觉左上肢不力，左手握力差。双上肢对比，左臂肌肉松弛，萎缩不明显，左右温差明显，左手皮色苍黄。平时喜暖，很少出汗，偶发头眩，精神差。口干不喜饮水，纳可，常有脘闷。大便日解一两次，尿常黄。喜睡。面微黄明润，舌暗红，边有齿痕，苔薄白。脉弦大（68次/分）。

诊断： 痹证（脾土不运，肾虚受寒），颈椎病。

诊治： 壮元强筋，祛风通络，活血止痛。

方药： 颈腰舒通汤。白芍20g、赤芍20g、桂枝12g、炙甘草10g、鸡血藤30g、生晒参10g、炒杜仲15g、狗脊15g、僵蚕10g、天麻10g、羌活15g、葛根20g、桑枝30g、威灵仙15g、木瓜15g、防己15g、白豆蔻8g、生姜20g。10剂，水煎，日1剂。纠正锻炼颈椎方法，"前俯后仰、左顾右盼"，每天坚持运动3次共20分钟以上。注意平卧去枕，每天坚持用"颈椎枕"1小时以上。

2012年10月16日二诊：近3天来左上肢困痛很少发作，项背部困痛僵直缓解，左手尺侧仍麻木，左手冷。纳较前加，食前知饥。精神明显改善，仍有劳困倦乏。二便利。方药：白芍20g、赤芍20g、桂枝12g、鸡血藤30g、狗脊15g、炒杜仲20g、川续断15g、生晒参10g、天麻10g、僵蚕10g、桑枝20g、木瓜15g、防己15g、威灵仙15g、羌活15g、葛根20g、白豆蔻6g、砂仁6g。20剂后改丸巩固。

3. 颈椎病

薛×，女，53 岁，教师，2012 年 10 月 7 日初诊。

主诉：忽发眩仆不能运动两小时。

患者早晨准备起床，无意间快速转头，当即眩晕发作，天旋地转，恶心欲吐，稍动则又发，致不敢转头，更不能起床。患者闭目回忆，这 3 年来常有"落枕"，颈项困痛，前胸上部至肩背部不固定性窜痛。于当地人民医院两次系统检查均诊为颈椎病，未经系统治疗，今晨起忽发眩晕昏仆。去年以来时发阵热阵汗，睡眠不实，多梦，情绪极易波动，言语间又发哽咽。颈项困痛，时有头痛。纳可，口干不喜饮水，大便日解两三次，尿黄，常有尿急。四肢活动自如，无酸麻胀痛。停经 1 年，带少。舌质暗红，边有齿痕，苔薄白、不润，舌下静脉瘀滞，脉弦滑（74 次/分）。

诊断：眩晕（脾虚饮停，肾虚寒侵），颈椎病（后循环供血不足）。

诊治：祛风化饮，壮元强筋。

方药：泽泻汤合颈腰舒通汤。泽泻 30g、炒白术 12g、白芍 20g、桂枝 10g、鸡血藤 25g、炒杜仲 15g、狗脊 15g、生晒参 10g、天麻 10g、僵蚕 10g、桑枝 25g、木瓜 15g、防己 15g、威灵仙 15g、羌活 12g、葛根 20g、黄连 6g、淡豆豉 15g。3 剂，水煎频服。

2012 年 10 月 10 日二诊：眩仆基本停止，可以来门诊，但头部仍不能转动，动作稍快则昏晕不能自持，初诊方继续服 5 剂。嘱其能自由行动时做颈椎保健操，预防再发。

> **按**
>
> 　　我们将"颈腰舒通汤"治疗颈椎病的案例进行了回顾总结，仔细比对后发现：治疗案例最多的是神经根型颈椎病，其次是颈型颈椎病。但是，颈型颈椎病见效快，疗程也短。其他类型的没有病例记载，这样也就得出本方已证实的适应证是神经根型颈椎病和颈型颈椎病，无明显热象者均宜。

4. 腰椎骨质增生

齐×，男，57 岁，农民，2012 年 10 月 6 日初诊。

主诉： 腰部酸困疼痛逐渐加重 2 年。

患者近年来常有腰部僵直不适，弯腰、劳动则困痛僵直，转腰行走则不便，休息后可以减轻或僵痛消失，劳则又发。近两月来腰困持续不休，不干什么活亦无减轻，更增双腿乏力，左腿从臀部至胫踝明显麻木，因此行走运动迟缓。曾做 X 线拍片、腰部 CT 片，均诊为"腰椎骨质增生，第 3、4、5 腰椎椎间盘轻度膨出"。下肢沉重常冷，左腿麻木、困痛，行走不便。少汗。下肢水肿（±）。纳好，二便利，余无他苦。血压 132/86mmHg，体微胖（75kg），轻度"跛行"。舌质暗红，边有齿痕，苔薄白微腻，脉缓（58 次/分）。

　　诊断： 腰腿疼（寒湿伤脾，肾虚受风），腰椎骨质增生伴椎间盘膨出。

诊治：祛风利湿通络，活血壮元强筋。

方药：颈腰舒通汤合甘姜苓术汤。杜仲炭 15g、狗脊 15g、川续断 15g、生晒参 10g、白芍 25g、桂枝 10g、炙甘草 10g、生姜皮 10g、茯苓 15g、白术 10g、茜草 15g、僵蚕 10g、天麻 6g、桑枝 20g、木瓜 15g、防己 15g、威灵仙 15g、独活 15g。10 剂，水煎，日 1 剂。

2012 年 10 月 19 日二诊：腰背僵直困痛减三分之二许，下肢走路较前轻快，仍感麻木、肢冷、困痛，但较服药前减轻。纳好，偶有尿不畅。方药：鹿茸（研冲）3g、杜仲炭 15g、狗脊 15g、川续断 15g、白芍 25g、桂枝 10g、炙甘草 10g、生姜皮 10g、茯苓 15g、白术 10g、茜草 15g、僵蚕 10g、天麻 6g、桑枝 20g、木瓜 15g、防己 15g、威灵仙 15g、独活 15g。10 剂后制丸巩固。

5. 腰椎骨质增生

贾×，男，54 岁，工人，2012 年 10 月 12 日初诊。

主诉：腰部僵直疼痛逐渐加重 1 年。

患者近年来常有腰部僵直不适，弯腰、劳动则困痛不能自持，休息后可以减轻或僵痛消失，劳则又发。患者最怕弯腰，还要从事焊接作业。近 3 月来腰困持续不休，休息后亦无减轻，更增双腿乏力，右腿从腰及股内侧窜痛，弯腰起立时更甚。曾去当地人民医院诊治。做 X 线拍片示：腰椎排列整齐，各椎椎体边缘唇样、刺状骨质增生。CT 片示：腰椎上下唇样、刺状增生，椎间隙变窄。第 3、4、5 腰椎骨刺形成伴椎间盘轻度膨出，诊为"腰椎骨质增生，椎间盘轻度膨出"。腰腹部常冷，加热水袋亦不减。近来频发腰胯及腹股沟下窜痛，晚上更甚，至不能入睡，易汗。双腿困重，下肢水肿（±），纳可，体瘦，（体重52kg）。舌质暗红，少有齿痕，苔薄白微腻，脉弦缓（64次/分）。

诊断：腰腿疼（寒湿伤脾，肾虚受风），腰椎骨质增生。

诊治：祛风利湿通络，活血壮元强筋。

方药：颈腰舒通汤加味。白芍25g、桂枝10g、甘草节10g、生姜皮10g、茯苓15g、白术10g、茜草12g、鹿茸（研入）3g、川续断15、杜仲炭15g、狗脊15g、桑枝25g、木瓜15g、防己15g、威灵仙15g、僵蚕10g、天麻10g、独活12g。10剂，水煎，日1剂。

2012年10月23日二诊：腰背僵直困痛有减，走路较前轻快，腰胯股内窜痛近4天未发。双腿喜暖，仍感沉重，左右腿肤温对比无差异。处方见效后制丸为宜。鹿茸25g、红蚂蚁60g、白芍100g、甘草节40g、桂枝40g、生姜皮40g、茯苓60g、生白术40g、川续断60g、杜仲炭60g、狗脊60g、桑枝100g、木瓜60g、防己60g、威灵仙60g、僵蚕40g、天麻40g、茜草60g、独活60g。制成蜜丸，每丸9g。日3次，每次1丸，空腹服。

> **按**
>
> 同样是骨质增生症，处方都是颈腰舒通汤，用治颈椎病时注意加重升散趋上之羌活、桑枝用量以治上；如果治腰椎病时注意加重淡渗利湿祛风之"甘姜苓术"及独活以治下。其中两味活血药也要注意，治颈椎选鸡血藤活血补血，牵制阳气、风药升发太过；治腰椎则选茜草活血化瘀，以通为补。如此使用本方则更为贴切。

6. 骨性关节炎

张×，男，62岁，2012年11月7日初诊。

主诉：四肢关节僵直困痛两年，双膝肿痛为甚。

患者近两年来腰背僵直、四肢困痛，逐渐加重，尤以双膝困痛肿大为甚，至行走困难，不能负重多行。虽休息一夜，晨起僵直困痛反而加重，轻行慢走后僵困减轻，但稍有劳作疼痛僵直又发。近两日立冬，双膝关节、双肘关节、左中指、食指疼痛剧烈，行动明显受限。平时喜暖和怕冷，少汗，常有"脑供血不足"，头昏。纳好，大便日1次，尿常黄，有"尿等待"现象。舌暗红，苔薄白润，舌下静脉瘀滞，脉弦双尺无力。两次做骨密度示：脊柱关节退行性变，多数关节边缘有骨赘形成。双膝关节X片示：关节边缘唇样增生，关节面边缘骨赘形成，间隙变窄，关节面有不规则透亮区。诊为"退行性骨关节炎"。

诊断：痛痹（肾虚受寒），骨关节炎。

诊治：补肾壮骨祛寒，活血通络止痛。

方药：颈腰舒通汤加味。白芍 25g、桂枝 10g、鸡血藤 20g、狗脊 15g、川续断 15g、生晒参 10g、桑枝 25g、木瓜 15g、防己 15g、威灵仙 15g、天麻 6g、僵蚕 10g、黄柏 15g、苍术 15g、薏苡仁 20g、皂角刺 15g、制附子（先煎）15g。10 剂，水煎，日 1 剂。

2012 年 11 月 20 日二诊：双肘屈伸较前灵活，肘、指关节疼痛减轻。下肢沉重、困痛缓解，行走较前轻快，双膝肿痛仍明显。近日头昏未发，初诊方继服 10 剂。

2012 年 12 月 5 日三诊：肘、指关节近日不疼，背腰僵直松解，双腿微感沉重，双膝关节微肿，行走负重仍疼。"尿等待"有减，纳正常，头昏未发。症状缓解，宜制丸服半年以上。方药：白芍 100g、桂枝 40g、炙甘草 40g、鸡血藤 100g、川续断 60g、狗脊 60g、生晒参 45g、桑枝 100g、木瓜 60g、防己 60g、威灵仙 60g、天麻 40g、僵蚕 40g、炮甲珠 40g、黄柏 60g、苍术 60g、炒薏苡仁 60g、制附子 60g。共研制蜜丸，9g/丸。日 3 次，每服 1 丸。坚持服半年以上。

按

"颈腰舒通汤"处方立意，是从郭大成医生治疗颈椎病而发挥。腰椎、颈椎病位是骨，骨关节炎也是骨质退化增生性骨病，我们认为这样的"中西医结合"才能真正地指导临床，这就是张大明先生倡导的"微观辨证"（《小说中医》）。

解毒活血汤新用

原文解析 解毒活血汤，方出王清任《医林改错》。王氏记述："道光元年，岁次辛巳，瘟毒流行，病吐泻转筋者数省，京都尤甚……不分男女老少，众人同病，乃瘟毒也……余曰：试看针刺而愈者，所流尽是黑紫血，岂不是瘟毒烧炼？瘟毒自口鼻入气管（动脉），由气管达于血管（静脉），将气血凝结，壅塞津门（幽门，上卷脏腑图），水不得出，故上吐下泻。初得，用针刺……尺泽左右四五根血管，刺之皆出血，皆可愈……用针所刺而愈，皆风火气有余之症，不足之症愈针愈坏……用针刺取其捷便。一面针刺，一面以解毒活血汤治之，活其血，解其毒，未有不一药而愈者。但此症得之最速，伤元气最快，一半日可伤生。若吐泻一两时（2 到 4 小时）后，或半日后，一见腿抽，便是腿上气少，一见胳膊抽，便是胳膊上气少，如见眼胞塌陷，汗出如水，肢冷如冰，谩言凉药有害，即余所立解毒活血汤亦有过无功。此时无论舌干口燥，大渴饮冷，一时饮水数碗，放心用姜附回阳汤（急救回阳汤），一付可夺命。此法非浅医所能知也。"（《医林改错》）

王氏此论有六点值得我们探究：

（1）清代道光元年流行一种瘟疫，其临床表现是上吐下泻，此症得之最速，伤元气最快，一半日可伤生。若吐泻一两个时辰后，或半日后，一见腿抽，便是腿上气少；一见胳膊抽，便是胳膊上气少；如见眼胞塌陷，汗出如水，肢冷如冰，很快就可病危。我们从西医传染病学中的记载比对，这可不是急性肠胃炎，而是霍乱。更典型的是流行广泛，病及几省，急性肠胃炎是绝对不可能的。

（2）王氏讲述的气管、血管，其实是动脉（气管）和静脉。那老先生为什么说是"气管"？因为王氏不论"亲临刑场"，还是解剖动物，观察的都是尸体，尸体的动脉血管中是没有血液的，再结合肺脏气管、支气管形状的联想推论，王氏认为动脉血管就是气管。

（3）对于这种上吐下泻的瘟疫，王氏提出是"瘟毒流行"，瘟毒自口、鼻而入，将气血凝结，壅塞津门，水不得出，故上吐下泻。他提出这种瘟疫是温毒所致，而且是由口鼻而入。

（4）这种瘟疫的具体治疗方法：在早期和中期"活其血，解其毒，未有不一药而愈者"。但病致后期则四肢抽搐转筋，眼胞塌陷，汗出如水，肢冷如冰，很快就可病危。这时就已到阴损阳亡，病情危急，急宜回阳救逆，处方急救回阳汤。

（5）提出了"霍乱"初起的治疗方法：首先是快捷的针刺疗法，取尺泽穴上下的浅静脉血管急刺出血（要出较多血方效）。此法现在临床上施于急性肠胃炎患者，也是立马见效。针刺是不能杀死霍乱弧菌的，但是却治愈了霍乱，也可以治好急性肠胃炎。这对我们最大的启示是什么？切不可用西医药理学评价和指导中医用药。临证处方时去寻找"杀死霍乱弧菌、大肠杆菌的药"。

（6）针对瘟毒壅滞血液"津门"，立法"活其血，解其毒"，处方就是解毒活血汤。由此可知解毒活血汤是活血凉血，清热解毒的。

方证解析

【组成】连翘二钱、葛根三钱、柴胡三钱、当归二钱、生地黄五钱、赤芍三钱、桃仁八钱、红花五钱、枳壳一钱、甘草二钱。水煎服。

方中连翘主风热表证，温病发热，疮痈肿毒，瘰疬（疮疬），痰核；葛根解肌退热，升津透疹，止泻止渴，并解酒毒；柴胡解表退热，疏肝解郁，升举阳气；甘草止咳止疼，消解热毒，补益心脾，调和诸药，四味相合，清热解毒。生地黄清热生津，凉血止血，润肠通便，主清热凉血；当归补血活血，润燥滑肠；赤芍清热凉血，化瘀解毒；桃仁润肠通便，活血化瘀，止咳平喘；红花活血通经，消肿止痛；四味共奏活血化瘀解毒之功。气为血帅，气行则血行，故复佐枳壳理气宽中行滞，以助活血之力。全方共奏清热解毒，凉血活血之效。虽不止呕则吐止，不止泻而利停。热毒得解，气行血通则愈。正因为受到该方主治功能的启发，凡血分热毒壅滞，不论是上吐下泻，还是疮疡皮疹，笔者于临证均首选解毒活血汤。

病案讨论

1. 痤疮

刘×，男，24，学生，2017 年 3 月 2 日初诊。

主诉：患"痤疮"7 年。

患者 17 岁春天开始面部皮疹渐发，1 年后加重，曾内服外用多种方案未效，遂来诊。体偏胖（体重 82kg），面色黄暗红，面颊、额头、下唇至颌下密布粉刺、丘疹，间夹脓疱、结节，皮疹周围红赤，高出皮肤，散在疤痕。喜凉怕热，冷饮不断，易汗。纳好，喜食辛辣，大便一两日一行，偏干，尿常黄。情绪波动，言多易怒，眠不实多梦。舌深红，苔薄黄失润，舌下静脉瘀滞，脉滑数（86 次/分）。

诊断：痤疮（血分热郁，火毒壅滞）。

诊治：清热凉血，活血解毒。

方药：解毒活血汤加味。柴胡 20g、葛根 20g、连翘 20、金银花 20g、知母 18g、瓜蒌 40g、生地黄 20g、桃仁 15g、红花 12g、当归 15g、赤芍 15g、甘草节 10g、制乳没（细纱布包煎）各 12g、皂角刺 15g、枳壳 10g。5 剂，水煎，日 1 剂，分 3 次，饭后 1 小时服。戒辛辣、冷饮，戒酒。

2017 年 3 月 10 日二诊：皮肤红赤较初诊变淡，面部皮疹稍退，"脓疱"明显减少、变小，口干渴减，情绪安定下来，不感觉烦躁，尤其是睡眠很好。纳好，服中药期间日解软大便两三次，尿仍黄、尿利。舌暗红，苔薄黄，舌下静脉瘀滞，脉滑数（82 次/分）。方药：柴胡 20g、葛根 20g、连翘 20g、金银花 20g、知母 18g、瓜蒌 40g、桃仁 15g、红花 12g、当归 15g、赤芍 15g、生地黄 25g、皂角刺 15g、枳壳 10g、甘草节 10g、白豆蔻 6g。10 剂，水煎，日 1 剂。

2017 年 3 月 23 日三诊：面部皮疹消三分之二，小丘疹，无脓疱，结节仍明显，大便利，睡眠好，复诊处方 10 剂，两日 1 剂。

2. 痤疮

刘×，女，21 岁，学生，2017 年 3 月 7 日初诊。

主诉：面部痤疮 3 年。

患者从 18 岁起面部泛起皮疹，逐年加重。去年以来满脸皮疹，呈粟粒样、黄豆样，皮疹暗红，不痒不疼，出疹缓慢，但起后不易消退。无明显寒热，少汗。纳可，常有胃口不适但不疼。大便不干，一两日 1 次，尿利。月经迟行，35～40 天一行。带时下。舌暗红，苔薄白，舌下静脉瘀滞，脉弦细（68 次/分）。

诊断：痤疮（寒热互结，热郁血分）。

诊治：化饮敛阴，活血解毒。

方药：解毒活血汤合柴桂干姜汤。柴胡 20g、天花粉 20g、桂枝 10g、生姜皮 8g、黄芩 12g、连翘 15g、牡蛎 12g、桃仁 15g、红花 12g、赤芍 12g、当归 15g、枳壳 10g、生地黄

20g、甘草节 10g。10 剂，水煎服。忌冷饮、冷食，辛辣。

2017 年 3 月 21 日二诊：服上方 10 剂，面部皮疹稍有好转，面色较前明润，仍有胃脘不适，适遇经期，本次月经 29 天即行，较以往量多，经期五天。方药：柴胡 20g、桂枝 10g、生姜皮 8g、天花粉 20g、黄芩 12g、连翘 15g、牡蛎 15g、桃仁 15g、红花 12g、赤芍 12g、当归 25g、生地黄 20g、甘草节 10g、枳壳 10g、白豆蔻 6g。因患者要去外地上学，改为颗粒剂，20 剂。

3. 痤疮

闫×，女，19 岁，学生，2018 年 4 月 17 日初诊。

主诉：面部皮疹 4 年。

患者自青春期开始面部间发"粉刺"，近 4 年频发，今年春节以来更多。面额、两颊密布高粱米、黄豆样皮丘疹，几乎无健康皮肤，皮疹黄亮，不红，无脓疱，无痒疼。平时喜暖和，少汗，言少文静，一贯饭量小，口常干，不喜饮水。大便一两日 1 次，尿利。睡眠不实，多梦，或有惊悸。月经 35～40 天一行，带时多。舌暗红，苔薄白润，脉弦细滑（82 次/分）。

诊断：痤疮（寒热互结，热郁血分）。

诊治：化饮敛阴，活血解毒。

方药：解毒活血汤合柴桂干姜汤。柴胡 25g、桂枝 10g、天花粉 15g、黄芩 10g、连翘 15g、桃仁 15g、红花 12g、当归 15g、赤芍 15g、生地黄 20g、枳壳 10g、甘草节 10g、干姜

10g、牡蛎15g。10剂，水煎，日1剂。

2018年4月30日二诊：上方10剂，情绪改变，自觉心里舒坦多了，睡梦少，晨起头脑清醒。面部皮疹明显减少，但间发"粉刺"。饭量加，食前知饥。大便日解1次，尿利。舌暗红，苔薄白润，脉弦滑（78次/分）。方药：柴胡25g、桂枝10g、天花粉15g、黄芩10g、连翘15g、干姜10g、牡蛎15g、桃仁15g、红花12g、当归15g、赤芍15g、生地黄20g、枳壳10g、甘草节10g、白豆蔻6g。10剂，水煎，日1剂。

按

痤疮是青年人常见病，但是个难治病。我们于临床常分三型：

①寒热互结：此型患者最多。面部皮疹黄亮、暗黄，很少脓疱，无自觉症状。常伴情绪波动低落，纳差，脘腹满闷，睡眠不好。舌暗红或大，苔薄润或薄腻，舌下静脉瘀滞。脉弦或弦细，或弦滑。处方柴桂干姜汤合解毒活血汤。

②血分郁火：面部皮疹鲜红、基底红赤，偶夹脓疱，常有皮疹痒疼，面红灼热，口干喜饮，便干尿黄，喜欢凉快，舌红尖赤，苔薄白少津或薄黄，舌下静脉瘀滞。脉弦、滑、数。处方升降散合解毒活血汤。

③郁火热毒：面部皮疹鲜红、基底红赤，大小不等的脓疱，常有皮疹灼痛，面红灼热，口干喜饮，便干尿

黄，喜欢凉快，舌暗红瘀滞，苔薄黄或燥黄，舌下静脉瘀滞。脉弦滑数。处方消乳汤合解毒活血汤。不论哪种类型，都可以用解毒活血汤。

4. 寻常型银屑病

付×，女，36 岁，2018 年 8 月 27 日初诊。

主诉： 全身泛发皮疹 30 天。

患者 17 岁时患"泛发型牛皮癣"，半年临床治愈，多年未发。近日单位聚餐，患者不经意间喝了点白酒，次日即发周身不适，三五日即发皮疹，并及全身。查：头皮内点片状皮疹，至头发呈"束状发"七八处，面部偶有粟粒样皮疹三四处，颈项及躯干布满皮疹，四肢密集。大部分红斑、丘疹，双肘、双膝上下皮疹融合，表面硬结，稍厚处如"牡蛎壳"样改变，轻剥表面银屑后呈现薄膜，再触碰则现"筛状出血"。两次做病检，符合"寻常型银屑病"病理改变。喜凉爽，怕热，少汗，常觉头面发火，身热，汗少。纳正常，口干喜饮。体微胖（身高 162cm，体重 66kg）。大便偏干，一两日一行，尿常黄。月经不畅，常有痛经，带不多。面红润有神。舌暗红，苔薄白不润，脉弦微数（78 次/分）。

诊断： 松皮癣（血瘀风燥，郁火伤阴），泛发型寻常型银屑病（进展期）。

诊治： 宣泄郁火，凉血活血。

方药： 解毒活血汤合升降散。连翘 20g、葛根 20g、柴胡 20g、僵蚕 12g、蝉蜕 8g、蛇蜕 5g、姜黄 10g、大黄 6g、桃仁 15g、红花 12g、生地黄 20g、当归 15g、赤芍 15g、枳壳 10g、生石膏 30g、炙甘草 10g。10 剂，水煎服，日 1 剂。戒辛辣刺激性食物。

2018 年 9 月 10 日二诊：周身皮疹稍减，近日没有新增。适遇经期，此次月经顺畅，痛经基本未发。方既效，初诊方继服 10 剂。

2018 年 9 月 24 日三诊：躯干皮疹消退三分之一，四肢皮疹消退二分之一许。"束状发"复原，头部皮疹变薄，开始消退。仍有身热面赤，喜饮水，大便日解一两次，尿利。舌暗红，苔薄白，舌下静脉瘀滞，脉弦滑。方药：连翘 20g、僵蚕 10g、蝉蜕 8g、蛇蜕 5g、姜黄 10g、大黄 5g、葛根 15g、柴胡 15g、桃仁 15g、红花 12g、生地黄 25g、当归 15g、赤芍 15g、枳壳 10g、生石膏 30g、土茯苓 15g、槐米 15g、炙甘草 10g。20 剂，水煎服，日 1 剂。

5. 寻常型银屑病

刘×，女，29 岁，2018 年 9 月 7 日就诊。

主诉：胸腹背腰皮疹脱皮 6 个月。

患者于清明节后忽发躯干皮疹，微痒，至夜明显，诊为"银屑病（躯干型）"。即服中、西药治疗不效，近 1 月更增。晚上睡觉起床后"银屑"散落一层。身热喜凉，少汗。口干喜冷饮，纳好，大便一两日一解，尿常黄。睡眠不实，多梦。于 19 岁时患银屑病两月愈。查：胸腹背腰布大小不一的硬红斑，腰部皮疹融合成片，表面硬结，稍厚处似云母状改变，轻剥表面银屑后呈现薄膜，再触碰则现"筛状出血"。皮疹周围皮肤发红，胸前搔抓后数日即出现类似皮疹，同形反应？但四肢头面基本没有皮损。舌深红，苔薄微黄、乏津，脉弦数（84次/分）。

诊断：松皮癣（血瘀风燥，郁火蕴滞），躯干型寻常型银屑病（进展期）。

诊治：宣泄郁火，凉血止血。

方药：解毒活血汤合升降散。柴胡20g、葛根20g、僵蚕10g、蝉蜕10g、姜黄10g、大黄6g、连翘20g、金银花15g、炒栀子15g、生地黄20g、桃仁15g、红花12g、赤芍15g、当归15g、土茯苓20g、槐米15g、甘草节10g。10剂，水煎服，日1剂。

2018年9月19日二诊：自觉瘙痒止，近日脱皮很多，但皮疹似有变薄，睡觉比以前踏实，梦少。大便偏干，两日一解。口干渴。方药：柴胡20g、葛根20g、僵蚕10g、蝉蜕10g、姜黄10g、大黄10g、连翘20g、金银花20g、炒栀子15g、生地黄25g、桃仁15g、红花12g、赤芍15g、当归15g、土茯苓25g、槐米15g、炙甘草10g。10剂。因路途遥远，医嘱：见效后坚持服本方至愈。

按

银屑病，西医于临床分为4型：寻常型、关节病型、脓疱型、红皮病型。我们于临床多见的是寻常型，绝大部分患者是进展期来诊治的。从中医辨证分型，我们常分为：①血分火郁型，症见皮疹周红赤，皮疹干燥或燥裂渗血，或夹脓疱，伴口干、口渴，喜欢凉快，大便常干，尿黄。舌深红、绛红，舌下静脉瘀滞。脉弦或滑数。处方解毒活血汤合升降散。②湿热郁滞型，皮肤正常或黄亮，皮疹发亮或湿痒，"牡蛎壳"面不干燥，或以四肢为甚，或局限于四肢者，舌暗红或体大，苔不燥，脉缓或滑。处方《温病条辨》宣痹汤、加味二妙散。③血虚风燥型，身体消瘦，皮疹久久不退，常在"静止期"但不消退，皮肤干燥，舌暗红失润，脉弦细或沉细。处方《临证实践》养营疏风汤。中、西医对银屑病的诊断、分型容易，但是于临床效果就不敢肯定。西医说是病因不明确，中医说是病属顽痹痼疾。我们在临床辨治"血分火郁型"时用解毒活血汤合升降散，临床治愈和远期疗效最好。

6. 干性湿疹

栗×，女，53岁，2018年11月30日初诊。

主诉：面部、双手瘙痒30天。患者于入冬以来每次洗澡后即发周身皮肤瘙痒，头面及双手为甚，以致不敢沐浴。但头面双手仍瘙痒不休。查：额前、下巴皮肤发红，布均匀的细裂纹，"碎瓷样"表现，抓痕明显，夹血迹。双手粗糙干裂，以手指、手掌为甚，整个手掌红赤，触之则更痒。纳不少，体瘦（体重 51kg）但精神好，停经两年，常发阵热阵汗，眠不实。纳正常，大便偏干，尿常不适。舌暗红，苔薄白不润，舌下静脉瘀滞，脉弦（78 次/分）。

诊断：湿毒疡（血虚风燥，气血瘀滞），干性湿疹。

诊治：养血活血，祛风止痒。

方药：解毒活血汤加味。生地黄 20g、赤芍 15g、当归 15g、川芎 12g、桃仁 20g、红花 12g、连翘 20g、葛根 15g、柴胡 15g、炙甘草 10g、枳壳 10g、柽柳 15g、全蝎 6g、荆芥 6g、炒栀子 12g。10 剂，水煎服，日 1 剂。

按

本案患者正值更年期，纳谷不匀，体较瘦，极易出现血虚风燥之象，加之情绪不稳定，气血因之瘀滞。治以养血活血，祛风止痒之法，见效快，但易复发，后期当以养血安神为法。西医所称的干性湿疹，又叫乏脂性湿疹，其实也是一种过敏性皮炎。此病易发于婴幼儿和老年人。该患者体形瘦弱，又值更年期，临证自当全面考虑。

初读《医林改错》时，笔者认为解毒活血汤就是用于"霍乱"的治疗。那时候的县级医院分科简单，就是个内、外、妇、儿、急诊。不论中医、西医，都要轮班急诊。所以，只要你肯学习，想看啥病领导都是支持鼓励的。笔者用中医治疗危重大病，就是在那个时期锻炼的。来个急性肠胃炎患者，只要没有"脱水征"，就用王氏的方法，先用三棱针刺曲泽穴周围血管放血，随着处方解毒活血汤加苍术、白术即可。后来随着社会发展，分科越来越细，像急性肠胃炎也算是急诊科患者了，所以近20年来本方也就不治"霍乱"了。也是因为当年频繁地使用，笔者才悟出解毒活血汤"活其血，解其毒"，凉血消疹的原理。

牵正桃红四物汤

概述 牵正桃红四物汤，一看就是几个方名的组合，方出北京中医药大学印会河《中医内科新论》（山西人民出版社，1983 年 5 月）。先师印会河教授（1923—2012 年 1 月），出生于中医世家，其父印秉忠为我国清代名医、江南孟河学派创始人费伯雄的第三代传人。印会河老师幼秉庭训，随父研读医书经典，耳濡目染，锐志求学，不到 20 岁就被誉为"江南小名医"。1956 年于江苏省中医学校任金匮教研室组长。1957 年带领江南一批中医人才调入北京中医学院（今北京中医药大学），是卫生部首批授予的中医教授。先后主编《金匮要略讲义》《中医内科讲义》《温病学讲义》《中医基础理论》第三、四、五版等全国中医药大学教科书。其集一生之经验，于 1983 年 5 月出版《中医内科新论》，该书中充分体现了先师治学特点，确是学术思想开放，主张改革，力倡中医、西医相结合，走中医现代化的学术思想，在继承中医传统理论的基础上，锐意发展，开拓创新，形成了独具特色的医疗风格。用经方有新意，创新方疗效佳，经得起重复验证。因此笔者在多次研读老师的作品时，将书中的

"抓主症"方编成方歌铭记于心，确实是终身受益。

方证解析　老师于书中写到：面神经瘫痪是由于风中于络所引起的，属中风之轻浅者。由于面络不通，因而引起麻痹不仁，弛张不用，发为口眼㖞斜。治法：祛风活血通络。方药：牵正散四物汤合剂。白附子12g、僵蚕9g、全蝎6g、生地黄15g、赤芍15g、川芎9g、当归15g、桑枝50g、丝瓜络9g、鸡血藤30g。

加减：面部麻木甚者加苏木9g，并以醋香附120g装布袋热敷患处。并注明："经过本人在临床多年的反复使用，现本方已成为'抓主症'的临床常用方。凡颜面神经麻痹、瘫痪，出现之口眼㖞斜，以及半身麻痹，半身疼痛，半身冷暖，半身汗出等，中医所称之'中络'证，率先用此，效果良好。"（《中医内科新论》）但是，老师于临证书方时把本方作为"方底"，具体处方是：生地黄20g、赤芍15g、当归15g、川芎12g、白附子20g、僵蚕10g、全蝎6g、桃仁15g、红花12g、桑枝25g、鸡血藤20g、天麻6g、羌活12g、防己12g、防风12g。在笔者抄录的处方中基本相同。于是我们就依此处方编成方歌记诵，一直沿用至今，取方名为"牵正桃红四物汤"。

方中牵正散祛风化痰通络；桃红四物汤养血活血通脉；天麻、桑枝、羌活、防风、防己祛风通络，利湿消肿，退乳突周围水肿及患侧面部之虚浮；鸡血藤助桃红四物汤活血补血，亦助天麻、桑枝、羌、防等舒筋活络。全方共奏祛风除湿、活血通络之功。较之基础方功效宏而治则全面，经数十年临床验证，疗效确切。

病案讨论

1. 口僻（面神经麻痹）

刘×，男，24 岁，教师，2021 年 2 月 21 日初诊。

主诉：左面部不力两天，左口腔停留食物 1 天。

患者于昨天晨起觉左面部不适，喜笑动作不上力，未予注意，至昨天下午晚饭，今日早饭后口腔左侧食物停留，自主清理费力方来诊。查：体温 36.7℃，血压 116/76mmHg。体健康，言语清楚，四肢活动自如，平时无他不适。回忆于前天下午乘公交，在开窗口处坐了约 40 分钟，当时即觉左头面不适。查：左脸运动迟滞，额纹对比左额纹基本消失，左眼裂大，上下眼皮松弛下垂，泪目，瞳孔等大等圆，对光反射灵活。鼻唇沟歪向右侧，左口角不能完全闭合，轻轻鼓腮即漏气。注意力稍分散即左口角口水流出。伸舌端正自如，舌左侧不麻木，味觉正常。无耳鸣脑涨，左乳突无异常感觉，触痛（－）。口中和，纳正常，无明显寒热，二便利。口干不喜饮水。伸舌端正自如，舌暗红，苔薄白，舌下静脉瘀滞，脉弦，不实（78 次/分）。

诊断：口僻（血虚血滞，风湿闭阻），左侧面神经炎。

诊治：祛风除湿、活血通络。

方药：牵正桃红四物汤。生地黄 20g、赤芍 15g、当归

15g、川芎 10g、桃仁 15g、红花 12g、鸡血藤 20g、白附子 12g、僵蚕 10g、全蝎（切）5g、桑枝 20g、天麻 6g、羌活 12g、防己 12g、防风 12g、忍冬藤 20g。5 剂，水煎服，日 1 剂，分 3~4 次服。醋酸泼尼松 20mg，早上 1 次，服 7 天。妥布霉素滴眼液防感染，出门戴有色眼镜保护眼睛，1 周内尽量避风寒，忌食鸡肉及其相关产品。

2021 年 2 月 27 日二诊：口腔内存食物很少，自觉左面部能用上力，他觉无明显变化，初诊方继服 10 剂，停服醋酸泼尼松。

2021 年 3 月 11 日三诊：自觉咀嚼食物顺利，闭眼、鼓气有力。查：双侧额纹抬举对比基本对称，左额纹仍无力。双眼正常睁合，左睑动作仍慢，用力鼓腮基本不漏气，微笑时鼻唇沟仍向右歪。伸舌自如，舌暗红，苔薄白，脉弦。方药：生地黄 20g、白芍 15g、当归 15g、川芎 10g、桃仁 15g、红花 12g、白附子 10g、僵蚕 10g、全蝎（切）5g、鸡血藤 20g、桑枝 20g、天麻 6g、羌活 12g、防己 12g、防风 12g、土鳖虫 6g、地龙 6g。5 剂，两日 1 剂。

2. 口僻（面神经麻痹）

王×，男，34 岁，司机，2021 年 2 月 23 日初诊。

主诉： 右面部麻木不力 3 天。

患者无明显受风感寒，于 3 天前晨起觉右面部不适，漱口漏水，无奈于运输途中，未用任何药物，今日返家后来诊。3 天前先有右耳后及项不适，但不疼，继发右眼不能闭全，漱口漏水，但口腔内不存食物，味觉无异常，饮食正常，口常干喜饮，无发热恶寒，大小便利，尿常黄赤，头不昏不疼，四肢灵活，运动正常。查：体温36.4℃，血压126/82mmHg。体健康，言语清楚，四肢活动自如。右面肌松弛，额纹对比右额纹基本消失，右眼裂大，上下眼皮松弛下垂，右脸运动迟滞，流泪，瞳孔等大、等圆，对光反射灵活。鼻唇沟歪向左侧，右口角不能完全闭合，轻轻鼓腮即漏气，口水不能自制。伸舌端正自如，味觉正常，舌不麻木。无耳鸣脑涨，右乳突近两日无异常感觉，触痛（－）。伸舌自如，舌红尖赤，苔薄白，舌下静脉瘀滞，脉弦微数（86次/分）。

诊断：口僻（气血失和，风湿热闭阻经络），右侧面神经炎。

诊治：祛风除湿，活血通络，佐以清热。

方药：牵正桃红四物汤。生地黄20g、赤芍15g、当归15g、川芎10g、桃仁15g、红花12g、红藤20g、忍冬藤20g、鸡血藤20g、白附子12g、僵蚕10g、全蝎（切）5g、桑枝30g、天麻6g、羌活12g、防风12g、防己12g。7剂，水煎，日1剂，分3~4次服。醋酸泼尼松25mg，早上1次，服7天。病已耽搁，一定休息7天以上利于康复。氯霉素眼药水滴右眼，出门戴有色眼镜保护眼睛，忌食鸡肉及相关产品，戒酒。

2021年3月3日二诊：自己感觉面部可以随意运动，但闭眼、鼓气仍无力，二便利，尿淡黄。右额纹显现，睁眼、抬眉仍无力，右眼裂变小，右眼可以勉强闭合，面肌似有张力，用力鼓腮仍有漏气，鼻唇沟仍向左歪。伸舌自如，舌红体微大，苔薄白，舌下静脉瘀滞，脉弦大（72 次/分）。方药：生地黄 20g、赤芍 15g、当归 15g、川芎 10g、桃仁 15g、红花 12g、鸡血藤 20g、红藤 20g、忍冬藤 20g、白附子 10g、全蝎（切）5g、僵蚕 10g、桑枝 30g、天麻 6g、羌活 12g、防风 12g、防己 12g、地龙 6g。7 剂。醋酸泼尼松减为 10mg，早上 1 次，7 天后停服。

2021 年 3 月 12 日三诊：自觉咀嚼食物顺利，闭眼、鼓气有力。查：双侧额纹抬举对比基本对称，右额纹稍低。双眼正常开合，右睑运动仍不力，用力鼓腮基本不漏气，微笑时鼻唇沟仍向左歪。伸舌自如，舌红体大，苔薄白，脉弦不任按。长途运输劳作，病后又不能及时诊治，致影响面瘫恢复，复诊处方 10 剂，每日 1 剂，以愈为止。

3. 口僻（面神经麻痹）

薛×，男，28 岁，井下工人，2021 年 3 月 2 日初诊。

主诉：右耳后剧痛两天，右面部不力 1 天。

患者于两天前清晨忽然感觉右耳后下方剧烈疼痛、灼热，于第二天发现漱口漏水，今早上来诊。右眼不能闭全，漱口漏水，但口腔内不存食物，味觉无异常，饮食正常，口常干喜饮，发热恶寒，大便干燥，一两日 1 次，尿常黄赤。右耳后疼痛灼热，四肢灵活，运动正常。查：体温 37.6℃，血压 120/80mmHg。言语清楚，四肢活动自如。右面肌松弛，额纹对比右额纹基本消失，右眼裂大，上下眼皮松弛下垂，右脸运动迟呆，瞳孔等大、等圆，反射灵活。鼻唇沟歪向左侧，右口角不能完全闭合，轻轻鼓腮即漏气，右口角时流口水。伸舌端正自如，舌不麻木。右乳突微红微肿，触痛（＋＋）。伸舌自如，舌红尖赤，苔薄微黄，舌下静脉瘀滞，脉数不实（92 次/分）。

诊断： 口僻（气血失和，风湿侵袭，热郁经络），右侧面神经炎。

诊治： 祛风除湿，活血通络，佐以清热。

方药： 牵正桃红四物汤。生地黄 20g、赤芍 15g、当归 15g、川芎 10g、桃仁 15g、红花 12g、鸡血藤 20g、白附子 12g、僵蚕 10g、全蝎（切）6g、红藤 20g、忍冬藤 20g、桑枝 30g、羌活 12g、防风 12g。7 剂，水煎，日 1 剂。

醋酸泼尼松 25mg，上午 1 次，服 7 天。柴胡注射液 6ml、利巴韦林注射液 300mg、氨曲南注射液 100mg，日两次，肌肉注射，共 7 天。1 周内避风寒，眼药水滴眼、出门戴有色眼镜保护眼睛，忌食鸡肉及相关产品，戒酒。

2021 年 3 月 10 日二诊：右耳后疼痛止两天。面部自觉能用上力。查：右额纹似较前显现，右睑动作明显但不能完全闭合，鼓腮稍有力，仍漏气。症状控制向愈，初诊方继服 5 剂。强的松片减为 10mg，早上 1 次。柴胡、利巴韦林、氨曲南依初诊量再用 3 天。

2021年3月17日三诊：眼睛可以自由睁合，自觉右面部有力，近几日灼疼，用力鼓腮基本不漏气。额纹对称，用力睁眼，右额纹仍低。双眼自由闭合，右脸仍无力。微笑时鼻唇沟稍向左侧。伸舌自如，舌红，苔薄白，脉弦（76次/分）。已停激素和抗生素。方药：生地黄20g、白芍15g、当归15g、川芎15g、桃仁15g、红花12g、红藤20g、忍冬藤20g、鸡血藤20g、白附子10g、僵蚕10g、全蝎（切碎）5g、天麻6g、羌活10g、防风10g、土鳖虫6g、地龙6g。10剂，水煎服，日1剂。

4. 口僻（面神经麻痹）

贾×，男，42岁，农民，2022年2月7日就诊。

主诉： "左面神经麻痹"半年。

于2021年中秋节后，可能因为酒后受凉，引发左眼不能闭合，左面肌麻木不力，鼓腮漏气，随即就诊于某医院神经内科，诊为"面神经炎"，处方阿昔洛韦片、维生素口服，肌注维生素 B_1、B_{12}。历3周症状无改善。即服中药，配合针刺，又1个月，面瘫稍有改善，至今不愈。常饮酒，已戒半年，四肢灵活无异常。纳正常，从发病起味觉正常，口腔内不存食物残渣。二便利。血压124/84mmHg。撑眉皱额，左额纹平坦微显，左眼用力不能闭全，稍有白睛外露，上睑下垂，下睑松弛，泪外溢。左面肌运动迟缓似"假面具"。鼻唇沟明显右歪，鼓腮左侧漏气。伸舌灵活自如，舌暗红，舌苔薄白，舌下静脉瘀滞，脉弦滑（78次/分）。

诊断：口僻（风寒湿闭阻，气血瘀滞不畅），左侧面神经炎。

诊治：补气活血，祛风除湿，散寒通络。

方药：透脓散合牵正四物汤。生黄芪15g、当归15g、川芎12g、炮甲珠（研冲）3g、皂角刺15g、生地黄20g、赤芍15g、桃仁15g、红花12g、白附子（先煎）25g、僵蚕10g、蜈蚣（研冲）3条、荆芥8g、防风12g、羌活12g、防己12g、鸡血藤20g、丝瓜络10g。10剂，水煎两次，分4次，日1剂。每天晚上梅花针叩刺患侧15分钟。

2022年2月20日二诊：自觉皱眉闭眼有力，用力鼓腮稍有漏气。查：额纹显现，左右基本对称，左侧额纹仍不力。双眼对称闭合，左睑仍无力，但较服药前灵活。面部肌肉不呆板。微笑则鼻唇沟稍向右歪，用力鼓腮仍漏气。方既效，初诊方继续服用20剂。

按

面神经麻痹，中医现在统一病名是"口僻"。从西医的认识，在笔者上学的时候说是因为乳突孔周围受风冷刺激，局部肌肉变性肿胀，使经由乳突孔的面部神经受压引起的面神经麻痹瘫痪。在近年来对病因的探讨确实原因很多，最常见的是病毒、细菌感染，然后才是感受风冷。鉴于西医对该病的深入研究、报告，我们于后来对面神经炎的治疗，就是中、西药配合使用，结果疗效比单纯中药治疗提高了许多。几十年来笔者使用的中药处方就是牵正桃红四物汤。发病初期，根据症状表现轻重，处方醋酸泼尼松 15～25mg，1 周后减量或停用，一般情况下面瘫症状稍有改善即停用，若超过 1 周就要考虑到激素的不良反应。如果乳突周有肿痛则配合抗病毒、抗生素至疼痛消失后停用。中药处方牵正桃红四物汤加红藤、忍冬藤清热通络。案中前三例患者都是急性的、及时的、轻中度病案，治疗方案详见上文。例 4 患者是个"长病程"案例，病史超过半年，临证也有超过 1 年的，我们处方就是透脓散合牵正桃红四物汤。从治疗效果评估，及时、正确的治疗是关键，用药越早越好，"时间就是疗效"，一般 3～4 周即愈。不论什么原因，一旦错过及时、正确的医治措施及时机，治疗起来就麻烦了，疗程要长，一般应服药两个月以上，但是疗效远不如急性、及时的。

5. 偏汗（半侧出汗）

尤×，男，37 岁，教师，2020 年 9 月 17 日初诊。

主诉： 右半身常冷，出汗两年。

患者从 30 岁以后常觉右半侧肢体怕冷，自觉、他觉肤温明显低于左侧。两年前又加右半侧冷汗不已，同时间左侧却无汗。曾行两次头部 CT、一次磁共振，均诊为头部、颈部未见异常。神经内科诊为"自主神经功能紊乱"。先后多次中、西药调治未效。右半身常冷，入秋后更甚，动则右侧汗出，左边无汗，稍有劳累、情绪激动时汗出更多。体瘦（身高 167cm、体重 58kg）。血压 112/76mmHg。心烦神郁，夜寐多梦，周身不适，喜静少动，纳正常，口干夜甚，但不喜饮水。大便利，尿常黄。舌暗红，苔薄白，舌下静脉瘀滞，脉弦，双关有力（74 次/分）。

诊断：偏汗（营卫失调，风寒湿偏阻经络），自主神经功能紊乱。

诊治：祛风散寒化湿，活血和营通络。

方药：牵正四物汤合桂枝汤。生地黄 15g、当归 15g、川芎 12g、白芍 12g、桂枝 10g、炙甘草 8g、白附子（先煎）15g、僵蚕 10g、全蝎 6g、桑枝 50g、鸡血藤 20g、丝瓜络 10g、生姜 15g、大枣 7 枚。10 剂，水煎服，日 1 剂。

2020 年 9 月 30 日二诊（网诊）：服药至第 8 剂，右半侧出汗停，复诊前右半身肤冷亦解，因此心情好转，情绪安定，夜梦少，睡眠质量提高。遵上法：生地黄 15g、当归 15g、川芎 12g、白芍 12g、桂枝 10g、炙甘草 8g、白附子（先煎）15g、僵蚕 10g、全蝎 6g、桑枝 50g、鸡血藤 20g、丝瓜络 10g、龙眼肉 15g、白豆蔻 8g、生姜 15g。10 剂，如果无特殊原因应坚持服本方 30 剂以上。

按

　　偏汗，中医也称"半身汗"，多见于上半身出汗、下半身冷。本案患者半侧身体汗出比较少见。我们临床首选处方是牵正四物汤祛风活血通络；合桂枝汤调和营卫，依先师经验方加桂枝汤，竟获佳效。这也是笔者记诵老师"抓主症方"的收获。老师"抓主症"的20余首处方，为笔者一生的临床奠定了基础，在老师的启发下，笔者也根据自己多年的研究发现，相继制订了自己的"抓主症方"。于临证凡遇到抓主症方的适应证，首先使用本方，这样处理临床，能够把好多复杂的症状简单化，又快又准，也便于科研资料的收集。牵正桃红四物汤就是我们临床几十年惯用的"抓主症方"。

探究竹叶柳蒡汤

概述　竹叶柳蒡汤出自《先醒斋医学广笔记》，是明代医家缪希雍用治瘄疹（瘄子、麻疹）初起，内热郁甚，外寒困束，致腠理闭塞，疹不得透，热不得泄，肺困气逆，则高热无汗，喘咳，烦闷躁乱，咽喉肿痛的处方。"急需透疹泄热"者，制方竹叶柳蒡汤辛凉透表，清泄肺胃。此方与升麻葛根汤都有透疹清热之功，而用治麻疹初起，透发不出。但升麻葛根汤专于解肌透疹，其透散清热之力较弱，是治麻疹初起未发的基础方；本方不仅透疹清热之力大，且兼生津止渴之功，是治麻疹透发不出，热毒内蕴兼有津伤的常用方，所以麻疹患者可以适当使用。

方证解析

【组成】竹叶 5g、柽柳 20g、牛蒡子 10g、荆芥穗 5g、葛根 10g、蝉蜕 5g、薄荷 5g、知母 6g、玄参 10g、甘草 6g、麦门冬 12g。可加生石膏 20g、粳米一撮。

【功效】解肌透疹，清热生津。

方中以柽柳、牛蒡子、竹叶为君，辛凉宣透，清热开泄，解肌发表；蝉蜕、薄荷、葛根、荆芥穗为臣，辛透泄热，解表祛风；知母、玄参、麦门冬为佐，清热解毒，滋阴凉营；甘草为使，清热解毒，调和诸药。诸药共奏解肌透疹、清热生津之功。

依制方人和教科书讲解，本方专为麻疹初期而设。但是，由于有效的接种预防，麻疹在临床上很少见到，由此也就"冷落"了本方，《方剂学》第九版干脆不予收录。其实，本方在临床上凡是麻疹、风疹、过敏性皮炎及药疹、带状疱疹初起、小儿急疹、单纯疱疹、猩红热、丹毒、流行性红斑等，只要具备身热（发热或体温正常），咽红，皮疹发红、明亮，舌红或舌尖赤，脉数等症状，即予本方，均可收到很好的疗效。

病案讨论

1. 风疹

刘×，女，7 岁，2018 年 12 月 7 日初诊。

主诉（代）：发热，目赤流泪两天。

患儿所在小学流行风疹两周，已报疾控中心介入。昨天早起孩子睡觉不起，才被父母觉察发热，困倦，没精神，查体温38.6℃，双目红赤，眼泪汪汪。孩子叫喊咽疼身痒，才发现周身皮肤发红，伴粟粒样、蚕豆样斑丘疹来诊。怕冷发热，少汗，肘膝关节肿疼但皮肤不红，口干咽干，少咳，喜欢喝水，食欲不好，大便偏干，一两日 1 次，尿频两天。咽部充血（＋＋），泪目，睑红，有眼屎，巩膜红赤，孩子畏光。枕后、双耳后、颈部双侧淋巴结肿大，触之不硬微疼。舌红尖赤，苔薄白不润，脉数（108 次/分）。疾控中心已安排做"咽拭子试验"、血清检测。

诊断：风疹（外寒闭塞，内热郁滞）。

诊治：辛凉透表，清泄肺胃。

方药：竹叶柳蒡汤。竹叶 5g、柽柳 15g、牛蒡子 12g、荆芥穗 6g、葛根 12g、蝉蜕 6g、薄荷 6g、生石膏 25g、知母 6g、玄参 10g、甘草 6g、麦冬 12g、大黄 5g、粳米 15g、罗汉果 1 枚。3 剂，水煎服，日 1 剂。

2018 年 12 月 10 日二诊：服药第二天大便解两次，体温 36.7℃。由面部起皮疹开始"脱屑"，眼屎少，目赤轻，仍怕光。精神好，今天开始想吃东西了。关节不疼。枕后、双耳后、颈部淋巴结肿大无变化，咽红充血（＋），舌红尖赤，苔薄白少津，脉微数（82 次/分）。上方增解毒消肿：竹叶 5g、柽柳 10g、牛蒡子 12g、荆芥穗 4g、葛根 12g、蝉蜕 6g、薄荷 5g、生石膏 25g、知母 6g、甘草 6g、玄参 10g、麦冬 12g、连翘 12g、夏枯草 10g、大黄 3g、粳米 15g、罗汉果 1 枚。5 剂，水煎服，日 1 剂。

按

多数风疹患儿素有郁热结滞，复感"风疹"外邪，腠理郁闭而发。处方以柽柳、牛蒡子、竹叶为主药，柽柳入血分而泄热透疹，牛蒡子散风热而解毒，竹叶清泄上焦烦热。辅以荆芥穗、葛根开泄腠理，疏通皮毛，以助透疹；生石膏、知母、玄参、麦冬清热解毒、凉血生津。大黄通积滞、泄胃火，助升清降浊之力；佐以薄荷、蝉蜕疏风散热。使以甘草、粳米和中解毒。诸药共奏辛凉透表，清泄肺胃之功。方中罗汉果润肺止咳，并可增加甜味，也便于儿童顺利服药。

西医说风疹是由风疹病毒感染引起的，属于传染性疾病。除法定的上报、对症治疗外，并没有针对性药物。中医认为多数患儿素有郁热结滞，复感疫疹外邪，腠理郁闭而发风疹。当年冬天两次风疹流行，发病初中期儿童施用中药，基本都是竹叶柳蒡汤。

2. 带状疱疹

刘×，女，27 岁，研究生，2018 年 12 月 17 日初诊。

主诉： 右胁下灼痛及背两天。

患者两天前觉周身不舒服，右上腹烧灼不适，昨天晨起穿衣觉右肋下烧灼疼痛不能触衣，自己认为是皮炎，涂"999 皮炎平"。今晨起灼痛更增，并及右肩胛下。查：体温36.7℃，右肋前下方到十一肋至背部共五处簇集成群的红疹微亮小水疱，皮损区皮肤灼热，轻触剧痛，重按反而痛减。余无不适。无明显寒热，少汗。口干喜饮，大便偏干，日解1 次，尿频。月经正常。舌红尖赤，苔薄白少津，脉数

（87 次/分）。

诊断：缠腰火丹（郁火内发，邪伤腠理），带状疱疹。

治则：辛凉透表，清泄郁火。

方药：竹叶柳蒡汤合升降散。竹叶 10g、柽柳 20g、牛蒡子 20g、葛根 20g、知母 18g、荆芥 10g、薄荷 10g、僵蚕 10g、蝉蜕 6g、姜黄 12g、大黄 6g、生石膏 40g、甘草节 10g、玄参 15g、麦冬 15g、粳米 15g。5 剂，水煎服，日 1 剂。林可霉素利多卡因凝胶，外涂患处。忌辛辣、厚味。

2018 年 12 月 23 日二诊：右肩胛下方继出两簇水疱、皮疹后，整个皮损灼痛明显减轻。大便利，日解一两次。方药：竹叶 10g、柽柳 15g、牛蒡子 20g、葛根 20g、知母 18g、荆芥 10g、薄荷 10g、僵蚕 10g、蝉蜕 6g、姜黄 12g、大黄 6g、生石膏 40g、炙甘草 10g、麦冬 18g、玄参 18g、粳米（后下）15g。继服 5 剂。

按

西医说带状疱疹是由水痘-带状疱疹病毒感染引起的皮肤病。初发应该是水痘，水痘未发者该病毒潜伏于某支神经根部，当人体的免疫功能低下，或者感冒、劳累后即可发病，发病以损害某一支神经区域为特点，如果已经有水痘病史者不会再发病。皮损位于躯干的，中医叫缠腰火丹。老年人最怕患带状疱疹，一旦发生，无论皮疹消退与否，疼痛都久久不休。青壮年则不然，第一发病率低，第二处方合宜，随着皮疹"出齐"即可痛止，很少留疼痛后遗症。处方就是竹叶柳蒡汤合升降散，辛凉透表、清泄郁火。

3. 面部丹毒

闫×，男，37 岁，2018 年 3 月 17 日初诊。

主诉：面部红赤灼热疼痛两天。

患者昨天 6 点起床觉面部发僵灼痛，照镜见面部微红，稍有头昏，胃脘不适，未予注意。下午应邀饮酒后面部红赤，灼痛伴痒，并及两耳红赤，眼睑红肿难睁。周身酸痛，恶寒发热，今晨体温38.8℃。口干咽燥，咽部微痛，干呕恶心，大便干燥，两三日一解，尿常黄。查：面部红赤，间有界限明确的少许正常皮肤，眼睛红肿难睁，颈部皮肤正常。鼻唇沟旁有 3 处小脓疱已五六天。咽部充血（＋）。双耳后淋巴肿大如黄豆，颌下淋巴结肿大如蚕豆，触之软滑，活动度好，触痛（±）。舌暗红尖赤，苔薄黄干燥，脉数（94 次/分）。

化验：白细胞 $12.3 \times 10^9/L$，中性粒细胞80%，淋巴细胞18%，红细胞 $4.5 \times 10^9/L$。血沉 25mm/h。

诊断：面部丹毒（火毒内发，腠理闭塞）。

诊治：辛凉宣泄，清热解毒。

方药：竹叶柳蒡汤合消乳汤。竹叶 10g、柽柳 20g、牛蒡子 20g、葛根 20g、知母 20g、荆芥 10g、薄荷 10g、蝉蜕 8g、生石膏 30g、甘草节 10g、玄参 20g、麦冬 20g、金银花

20g、连翘 20g、瓜蒌 45g、丹参 20g、制乳没（包煎）各
15g、皂角刺 20g。3 剂，蜂蜜 30ml 后化入，水煎，日 1 剂，
频服。林可霉素利多卡因凝胶外涂。医嘱：戒辛辣、酒类，
食宜清淡。

2018 年 3 月 20 日二诊：面部红赤肿痛减，双眼能睁开。
寒热停，体温 37℃。头昏及干呕、恶心止，纳增知饥，口
干、口苦，鼻唇沟旁小脓疱收缩。寒热止，表邪解，重以清
热解毒、凉血消肿：僵蚕 12g、蝉蜕 8g、知母 20g、金银花
20g、连翘 20g、瓜蒌 45g、丹参 20g、玄参 15g、麦冬 15g、
紫花地丁 15g、皂角刺 15g、荆芥 8g、薄荷 10g。蜂蜜 30ml
后化入，5 剂。

2018 年 3 月 26 日三诊：面部皮疹全消，留麸屑样脱皮。
纳正常，大便日解一两次。双耳后、颌下淋巴结肿大未消。
舌暗红，苔薄白，脉数（84 次/分）。复诊处方继服 7 剂。

按

　　丹毒，中、西医都这么称呼。西医认为丹毒是溶血
性链球菌侵入皮肤或黏膜内的网状淋巴管所引起的急性
皮下感染，一般都是相关周围的原发感染灶引起的。面
部丹毒，中医认为是中焦郁火积滞，复感外邪引动而
发。处方竹叶柳蒡汤宣泄郁火，张锡纯消乳汤清热解毒
消肿。方药宜重，因病位在上焦，故宜频服，面部红肿
消减快，但肿大的淋巴结消退很慢，故以复诊处方继服
7 剂，是为消除肿大的淋巴结。

4. 下肢丹毒

刘×，男，42 岁，2018 年 3 月 20 日初诊。

主诉：右腿红赤灼热疼痛两天。

患者昨天午休起床，发现右下肢发僵灼痛来诊，查：从右膝下至踝上红赤，聚集于胫前，触之灼热。后腿肚皮肤正常，皮损与正常皮肤界限清晰。皮损周围未发现脓肿溃破等感染灶。右腹股沟两处肿大的淋巴结，触痛（±）。周身不适，时发寒热，体温 38.4℃，少汗。口干、口苦，不喜饮水。纳正常，大便利，日解一两次，尿常黄。常有脚气，味臭。舌暗红、微胖，少有齿痕，舌苔中后部薄黄苔，脉滑数（90 次/分）。

化验：血沉 20mm/h，白细胞 12×10^9/L，中性粒细胞 78%，淋巴细胞 18%。

诊断：右下肢丹毒（邪闭腠理，郁火夹湿）。

诊治：宣泄郁火，解毒利湿。

方药：竹叶柳蒡汤加味。竹叶 10g、柽柳 20g、牛蒡子 20g、葛根 20g、知母 20g、黄柏 15g、荆芥 10g、薄荷 10g、蝉蜕 6g、生石膏 40g、玄参 15g、生地黄 20g、苍术 12g、薏苡仁 15g、忍冬藤 20g、栀子 15g、川牛膝 12g。3 剂，水煎，日 1 剂，分 2 次，空腹服。林可霉素利多卡因凝胶外涂，医嘱：戒辛辣、酒类。

2018 年 3 月 24 日二诊：右下肢灼痛红赤似有缓解，昨晚至今上午体温37.6℃，仍觉寒热时发，精神较前好。纳正

常，脘腹舒，大便利，尿仍黄，但不难受。方药：竹叶 10g、
桎柳 15g、牛蒡子 20g、葛根 20g、知母 20g、黄柏 15g、荆芥
6g、薄荷 6g、蝉蜕 6g、生石膏 40g、玄参 15g、生地黄 20g、
苍术 12g、薏苡仁 15g、忍冬藤 20g、炒栀子 15g、川牛膝
12g。继服 5 剂。

按

> 腿部的丹毒，缘下焦有热，湿浊粘裹热邪，湿热壅
> 滞，复感外邪而发。处方竹叶柳蒡汤宣泄郁火，生地
> 黄、玄参、生石膏凉血解毒；方中苍术、黄柏、薏苡
> 仁、川牛膝为四妙散，其功清热祛湿，专主下焦湿热疮
> 肿，合忍冬藤增强通络解毒之力。治下焦火热者常伍二
> 妙、三妙、四妙散。

5. 日光性皮炎

程×，女，29 岁，2019 年 5 月 8 日初诊。

主诉：面项手背红赤灼痛又发两天。

患者近 5 年来每到春夏之交即发"日光性皮炎"，过夏
至后自愈。每年发病即外用内服药，但是不效，食入绿叶蔬
菜更甚，至出门小心翼翼，生怕日晒。平时皮肤白净，面部
及颈项皮肤暴露处红赤，触之灼热，患处皮肤微肿，双睑红
肿，睁眼受限，睑赤。唇周布小水疱。双手背及腕皮肤红
赤，触之灼热，皮肤微肿，无水疱、皮疹。周身不适，泛恶
干呕，纳谷差，心烦。大便两三日一行，常干。尿频，常发

"尿路感染"。月经正常。舌质红，苔薄白少津，脉细数，左关弦（84次/分）。

诊断：日晒疮（郁火内伏，邪伤腠理），日光性皮炎。

诊治：疏散郁热，凉血解毒。

方药：竹叶柳蒡汤合化斑汤。竹叶10g、柽柳20g、牛蒡子20g、葛根20g、荆芥6g、薄荷10g、蝉蜕10g、玄参20g、生地黄20g、生石膏40g、知母20g、炙甘草12g、粳米（后下）25g。5剂，水煎服，日1剂，如无不适，连服10剂。外敷自备的防晒霜。

按

日光性皮炎，从理论上讲，是由于皮肤接受了超过耐受量的紫外线照射引起。但更可能的是个体皮肤的特异质，即对日晒敏感、耐受性差的人群，其发病多在春夏之交，盛夏反而很少，是对一定温度下日晒的过敏性皮疹。就像冻疮一样，对0到10度的冷空气敏感，严冬则很少发生冻疮。而蔬菜日光性皮炎是由于夏天食入"光感性蔬菜"，如各种野菜，特别是灰灰菜、菠菜、空心菜等，又日晒后而发，发病表现同日光性皮炎，但是症状更重。它们共同的发病机理都是"郁火内伏"，处方竹叶柳蒡汤有奇效。

一个"日晒疮"，偶然发生，症状也轻微、短暂，并不算是疾病。问题是有的人年年都发，而且缠绵不愈，稍食点绿叶蔬菜即发，就是因为内有郁火，稍受日晒即发，其病变皮损红赤，最宜竹叶柳蒡汤，因其外热内火，还嫌其清热凉血功能不足，将麦冬易生地黄，即合化斑汤于一方，皮损很快即愈，坚持服药两周，不易反复发作。

大秦艽汤与小续命汤

概述　笔者在临床上治疗"脑中风"的两张"抓主症方"是大秦艽汤和小续命汤。大秦艽汤方出《素问病机气宜保命集》。其方组成：秦艽三两（90g），川芎、独活、当归、白芍、石膏、甘草各二两（各60g），羌活、防风、白芷、黄芩、白术、茯苓、生地黄、熟地黄各一两（各30g），细辛半两（15g）。

用法　上药研为粗末，每服30g，水煎服。现在多用饮片水煎服，各药用量按比例酌减。

功效　祛风养血，清热通络。主治风中经络。症见口眼喝斜，舌强不能言语，手足不能运动；或兼恶寒发热，肢节疼痛，苔白或黄，脉浮紧或弦细。

罗天益《卫生宝鉴》中也收录有本方，药物组成相同但剂量有别，当以创方人刘完素的记载为准。

方证解析　教科书这样说："本方为'六经中风轻者之通剂'，适用于风邪初中，在经在络，尚未深入脏腑者。"其实此论不妥，证之于临床，凡中经络及中脏腑轻度、中度者，只要肢体尚能勉强行走、握勺吃饭、语言尚能听辨清楚，从西医角度没有高危血压、血糖、血脂不降之"三高"证者，本方都有很好的疗效。本方证总由正气先衰，络脉空虚，卫外不固，风邪乘虚入中经络，致气血痹阻，络脉不通。血弱不能养筋，筋脉失于荣养，故见口眼㖞斜、语言不利、手足不能运动等症，风邪外袭，正邪相争，营卫不和，则见恶寒发热、肢节疼痛；风邪郁而化热，故见苔黄，脉浮弦，为风邪初中之征，脉弦细则兼有营血不足之象。治宜祛风通络为主，配合养血活血益气、清泄里热之法。方中秦艽为风中之润剂，祛风清热，通经活络，为主药。羌活、独活、防风、白芷、细辛均为辛温行散之品，能祛风散邪、搜风通络，俱为辅药。其中羌活主散太阳之风，白芷主散阳明之风，防风为诸风药之军卒，随风所引而无处不到。独活祛风止痛，善治下部之痹，与羌活善治上部之痹，相得益彰。细辛芳香最烈，内能宣络脉而疏百节，外可行孔窍而透肌肤。五药相合，加强秦艽散风之力。然言语和手足运动的障碍，与血虚不能荣养筋脉有关，风邪浸淫血脉，易于损伤阴血，而血虚生燥，更使筋脉失于濡养，且方中诸多风药，性温燥，易伤津血，故佐以当归、川芎、白芍、熟地黄养血柔筋，使祛风而不伤血，即所谓"疏风必先养血"（《医方集解》），寓养血于疏风之内，以济风药之燥，且川芎与当归相伍，可以活血通络，使"血活则风散而舌本柔矣"（《医方集解》），深合"治风先治血，血行风自灭"之旨。脾胃为气血生化之源，故用白术、茯苓益气健脾以化生气血，且使风邪去而正不受伤，寓有扶正御风之意；风邪外中经络，郁而化热，故配生地黄、石膏、黄芩清泄郁热，并可制诸风药辛温行散之太过，以上均为佐药。甘草调和诸药为使。全方各药相合，共奏祛风清热、养血通络之效。

本方以风邪初中经络、舌强语謇、口眼㖞斜、手足不能运动为辨证要点。临床上首先用于"脑中风"突发脑梗死出现的一侧肢体麻木、无力。手足失健但可勉强运动：手可以活动，下肢可以勉强行走。口眼㖞斜，伸舌不正或僵直，语言不利尚可辨清。或有神志昏昧，或有尿闭（尿潴留），或有腹胀大便不解（肠麻痹）。舌红或暗红，或舌尖赤，脉弦数，弦细，滑数。其次，用于风湿骨痛，四肢关节疼痛，发热恶寒，舌红或暗红，或舌尖赤，脉弦数，弦细，滑数。然后，用治口僻即面神经麻痹：口眼㖞斜，病侧额纹抬举不力，额纹低平或消失，眼不能闭，白睛外露，表情消失，鼓腮漏气，多有食物留存患侧。鼻唇沟歪向健侧。多半先有患侧乳突疼痛甚至剧痛后发生面歪。舌红或暗红，或舌尖赤，脉弦数，弦细，滑数。它们共同的病因、病机是血虚热郁，感受风邪。请注意，古贤并没有"内风""外风"的区别，因此，所制方药也没有治疗内风、外风之分。

笔者用于记诵的方歌：

> 大秦艽汤羌独防，石膏归芍二地黄，
> 芎芷辛芩苓甘术，血虚热郁中风良。

如上所述的"脑中风""风湿性关节炎""口僻",若见喜暖怕冷,大小便利,舌淡红或润,脉细,或弦细。此为素体阳气虚弱,感受风寒之邪而发之"中风"。当宜助阳益气、祛风散寒,处方《千金》小续命汤。其方组成:麻黄、防己、人参、桂心、黄芩、白芍、甘草、川芎、杏仁各一两(6g),防风一两半(9g),附子一枚(15g),生姜五两(30g)。

上十二味,先煮麻黄,去上沫,纳诸药,煮取三升,分三服,甚良。不瘥,更合三四剂必佳。取汗,随人风轻重虚实也(即根据人体中风的轻重,体质的虚实调整剂量)。

小续命汤宜于素体阳弱热郁,感受风寒之邪而发的中风。方中以麻黄汤、桂枝汤合防风、防己祛风通络,驱外来之风寒;人参、附子温阳益气,与麻、桂二方相合扶正祛邪。川芎上行头目,以祛巅顶之风,功具活血化瘀,取"血行风自灭"之义;黄芩苦寒,清郁热并制诸药之温热,用之为反佐。诸药共奏助阳益气、祛风散寒之功。功能主治同大秦艽汤证而见喜暖怕冷,大小便利,舌淡红或润,脉细,或弦细等素体阳弱热郁,感受风寒之邪而发的"中风"。

笔者用于记诵的方歌:

> 小续一两参芍芎,麻桂杏草防防芩,
> 五两生姜一枚附,中风脉细身怕冷。

历代方书治疗中风,不论内风、外风,处方很多,但是笔者在临床上治疗这一类型的中风：夹热郁火者方选大秦艽汤，阳气虚弱而中风者选《备急千金要方》小续命汤。通过多年的临床观察，笔者已厘定上述两方为治疗"中风"的"抓主症方"。大秦艽汤证临床发病率最高，可能是阳热郁火炎上的缘故。

病案讨论

1. 中风（脑梗死）

刘×，男，65 岁，饲养员，2018 年 10 月 17 日初诊。

主诉：右上肢不能抬举，右腿不能行走两天。

昨日晨起右手无力，起床困难，下地走路右腿软麻不能随意抬举。神志清醒，语言稍有不便，随即去当地人民医院先做头部 CT 平扫，下午又做磁共振，均诊为左侧基底节区"脑梗死"。今日上午由家人扶持来诊。头闷不疼，平素单衣喜凉，易汗，常有口干、口苦，纳好，大便利，尿黄能自制，因工作辛劳，睡眠好，易打鼾。发现高血压 5 年，收缩压最高 150mmHg 左右，舒张压 92～100mmHg。舌暗红，舌尖赤，苔薄微燥，脉弦细（78 次/分）。体温 36.4℃，血压 142/92mmHg。面红润，双目有神，等大、等圆。右上肢勉强抬至剑突下，右手软瘫，尚可轻握拳，但握不住他人的手，右手肌力 2 级。平卧，抬腿试验：右腿可以抬起，稍用手压即掉落床面，右下肢肌力 2 级。伸舌灵活自如，鼻尖舌头对等线。化验：空腹血糖 5.7mmol/L，胆固醇 6.22mmol/L，甘油三酯 2mmol/L。

诊断：中风（血虚热郁，风邪痹阻，络脉不通），脑梗死（左侧）。

诊治：祛风清热，养血通络。

方药：大秦艽汤。秦艽 15g、羌活 10g、独活 12g、防风 15g、当归 12g、川芎 12g、白芍 12g、生地黄 20g、熟地黄 20g、生石膏（先煎）30g、黄芩 12g、白芷 15g、细辛 10g、茯苓 15g、白术 10g、炙甘草 10g、红花 10g、大黄 6g。6 剂，水煎，两日 3 剂。

2018 年 10 月 21 日二诊：由一个家属可以扶之走台阶，自己感觉右腿可以抬举但仍然无力。右上肢可以抬至左肩，右手握力稍加，言语仍不利。纳好，头不昏、不闷。仍口干、口苦，大便一日两次，软稀便，尿黄，"尿等待"现象已有多年。体温 36.4℃，血压 140/86mmHg。方药：秦艽 15g、羌活 10g、独活 12g、防风 15g、当归 12g、川芎 12g、白芍 12g、生地黄 20g、熟地黄 20g、生石膏（先煎）40g、黄芩 12g、白芷 15g、细辛 10g、茯苓 15g、白术 10g、炙甘草 10g、红花 15g、大黄 6g。10 剂，鲜竹沥 50ml 化入，日 1 剂。

2018 年 11 月 2 日三诊：自己上台阶来门诊，平地可以自由行走，仍有"跛行"，平卧随意抬腿仍不能抵抗阻力，右腿肌力 3 级。右手可以随便抬举到头，但稍加阻力仍然无力，右上肢肌力 3 级。语言较前明显清楚。心情好，睡眠佳。纳正常，大便日解两次。遵原法：秦艽 15g、当归 12g、川芎 12g、白芍 12g、生地黄 20g、熟地黄 20g、羌活 10g、独活 10g、防风 12g、生石膏（先煎）30g、黄芩 12g、白芷 12g、细辛 10g、茯苓 15g、白术 10g、炙甘草 10g、红花 10g。10 剂，鲜竹沥 30ml 化入。

2018 年 11 月 17 日四诊： 患者自己骑着摩托车来门诊。右手活动灵活有力，仍感不适，双腿行走自如，左右无明显差别，说话快时仍感不利，笑道"已经给人送奶 5 天了"。方药：秦艽 50g、当归 50g、川芎 40g、白芍 40g、生地黄 80g、熟地黄 80g、羌活 40g、独活 40g、防风 50g、生石膏 100g、黄芩 40g、白芷 40g、细辛 40g、茯苓 50g、白术 40g、炙甘草 40g、红花 60g、天竺黄 50g。研极细末，日 3 次，每次 5g，嘱咐一定服完。因为患者送牛奶，笔者经常与之相遇，右半身不遂已愈两年，无后遗症。

> **按**
>
> 　　平素勤劳辛苦之人，过度劳累耗气伤阴，阴伤则热郁，复感风邪，闭阻经络，而发中风。治宜祛风清热、养血通络，处方大秦艽汤最宜。之所以加大黄，是因患者大便偏干，用大黄推陈致新，通腑气以祛瘀滞；入红花者治风当治血；血气行，瘀滞通，其风易灭。方既效，贵在守方坚持服至痊愈。

2. 中风（脑梗死）

刘×，女，52岁，2018年1月9日初诊。

主诉："左半身不遂"15天。

患者于两周前午睡后发左腿麻软不能动，左手软弱不能举，随即住当地人民医院神经内科诊治，入院、出院诊断一致："脑梗死"。经对症治疗两周，现在症状：左手勉强可以及右肩，平地扶杖可以慢走。失眠，每晚能睡4小时左右。心烦叹气，情绪急躁，口干咽燥，纳不匀，或多或少，脘腹不疼，大便不畅，一两日一解，尿黄或有不禁。双手心热但怕冷，很少出汗。停经1年。面微红，肤干燥，语言利，伸舌自如端正，舌红尖赤，苔薄白乏津，脉弦细（76次/分）。体温36.7℃，血压126/76mmHg。化验：血糖、血脂系列均在正常范围。左上肢抬举至右肩，稍加阻力即掉落，上肢肌力3级。平卧抬腿离床，稍加阻力即落下，下肢肌力2~3级。

诊断：中风（心气不足，血虚热郁，风邪痹阻），脑梗死。

诊治：祛风清心安神，益气养血通络。

方药：大秦艽汤加味。秦艽15g、黄芩12g、生石膏30g、羌活12g、独活12g、防风12g、白芷12g、细辛10g、当归15g、白芍12g、川芎12g、生地黄20g、熟地黄20g、茯神12g、生白术12g、炙甘草10g、栀子12g、大黄6g、红花12g。5剂，水煎，日1剂，分3次空腹服。牛黄清心丸日2次，每次1丸。

2018 年 1 月 17 日二诊：睡眠好，每晚睡觉 6 小时以上，心烦急躁有减，口干咽燥，心情好了很多，情绪比较稳定。近两日纳增知饥，大便日解两次，偶尔 3 次。尿利。左手可以随意到头顶，但仍不能受阻力。下肢平地可以去杖行走，仍用不上力。舌暗红尖赤，苔薄白少津，脉弦细（72 次/分）。初诊方案继续 10 天。

2018 年 1 月 31 日三诊：左上肢可以随意活动，但仍感不力，平地可以较方便行走，仍有跛行。情绪安定，睡眠好，纳谷基本正常，食前知饥，大便日解一两次，小便不禁未发生。遵上法：秦艽 15g、黄芩 12g、生石膏 30g、当归 15g、白芍 12g、川芎 12g、生地黄 20g、熟地黄 20g、茯神 12g、羌活 12g、独活 12g、防风 12g、白芷 12g、细辛 10g、生白术 12g、炙甘草 10g、栀子 12g、黄连 6g、红花 12g、大黄 6g。10 剂，水煎 3 次后混合，分 4 次，两日 1 剂。

按

该患者平素气血不足，情绪低落，忽感风邪而成"半身不遂"，神情更加急躁，使睡眠更差，所以虽经住院两周，治疗效果欠佳。舌脉互参，当以祛风清心安神、益气养血通络治之，处方大秦艽汤祛风通络、养血清热，入牛黄清心丸清热开窍、养心安神。调治两周，失眠及中风病情向愈，于大秦艽汤中入栀子、黄连清心安神，共奏祛风养血、清心安神之功，停用牛黄清心丸。

其夫意外身亡，妻儿"因病致贫"，后期治疗只好"物美价廉"，希望能把中风完全控制，不要再犯。

3. 中风（脑梗死）

李×，男，52 岁，2018 年 10 月 19 日。

主诉：左侧肢体不能运动 3 天。

前天晨起左手无力，起床困难，下地走路因左腿软弱摔倒在地，因小便急迫再次爬起来又摔倒至尿裤子。昨天去当地人民医院磁共振示：右侧内囊、基底节区脑梗死。已错过"溶栓"最佳时机，只能予以抗栓对症治疗，今日来门诊。其人系"酒家"。情绪激动，语言不清，冷静慢言可以分辨清楚。自诉醉酒醒来后发现左手左腿不能动。厚衣喜暖和，少汗，常有头昏、头闷，饮食不规律，喝酒后基本不进主食，常喝冷饮浓茶。大便利，日解一两次。尿不畅 3 年，泌尿外科诊为"前列腺增生，慢性前列腺炎"。喜睡，酒后更甚。面黄明润，双眼眨动对称，鼻唇沟稍歪向右侧，伸舌灵活、端正。舌暗红、体胖，水滑、薄白腻苔，脉缓（64 次/分）。体温36.2℃，血压 132/82mmHg，体重 67kg。左上肢勉强可抬至胸前，左手软瘫，尚可轻握拳，左手肌力 2 级。平卧，抬腿试验：左腿可以抬起，稍用手压即掉落床面，左下肢肌力 3 级。化验：空腹血糖、甘油三酯、胆固醇均在正常范围。

诊断：中风（阳弱湿阻，风寒外侵），脑梗死（右侧）。

诊治：助阳益气，祛寒化湿，豁痰开窍。

方药：小续命汤加味。制附子（先煎）30g、生姜 30g、人参 10g、桂枝 10g、黄芩 10g、炙麻黄 10g、防己 10g、防风 12g、白芍 10g、炙甘草 6g、川芎 10g、杏仁 10g、石菖蒲 15g。5 剂，水煎，日 1 剂。苏合香丸日 2 次，每次 1 丸。

2018 年 10 月 24 日二诊：语言清楚，自觉舌头灵活。上肢稍能运动，勉强至右肩，左腿有感觉，一个人扶持东西后平地可以走几步。饭量有增，食前知饥。喜暖怕凉，大便日解一两次。仍口干、口苦，不喜饮水，舌暗红，体胖，舌苔水滑薄腻，脉弦缓（62 次/分）。遵上法：制附子（先煎）30g、生姜 30g、红参 10g、炙甘草 6g、桂枝 10g、防己 15g、防风 15g、黄芩 10g、炙麻黄 10g、白芍 10g、川芎 10g、杏仁 10g、石菖蒲 15g，10 剂。苏合香丸日 2 次，每次 1/2 丸。

2018 年 11 月 7 日三诊：自己行走来门诊，左上肢随意抬举至头，仍觉无力，双手伸缩活动对比一致，左手握力仍差，上肢肌力 4 级。语言基本清楚，伸舌自如，舌尖、鼻尖基本一致。平卧抬腿运动有抵抗力，左下肢肌力 4 级。精神好，近日易汗，口干、口苦，饮食正常，大便日解一两次，尿利，很少"尿等待"。舌暗红、体胖，舌苔薄白水滑，脉弦缓（62 次/分）。停服苏合香丸，调整方药如下：制附子（先煎）20g、生姜 20g、生晒参 10g、防己 12g、防风 12g、半夏 15g、陈皮 15g、茯苓 15g、炙甘草 6g、石菖蒲 15g、炙麻黄 10g、桂枝 10g、白芍 10g、川芎 12g、杏仁 15g、黄芩12g。20 剂，水煎服，日 1 剂。医嘱：病将愈，须自重，一定戒酒戒烟。

按

　　患者年虽半百，但酗酒已二三十年。长期酒水冷饮，遏伤阳气，凝聚湿气，酒后中风而发"半身不遂"。法当助阳益气，祛寒化湿，豁痰开窍。处方小续命汤倍量煎服，附子当用 30g 以上，量小则不济，但须配以生姜利酒湿，制附子之毒。病减过半，处方须变，"衰其大半而止"。减附子之大辛大热、苏合香丸之辛香走窜，调整为小续命合涤痰汤以善后，千叮万嘱戒酒忌冷是为长远计。

　　近年在临床上治疗"脑中风"轻、中型者这两张处方取效最多，其中多数患者属"大秦艽汤证"。

王清任与癫狂梦醒汤

概述　王清任曰："癫狂一症，哭笑不休，詈骂歌唱，不避亲疏，许多恶态。乃气血凝滞脑气，与脏腑气不接，如同做梦一样。"

方证解析

【组成】桃仁八钱（24g）、柴胡三钱（9g）、香附二钱（6g）、木通三钱（9g）、赤芍三钱（9g）、半夏二钱（6g）、大腹皮三钱（9g）、青皮二钱（6g）、陈皮三钱（9g）、桑白皮三钱（9g）、苏子（研）四钱（12g）、甘草五钱（15g）。水煎服。

【功效】活血祛瘀，降气逐痰。

主药桃仁用量八钱（24g），苦甘性平，入心、肝、大肠经。功能活血逐瘀，并引瘀血下行而使神宁。《神农本草经》言其主瘀血，血闭癥瘕，邪气。仲景《伤寒论》中用桃仁治蓄血内结，如狂发狂，所以为君。赤芍酸苦性凉，入肝、脾、心、小肠经。功能行瘀止痛，凉血消肿。并且"通顺血脉，缓中，散恶血，逐贼血"（《名医别录》）。"治肺邪气，腹中疗痛，血气积聚，通宣脏腑壅气"（《药性论》），王氏用其疏通脏腑气与脑气。血之所以瘀滞，致脑气凝滞，与脏腑之气不相顺接有关，实由痰气内结而成。故取柴胡、香附、青皮、陈皮、大腹皮行气破滞，以畅血脉之瘀滞。半夏、苏子、桑白皮豁痰滑利，助"脑气"与脏腑之气相通连接。木通，辛苦微寒，入心、小肠、膀胱经。功能泻火行水，通利血脉。《神农本草经》言木通："通利九窍血脉关节，令人不忘。"《日华子本草》言木通："能安心除烦。止渴退热，治健忘，明耳目。"因教科书《中药学》载木通：利尿消肿，清热去火，通乳治疟。因此于癫狂梦醒汤中，王清任方组木通，百思不得其解，后来读各家学说、各类本草，方知木通能安心除烦，治健忘，明耳目，令人心宽下气，令人不忘，更有通利九窍、血脉、关节之功，所以王氏选木通，既能用其通利九窍、血脉、关节之功以"通脑气"，与脏腑之气顺接，又能安心除烦，"令人心宽下气"而神宁志安。方中甘草，众人轻描淡写"甘草调和诸药"。请看古贤对甘草功能的记述。《神农本草经》曰甘草："主五脏六腑寒热邪气，坚筋骨，长肌肉，倍力。"《名医别录》言其："通经脉，利血气，解百药毒。"《药性论》谓甘草："治惊痫，除腹胀满。"《日华子本草》载能："安魂定魄，补五劳七伤，一切虚损惊悸，烦闷，健忘。"因为甘草对神经情志的调治功能，所以王氏于本方中配伍甘草，且重用至五钱，助桃仁安神定志以治癫狂，当然也有调和诸药之功。

综合方中十二味药：桃仁、赤芍破血活血，通经安神；柴胡、香附、青皮、陈皮、大腹皮理气行气通脉以利血行；半夏、苏子、桑白皮化痰开窍以助血行；木通、甘草宽心下气，安心除烦，安魂定魄，助桃仁、赤芍安神止狂之功，甘草又能调和诸药。君臣佐使，共奏活血祛瘀、降气逐痰之功。如此则气血畅通、痰浊得化，气血凝滞之脑气与脏腑之气顺接畅通则神明自清，癫狂得愈。

陈氏是这样评论的："本方重用桃仁配赤芍活血化瘀；用香附、柴胡、青皮、陈皮疏肝理气解郁；苏子、半夏、桑白皮、大腹皮降气消痰；木通清热利湿，一则清解气郁所化之火，二则利湿有助消痰，三则利可通窍；倍用甘草缓急调药。诸药相伍，活其血，理其气，消其痰。血活则气畅，气畅则郁解，郁解痰亦消，痰消窍得通。故治气血凝滞，痰气郁结，气、血、痰三者互结之癫狂症，颇相适宜。"（陈士奎《活血化瘀名家王清任》）。然如此泛泛之论，终究未能深入探究王氏制方之精髓。

癫狂梦醒汤的临床应用指征：情绪激动，语言激昂，事无巨细，无论与其相关与否，只要遇到就要加入评论，事后亦知不妥，但是不能自制。无大热烦渴，多有失眠、少寐，但神无疲倦，异常兴奋。纳好，便利或干，尿频或尿黄。面色瘀滞，舌暗红或夹瘀点、瘀斑，苔白或腻，舌下静脉瘀滞。脉弦或沉弦。临床常用治躁狂症、抑郁症、焦虑症、老年精神病、兴奋性失眠、脑震荡后遗症、精神分裂症。亦有报道此方治疗顽固性湿疹有奇效。本方所治疾病的共同特征是表现于各方面的兴奋言行、舌下静脉瘀滞。

笔者用于记诵的方歌：

> 癫狂梦醒重桃仁，香附青柴陈夏通，
>
> 甘草桑腹赤苏子，狂躁失眠脑震灵。

病案讨论

1. 躁狂症

薛×，女，29岁，2020年5月2日初诊。

主诉（代）： 情绪激动、语多不休3月。

患者今年春节后连遇两件意外事件，遭受精神打击，患者先有沉默不语，睡眠不好、失眠。渐发神情恍惚不安后情绪高涨，言语增多，思维分散，"吊儿郎当"，一改平时文静内向之性格。不论家里家外事情与自己相关与否，总要发表自己的意见，而且强调别人不操心、不负责，都要自己"操心"（其实绝大部分事情与己无关）。认为家人、朋友什么都做不好，都必须自己出谋划策。虽然睡觉时间很短，有时彻夜不眠，但精神很好，讲述说笑喋喋不休。时或发怒，无故揍骂自己的两个孩子，嫌他们不听话。怀疑自己的丈夫有外遇而不经常亲近自己。无明显寒热，少汗。自己感觉精神很好，没啥不适。纳好喜饮，大便日解一两次，尿频。月经提前，血多。两次去某三甲医院神经内科诊治，均诊为"躁狂发作"。舌暗红，苔薄白微腻，舌下静脉瘀滞，脉弦滑（78次/分）。

诊断：狂证（气郁日久，痰因气结，气血痰瘀，蒙闭清窍而发），躁狂发作。

诊治：降气逐痰，活血祛瘀，开窍安神。

方药：癫狂梦醒汤加味。桃仁 25g、生地黄 30g、赤芍 15g、防己 5g、防风 12g、甘草节 15g、桂枝 10g、柴胡 15g、香附 12g、青皮 12g、陈皮 12g、大腹皮 6g、木通 10g、半夏 15g、紫苏子 15g、桑白皮 15g。5 剂，水煎，日 1 剂。

2020 年 5 月 9 日二诊：近几天来睡觉，每晚均超过 6 小时，情绪明显安宁，言语比较平和，再不"强词夺理"，与人可以交流。还是对别人的言行举止"有看法"，对家人的做事无论大小均"不放心"，自己又什么都管不了，很是着急。口燥咽干减，不再像以前那样多饮，纳正常，二便利，舌暗红，苔薄白微腻，舌下静脉瘀滞，脉弦（76 次/分）。遵法继服：桃仁 25g、生地黄 30g、赤芍 15g、防己 5g、防风 12g、甘草节 15g、桂枝 10g、香附 12g、柴胡 15g、陈皮 12g、青皮 12g、大腹皮 6g、木通 10g、半夏 15g、紫苏子 15g、桑白皮 15g、远志 15g、栀子 12g。10 剂，水煎服，日 1 剂。

按

　　患者平时性格内向，文静少语，年前入住新居后，遇强势邻居几次无理闹事，而致情郁。气郁日久，痰因气结，气血痰瘀，蒙蔽清窍而发狂。两次外出求医，用西药对症治疗而不愈。处方癫狂梦醒汤降气逐痰，活血祛瘀，开窍醒神；合《金匮要略》防己地黄汤养阴凉血以安神。因为防己地黄汤专主"病如狂状，妄行，独语不休"。气郁日久必郁火伤阴，更助心神不安，防己地黄汤养阴凉血以安神，合之最宜。

2. 失眠

刘×，男，62 岁，2020 年 5 月 7 日初诊。

主诉： 失眠早醒 4 年。

患者近 4 年来常有失眠、早醒，每晚能睡两三小时，多服中、西药不能长效。近 1 周来彻夜不眠，但是白天还觉不困，有精神。脾气暴躁，情绪易激动，喜凉快，少汗，常觉头闷，不清醒。纳佳喜饮，大便日解一两次，尿多。舌暗红，苔薄白少津，舌下静脉瘀滞，脉弦，双寸有力（74 次/分）。

诊断： 失眠（气血痰瘀，扰乱神明）。

诊治： 解郁活血，逐痰安神。

方药： 癫狂梦醒汤合升降散。桃仁 25g、生地黄 30g、赤芍 15g、僵蚕 12g、蝉蜕 6g、大黄 6g、姜黄 12g、柴胡 15g、香附 12g、青陈皮各 12g、木通 10g、半夏 15g、紫苏子 15g、桑白皮 15g、炙甘草 15g。5 剂，水煎服，日 1 剂，分 3 次服。

2020 年 5 月 14 日二诊：服药第二天晚上 10 点睡觉，第二天早上 8 点多方醒，后来 3 天每晚都睡 7 小时以上，要求依上方再服。

2020 年 5 月 28 日三诊：已服初诊方共 16 剂，睡眠一直很好，每晚最少睡 6 小时以上。急躁情绪明显改善，家属相告，近日很少发脾气，遇事可以有商量的余地。沉疴痼疾，痊愈必待时日，方药：桃仁 25g、生地黄 30g、赤芍 15g、炙甘草 15g、僵蚕 12g、蝉蜕 6g、大黄 6g、姜黄 12g、柴胡 15g、香附 12g、青皮 15g、木通 10g、半夏 15g、苏子 15g、桑白皮 15g、炒栀子 15g、远志 15g。10 剂，两日 1 剂。

按

失眠是个常见病，但又是个顽固病。治疗方法虽多，有效者，有不效者。失眠患者若表现为兴奋烦躁，多言善感、易激动、脾气暴躁者，径与癫狂梦醒汤多获奇效，有的患者因为长时间失眠，服药后深睡一两天方可睡醒，再随证化裁，远期疗效亦很好。要紧的是方中桃仁、甘草量不可少。

3. 头痛（脑震荡后遗症）

贾×，男，32 岁，2020 年 7 月 4 日初诊。

主诉： 头痛、烦躁不安两年。

患者两年前因车祸受伤后，先有短暂的意识不清，经住院治疗后神志清楚出院。历两月许又觉头痛无休止时，伴头昏，有不清醒感至今，常想睡觉，但是上床后不能入睡，或噩梦连连，车祸经历时入梦中，有时被吓醒。情绪不稳定，易激易怒，整日念叨头痛，神情紧张，喜欢凉快。纳正常，口干喜饮，至夜口咽干燥。大便日解一两次，尿利或黄。舌暗红，边有瘀点，苔薄白微腻，舌下静脉瘀滞，脉弦（72次/分）。

X 线片，GT 报告：头颅无骨折现象。几次做脑电图示：轻度异常脑电图。

诊断：头痛（气血痰郁，蒙蔽清窍），脑震荡后遗症。

诊治：行气豁痰，活血止痛。

方药：癫狂梦醒汤加味。桃仁 25g、甘草节 15g、赤芍 15g、柴胡 15g、香附 12g、青皮 12g、陈皮 12g、大腹皮 6g、木通 10g、半夏 15g、桑白皮 15g、苏子 15g、石菖蒲 12g、生龙牡各 12g、天麻 6g。10 剂，水煎服，日 1 剂，分 4 次服。

2020 年 7 月 16 日二诊：近 1 周来头痛很少发作，头昏脑涨减轻，睡眠还可以，每晚能睡 6 小时许，梦惊较前少发，思维似较前清晰，心烦急躁仍甚，情绪波动大，易怒言多。调整方药：桃仁 25g、甘草节 15g、赤芍 15g、柴胡 15g、香附 12g、青皮 12g、大腹皮 6g、木通 10g、半夏 15g、桑白皮 15g、紫苏子 15g、石菖蒲 12g、生龙牡各 12g、炒栀子 12g、川黄连 8g。10 剂，水煎服，日 1 剂。

按

本方治疗脑震荡后遗症，并非笔者发明，先后有几家期刊报道，关键病机是气血瘀滞，"凝滞脑气"，不通则痛。故处方癫狂梦醒汤"活其血，理其气，消其痰。血活则气畅，气畅则郁解，郁解痰亦消"（陈士奎

《活血化瘀名家王清任》）。"脑气"因之通泰，血脉因之畅通则头痛脑涨自愈。加石菖蒲醒神益智以开窍，生龙牡镇静安神以止惊，栀子、黄连清泄郁火以除烦。如此则头痛头晕止，神志清，心烦躁怒消。方既效，于复诊处方坚持服30剂后复查脑电图。

🌀 答读者：安胎方中为什么用丹参

自《李鸿琦医案医话》一书出版发行以来，有多位学者问笔者，保胎方案中为什么用丹参？基于在临床上对于先兆流产、习惯性流产病因、病机之认识，笔者拟定的"抓主症方"是安胎调经丹，主方源于《金匮要略》的当归芍药散，其中加了相当量的丹参。

我们先简约讨论，为什么从古到今中医对保胎这一概念习惯地称为"补胎"？主要是因为，中国曾经在过去相当长的一段时期内都没有解决温饱问题，广大妇女又被歧视，处于社会的底层，因此饥寒交迫，过度劳作，无节制地生育，导致了身体虚弱，脾肾俱劳，而致胎元不固，引发流产。所以补脾肾、固胎元自然成为有效之大法。我们仔细查寻市面上的保胎成药，虽然名目繁多，但总不出"补脾肾、固胎元"之大法。

前贤亦提出"气血瘀滞、胎失充养"的流产原因，制以活血调血、理血安胎的方案，如王清任《医林改错》，由于该类流产的人群是"孕妇体壮气足，饮食不减，并无伤损，三个月前后，无故小产，常有连伤数胎者"（《医林改错·少腹逐瘀汤说》）。在当时，因为这样健康的妇人太少了，所以并没有引起医家的重视。致"补胎方案"沿用千年而不变。

随着人民生活水平的提高，请大家回顾一下，临床上遇到的流产孕妇，有几个是面黄肌瘦、营养不良的患者？反而营养丰富、体形超重者增多。这类群体有两大问题需要医者考虑：其一，营养过剩，气血壅滞。其二，房室不节，冲任斫伤。不论是气血壅滞，还是冲任斫伤，最终结果是胞脉受损不畅，胎儿得不到充养而致胎动不安，这是现在人流产的一个主要原因。但是这类人群还不是一个单纯的气血瘀滞问题，如果是，那就好办了，处方少腹逐瘀汤即可。这类群体还有"冲任斫伤"、肝肾受损的原因。所以处方《金匮要略》当归芍药散养血调肝、健脾利湿、缓急止痛，但还差一法"活血调冲"。我们于活血药中搜寻，唯"丹参一味、功同四物"（《本草纲目·丹参》），具活血养血之功。《日华子本草》论丹参可"养神定志，通利关脉……补新生血，安生胎，落死胎，止血崩带下"。《本草汇言·丹参》载："《明理论》以丹参一物，而有四物之功。补血生血功过归、地；调血敛血，力堪芍药；逐瘀生新，性倍芎䓖。妇人诸病，不论胎前产后，皆可常用。"（《中药大辞典·丹参》）据此，我们就选定了丹参入方，活血通脉，养血安胎。不仅如此，我们先从小剂量开始，逐步加量，现在汤药处方用量是 15～20g，安全有效，几为定法。